Vogt u. Eicher (Hrsg.):

praktische sexualmedizin

praktische sexual medizin

Referate und Diskussionen
der 2. Fortbildungstage
für praktische Sexualmedizin
Heidelberg, 24. bis 28. Mai 1977

Herausgegeben
von H.-J. Vogt und W. Eicher

Verlag Medical Tribune GmbH, Wiesbaden

Herausgeber:

Dr. med. Hermann-J. Vogt
Facharzt für Dermatologie und Venerologie
Oberarzt an der Dermatologischen Klinik und Poliklinik
der Technischen Universität München
(Direktor: Prof. Dr. Dr. S. Borelli)
Biedersteiner Straße 29, 8000 München 40

Priv.-Doz. Dr. med. Wolf Eicher
Facharzt für Frauenheilkunde und Geburtshilfe
Oberarzt an der II. Frauenklinik der Universität München
(Direktor: Prof. Dr. K. Richter)
Lindwurmstraße 2, 8000 München 2

Umschlag, Grafik und Layout: Ewald Wölfel, Schwalbach/Taunus
Satz und Druck: E. C. Baumann KG, Kulmbach/Ofr.

ISBN 3-9800071-6-2
Berichtsband 2. Fortbildungstage für praktische Sexualmedizin
Heidelberg, 24. bis 28. Mai 1977

ISBN 3-9800071-4-6
Berichtsband 1. Fortbildungstage für praktische Sexualmedizin,
Heidelberg, 1. bis 5. Juni 1976

© Verlag Medical Tribune GmbH, Wiesbaden 1978

Alle Rechte, auch die des auszugsweisen Nachdrucks
und der fotomechanischen Wiedergabe, vorbehalten.

Inhalt

Vorwort der Herausgeber 9

H. Schaefer
Der Stellenwert der Sexualität in unserer Gesellschaft
und die Aufgabe der Medizin 13
Diskussion 31

Transsexualität

W. Eicher u. V. Herms:
Geschlechtsidentität bei Transsexuellen 35
G. Kockott:
Psychologische, soziale und juristische Probleme
beim Transsexualismus 46
K. Richter:
Die endokrinologisch-chirurgische Angleichung 53
Diskussion: Transsexualität 66

Orgasmusstörungen bei Mann und Frau

M. Springer-Kremser:
Soziogenese der Orgasmusdysfunktion der Frau — 69
V. Herms:
Somatische und psychische Faktoren bei weiblichen
Orgasmusstörungen — 75
H.-J. Vogt:
Orgasmusstörungen des Mannes — 81
W. Eicher:
Interaktionsprobleme bei Orgasmusstörungen
des Partners — 91
B. Vogt:
Therapie bei psychogenen Orgasmusstörungen — 98
V. Frick:
Orgasmusstörungen bei der Kontrazeption — 104
Diskussion: Orgasmusstörungen bei Mann und Frau — 111

Diabetes mellitus und Sexualstörungen

M. Neubauer:
Diabetes mellitus und Sexualstörungen
Internistisch-endokrinologische Aspekte — 127
S. Elhardt:
Diabetes mellitus und Sexualstörungen
Psychosomatische Aspekte — 142
Diskussion: Diabetes mellitus und Sexualstörungen — 151

Erektionsstörungen

H.-J. Vogt u. S. Borelli:
Organisch bedingte Erektionsstörungen — 153
I. Angermann:
Soziogenese und Psychogenese von Erektionsstörungen — 158
H.-J. Vogt:
Medikamentöse und operative Therapie bei
Erektionsstörungen — 165
H. G. Rechenberger:
Praxisbezogene Psychotherapie bei Erektionsstörungen — 169
G. Kockott:
Verhaltenstherapie bei Erektionsstörungen — 177
P. Vogel:
Paartherapie bei Erektionsstörungen — 184
Diskussion: Erektionsstörungen — 190

Die Vergewaltigung

G. *Hartmann:*
Die Vergewaltigung: der Täter und sein Opfer — 197
M. *Müller-Küppers:*
Die Vergewaltigung: die psychische Führung
des Opfers — 209
G. *Schmidt:*
Die Vergewaltigung: Begutachtung — 217

Ekklesiogene Sexualstörungen

F. *Conrad:*
Einführung zum Thema »ekklesiogene Sexualstörungen« — 231
E. *Schaetzing:*
Zum Begriff der ekklesiogenen Neurosen — 232
W. *Eicher:*
Ekklesiogene Sexualstörungen bei der Frau — 241
C. u. P. *Kluge:*
Ekklesiogene Sexualstörungen in der Allgemeinpraxis — 248
W. *Molinski:*
Zur Krise der kirchlichen Sexualmoral — 256
K. *Winkler:*
Disposition zu ekklesiogenen Sexualstörungen
durch Moralverkündung — 266
Diskussion: Ekklesiogene Sexualstörungen — 274

Schlußwort
der 2. Fortbildungstage für praktische Sexualmedizin — 281

S. *Borelli*
Nachwort — 282

Autorenverzeichnis — 284

Vorwort

Sexualmedizin ist kein neuer Fachbereich in der Medizin. Fragen der Sexualität werden an Allgemeinmediziner, Frauenärzte, Hautärzte, Urologen, Internisten, Psychiater und Psychotherapeuten gerichtet. Grundsätzlich bleibt keine Disziplin der klinischen Medizin ausgespart. Auch verwandte Berufe, insbesondere Psychologen und Pädagogen, benötigen spezielle Kenntnisse auf dem Gebiet der Sexualmedizin. So breit die Bedeutung ist, so interdisziplinär sind die Kenntnisse über die anatomischen, psychologischen, physiologischen und soziologischen Grundlagen der Sexualität, ihrer Störungen sowie deren Therapie.
In der Lehre wurden sexualmedizinische Aspekte nicht genügend berücksichtigt, so daß auch heute noch Ärzte und Psychologen weitgehend unvorbereitet für die sexuellen Probleme ihrer Patienten sind. Diese erwarten jedoch in zunehmendem Maße von ihrem

Arzt eine qualifizierte Sexualberatung. Die Therapie funktioneller Sexualstörungen der Frau wurde vorwiegend von Frauenärzten, bei Männern von Dermatologen, praktiziert, wobei neben der somatischen Therapie bei psychischen Ursachen pragmatische Gesprächstherapie betrieben wurde, im Gegensatz und als Ergänzung zur analytisch orientierten Psychotherapie der Psychotherapeuten und Psychiater. Da die organischen Ursachen jedoch nicht immer leicht von den psychischen zu trennen sind und häufig miteinander existieren, wird die Diagnostik und Therapie die Domäne der Gynäkologen, Dermatologen, Urologen, Allgemeinpraktiker und Internisten bleiben. Psychologen und Psychotherapeuten sind die notwendige Ergänzung.
Die Zielsetzung der 1. Fortbildungstage bestand in einer weitgestreuten Basisinformation und Vermittlung von praktischen psychologischen Kenntnissen durch die Teilnahme an Seminargruppen. Dieses Grundkonzept wurde für die 2. Fortbildungstage beibehalten und verbessert, indem die Gruppenarbeit intensiviert wurde.
Die Referate betreffen je einen Themenkreis, wobei besonderer Wert auf eine knappe und konzentrierte Darstellung gelegt wurde. Sie sollten Anregung und Grundlage für die Diskussion gleichzeitig sein. Neben der Psychotherapie sollten die Indikationen und Arten der medikamentösen und operativen Therapie bei Sexualstörungen erörtert werden. In den Balint-Gruppen wurde durch themenzentrierte Fallbesprechung die Interaktion Arzt-Patient-Arzt beleuchtet und damit ein Einstieg zur Psychotherapie vermittelt.
Wir haben versucht, die vielen Anregungen, die wir bei den 1. Fortbildungstagen von den Teilnehmern dankbar entgegengenommen haben, bei diesem Seminarkongreß zu berücksichtigen. Das rege Interesse der Teilnehmer und die intensive Mitarbeit der Seminaristen hat uns gezeigt, daß wir wohl auf dem richtigen Wege sind. Für weitere Anregungen sind wir immer dankbar.
In den letzten Jahren ist der Arzt immer mehr in den

*kritischen Blick unserer Gesellschaft gerückt. In der
berechtigten Forderung nach bestmöglicher ärztlicher
Versorgung unserer Bevölkerung sehen wir die
Verpflichtung zu einer kontinuierlichen Fortbildung.
Wenn sich bei den 2. Fortbildungstagen Ärzte der
verschiedenen Fachrichtungen zusammengefunden
haben zur sexualmedizinischen Fortbildung, so
beweist dies zum einen, wie ernst die Fortbildungs-
verpflichtung genommen wird, zum anderen, daß über
das Spezialwissen der einzelnen Fachdisziplin hinaus
der Patient als Ganzes gesehen wird.
In dem vorliegenden Band sind alle Vorträge mit
weiterführenden Literaturhinweisen niedergelegt. Die
Diskussionsbeiträge sind weitgehend korrekt wieder-
gegeben; wo dies nicht möglich war, wurden sie
sinngemäß referiert. Dadurch möge dieser Band nicht
nur einer der üblichen Kongreßberichte sein, sondern
gleichzeitig als wertvolle Informationsquelle dienen.
Dies gilt nicht nur für die Tagungsteilnehmer, sondern
auch für diejenigen Ärzte, die an unseren Fortbildungstagen nicht teilnehmen konnten. Besonderer
Dank soll in diesem Zusammenhang den Referenten
ausgesprochen werden, die die Mühe der Manuskript-
gestaltung für diesen Band bereitwillig auf sich
genommen und damit zum raschen Erscheinen
dieses Bandes wesentlich beigetragen haben.
Darüber hinaus gebührt unser Dank dem Verlag*
Medical Tribune GmbH *für die gute Zusammenarbeit.*

München, September 1977

H.-J. Vogt W. Eicher

Der Stellenwert der Sexualität in unserer Gesellschaft und die Aufgabe der Medizin

H. Schaefer, Heidelberg

Das Thema hat offenbar zwei grundverschiedene Aspekte: Es wird nach den Belangen der Gesellschaft gefragt, was also sie von Sexualität erwarte. Es wird nach der Medizin gefragt, und offenbar sind diese beiden Teilaspekte so zu verstehen, daß die »normale« Sexualität auf ihre gesellschaftlichen, die abnorme dagegen auf ihre medizinischen Implikationen zu untersuchen sei. Will man angesichts solcher Thematik nicht nur Altbekanntes, also Banales sagen, so wird man schon ein paar gedankliche Seitensprünge machen müssen. Doch Seitensprünge sind unserem Thema ohnehin nicht fremd.
So schlage ich vor, das Thema in zwei große Abschnitte zu gliedern, den gesellschaftlich-normalen und den medizinisch-abnormen Aspekt. Beginnen wir mit den gesellschaftlichen Problemen der Sexualität.

Sexus als gesellschaftliches Phänomen

Alle Probleme, insbesondere alle Konflikte auf dem nun zu behandelnden Gebiet entstammen einer einzigen fundamentalen Antinomie: der Tatsache, daß das Sexuelle das Intime par

excellence und dennoch in den Fundamenten des Gesellschaftlichen nichts von größerer Bedeutung ist als die Konsequenz des Sexus: Ehe, Familie, Kind, Regeneration. Beides, Intimität und gesellschaftliche Rolle des Sexus, widerstreiten sich also in ihrer gesamten Erstreckung. Das Individuum zieht sich hinter den Schutz des Intimen zurück, und tatsächlich wird diese Intimsphäre selbst im politischen Fingerhakeln sorgfältig geschont und, wenn etwas per Unglück davon sichtbar wird, sofort mit dem Mantel des Generalpardon und immer mit dem Augenzwinkern des Wissenden und des Kumpans zugedeckt. Weil das so ist, herrscht andererseits eine Tabuisierung des Sexuellen, die freilich, obgleich in allen Kulturen anzutreffen, insbesondere ein Kennzeichen des calvinistischen (und jedenfalls nicht des katholischen!) Zeitalters ist. Daher ist der weise Volksführer sich darüber klar, daß die Liebe zu allen Zeiten das »Brot der Armen« war, und, folgt man *Henry Miller*, offenbar nicht nur der Armen.
Die Begründungen dieses Fundamentalkonflikts sind sehr einfach. Das »Intime« tendiert zu einer Verabsolutierung des sexuellen Verhaltens derart, daß der Mensch vor sich selber, seinem »natürlichen« Gewissen, keine sexuellen Tabus kennt. Wenn niemand es erfährt, ist alles erlaubt. Ich wundere mich immer über die Ahnungslosigkeit (oder die bewußte Irreführung) der offiziellen Theologie, jetzt wieder deutlich geworden im Kampf um die *Enzyclica Humanae vitae* und jüngst akzentuiert durch die »Erklärung zu einigen Fragen der Sexualethik«, die von der Vatikanischen Kongregation für die Glaubenslehre veröffentlicht worden ist. Nicht als ob die Absicht solcher Schriften abzulehnen oder ihr genereller Gedankengang falsch sei. Falsch ist lediglich, daß der Theologe auf das »*Natürliche*« als Leitstern seiner Argumente abhebt, ein Naturrecht bemüht, von dem wir Ärzte und Naturforscher nun einmal etwas mehr zu verstehen glauben. Die »katholische Ärztearbeit Deutschlands« hat das mutig und klar in einer Stellungnahme (1969) ausgesprochen. Man verzeihe mir, daß ich die katholische Seite so betone, aber auf protestantischer Seite finden sich solch scharfe Konflikte nicht.
Zurück zum Ausgangspunkt unserer These: das Sexuelle ist *seiner Natur nach* libertinös und ohne Hemmung. Hemmungen werden nur und ausschließlich von der Gesellschaft ins Sexuelle hineingetragen. Es scheint mir u. a. das Anliegen des brutalen Selbstzeugnisses von Henry Miller, seines Buches »Sexus« (1970) zu sein, diese Tatsache autobiographisch zu belegen. Die Verabsolutierung des Sexuellen entspringt der alle Hemmungen überwältigenden Triebhaftigkeit, die angeboren ist, hor-

monal gesteuert wird, und von der man m. E. völlig zu Unrecht annimmt, *sie* werde derzeit selber pervertiert zur Hemmungslosigkeit. Meine – physiologisch erhärtete – These ist vielmehr, daß sich am biologischen Sexus in unserer Zeit nichts, aber auch gar nichts geändert hat, ja daß selbst seine Perversionen keine biologischen Gründe haben. Was entartet ist, das ist *ausschließlich* der gesellschaftliche Kontrollmechanismus. Wir werden Beispiele dafür geben.

Diese Allgewalt des Sexuellen scheint aus der gesamten und wahrlich nicht kleinen erotischen Weltliteratur hervor, welche die Griechen, Römer, Ägypter, Buddhisten, Mohammedaner oder wer sonst immer produziert haben (van Bolen, o. J.); und gegen diese Allgewalt gibt es nur eine einzige hinreichend mächtige Gegenkraft: das gesellschaftliche Tabu. Wo dies nicht mehr wirkt, oder wo es nicht hinreicht, bleibt der biologische Sexus ungezügelt. Man muß schon zu den Heiligen gehen, will man Ausnahmen finden, und selbst diese, wie *Augustinus*, fanden ihren Weg zum Tabu gelegentlich erst im Alter.

Das gesellschaftliche Interesse bezieht sich einzig und allein darauf, die *gesellschaftlichen Folgen* des intimen Sexualverhaltens zu kontrollieren. Bei dieser Kontrolle gibt es, soviel ich sehe, fünf Probleme. Die ersten drei sind solche der *Begründung* von Tabus:

● Sexualität muß kontrolliert werden wegen ihrer ausschlaggebenden Bedeutung für den *Fortbestand der Gesellschaft*. Es sind die »Generationsvorgänge«, die hier dominieren.

● Sexualität muß kontrolliert werden im Interesse der *Normalität der Kinder*, welche die künftige Gesellschaft bilden.

● Sexualität muß kontrolliert werden wegen ihrer Neigung, durch die Eruptionen ihrer Gefühlswelt die *gesellschaftliche Ordnung* zu bedrohen, wenn nicht zu zerstören.

Wer eine Gesellschaft physisch und politisch zu Grunde richten will, der muß sie sexuell so freizügig wie möglich machen. Das ist der Grund, warum alle radikalen Revolutionen die sexuelle Ordnung in den zu zerstörenden politischen Gebilden (z. B. in der Bundesrepublik) aufzuheben trachten, sie aber sofort und mit großer Rigorosität wieder einführen (wie in Rußland), sobald die Revolution gesiegt hat. Dies ist ein die gegenwärtige politische Szene beherrschendes Gesetz.

Es sind zwei weitere Aspekte, welche die *Methoden* betreffen:
● Der *moralische Aspekt* macht sich religiöse oder pseudoreligiöse Gründe zu eigen, um ein gesellschaftliches Prinzip zur Effektivität zu bringen. So wird z. B. gesagt, der Sexus gehöre nur und ausschließlich in die Ehe. Wenn man die Dinge sehr radikal, also von der Wurzel der menschlichen Existenz her

ansieht, hat diese Ansicht sicher recht. Wir werden das noch begründen. Was sonst immer von Moralia vorgebracht wird, hat hier seine Wurzeln. Die Ehe als Grundinstitution der Familie hat alle Stürme der Jahrtausende überstanden. Sie übersteht auch die schwachsinnigen Pseudophilosophen der Sex-Kommune, die von ihren eigenen Frauen bereits ad absurdum geführt werden. Freilich ist »Ehe« selber ein gesellschaftliches Institut und wandelt sich mit den Gesellschaftsordnungen durchaus.

● Der *politische Aspekt* endlich spielt eine zwar indirekte, aber höchst bedeutsame Rolle: Politik ist das legale Instrument der Willensbildung und hat *nur* mit dieser – und mit Wissenschaft primär nichts zu tun. Es gibt eine Wissenschaft von der Historie und den Formen der Politik, sozusagen eine »Machiavellologie« im jeweils zeitgenössischen Gewande. Aber Politik ist nie selber Wissen, sondern immer Wollen und also, im Vollzuge des Wollens, Macht. Die gesellschaftlichen Sexualordnungen sind u. a. Instrumente der Macht. In einer Männergesellschaft realisieren sie die Macht der Männer. Das zeigt sich in der Sexualethik und -rechtsprechung bis auf unsere Tage.

Die Generationsvorgänge

Wir wollen diese fünf Probleme in einigen speziellen Fragen zu beleuchten versuchen. Zunächst das Problem der Generationsvorgänge.

Je früher eine Ehe geschlossen wird, desto länger dauert die Gebärfähigkeit der Frau, desto günstiger liegen die Möglichkeiten, daß Mutter und Kind die Geburt lebend überstehen. Der Drang zur Frühehe ist also biologisch gesund. Nun wird aber dieser Effekt durch die Geburtenkontrolle weitgehend aufgehoben. Zudem sinkt die Zahl der Eheschließungen ab, von 11,2 im Jahre 1939 pro 1000 Einwohner auf 6,1 im Jahre 1974. Gleichzeitig steigt die Zahl der Ehescheidungen von 0,59/1000 auf 1,45/1000 in diesem Zeitraum. Die Ehefreudigkeit sinkt also mit der Stabilität der Ehe ab. Die Geburtenziffern sinken aber weit stärker, als es diese Zahlen bedingen könnten. Die »*Fruchtbarkeitsstruktur*« zeigt als alarmierendstes Symptom die Senkung der Geburtenziffer unter die Sterbeziffer, deren Entwicklung uns die Abbildung 1 verdeutlichen soll. Der Knick im Jahr 1965 findet keine Erklärung in Änderungen der Familienstruktur. Seine Erklärung könnte die Wirkung der »Pille« sein. Sie setzt sich in deletärer Weise dem Trend der anderen Faktoren der

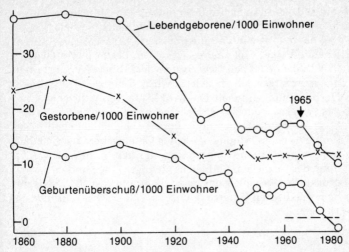

Abbildung 1: Geburten- und Sterbeziffern sowie der Geburtenüberschuß der deutschen Bevölkerung seit 1860 (seit 1950 für die Bundesrepublik). Die Zahlen für 1980 entsprechen einer Hochrechnung des Statistischen Bundesamtes.

Fruchtbarkeitsstruktur auf. Doch hat *K. E. Scheuch* (1977) soeben gezeigt, daß ein »Pillenknick« nicht einzige Ursache des Geburtenrückgangs sein kann. Das Alter der Eheschließung, das ohnehin ziemlich konstant blieb, ist ohne Einfluß: der Medianwert aller Heiraten zeigte ein Heiratsalter der Männer, das 1910/11 bei 28–29 Jahren, 1971 aber immer noch bei 26–27 Jahren lag. Ein Zeitalter der Frühehe ist also nicht ausgebrochen! Auch der *Wohlstand* ist nicht die alleinige Ursache der Senkung der Geburtenziffer, ebensowenig wie ein Absinken der Sterblichkeit Ursache des Geburtendefizits ist. Dies läßt sich aus vorliegenden Daten beweisen (Schaefer u. Blohmke, i. V.)
Die Ursache ist eine Änderung des Zeugungsverhaltens (Scheuch), darunter wohl die Verselbständigung der Sexualität, ihre Lösung von der Fortpflanzung. Man sollte daraus getrost den Schluß ziehen, daß die Sexualität nicht primär das Kind »will«. Sie erzeugt Kinder sekundär. Der »Plan der Natur« hat die Sexualtriebkraft sozusagen ohne die menschlichen Absichten in die biologischen Gleichgewichte eingeführt. Der Eingriff des Menschen zerstört dieses Gleichgewicht und damit seine eigene Existenz als Volk.
Dies ist ein seltsames Ergebnis angesichts der Übervölkerung der Erde, von der uns eine fiktive Hochrechnung sagt, daß im

Jahr 2016 ein Punkt der Instabilität der Weltbevölkerung erreicht wird, der eine Katastrophe beinhaltet (Schaefer, 1974). Offenbar sterben hochindustrialisierte Völker ab, natürlicher lebende Völker explodieren, was einen Faktor der räumlichen Instabilität in das politische System der Erdbevölkerung bringt, der in wenigen Jahren deletär wird, wenn der Trend dieser Hochrechnungen anhält. Das wird er aber vermutlich nicht, wie das Schicksal so mancher Hochrechnung beweist.
Das Problem der Generationsvorgänge ist damit ein politisches Problem erster Ordnung, das jeden Gesetzgeber, der die Erhaltung seiner Nation wünscht, zu Eingriffen in die freie Gestaltung des sexuellen Verhaltens zwingt. Oder anders ausgedrückt: Wir bezahlen unsere so amüsante sexuelle Praxis mit dem praktischen Untergang unserer Völker. Dies lehrt uns die Theorie.

Die Kinder

Alle Folgen des Intimlebens betreffen das *Kind*. Zunächst ist offenbar der biologische Sinn der Sexualität die Produktion der Nachkommenschaft, und zwar, dem rücksichtslosen Prinzip der Natur entsprechend, zu möglichst hohen Zahlen. Die Natur hat, als sich die genetischen Verhaltensformen auch des Menschen herausgeformt haben, die Sicherstellung der Arterhaltung nur so erreichen können, daß bei enormer Säuglingssterblichkeit der Kinderreichtum garantiert war. Die starke Kraft des Sexualtriebs hatte eben alle sonstigen Widerstände gegen die Kinderzeugung zu überwältigen. Der Mensch hat sich aus dieser Situation sozial emanzipiert. Geblieben ist der Sexualtrieb. Er ist also, wenn man das etwas extrem formuliert, *biologisch* pervers geworden, da seine Stärke im Zeitalter der Bekämpfung der Säuglingssterblichkeit nicht mehr dazu dient, biologische Gleichgewichte aufrechtzuerhalten. Im Gegenteil: Er verschiebt das historische Gleichgewicht nunmehr in ein katastrophenträchtiges Ungleichgewicht. Die Korrektur durch die Pille macht diesen Schaden gleichsam wett. Geburtenbeschränkung und Familienplanung sind also ein geistiges Ausgleichsmanöver, das die von demselben Geist (der Medizin nämlich) erzeugten Folgen beseitigt und vorerst überkompensiert. Der Mensch müßte aber nicht eine so hohe Intelligenz besitzen, wenn er nicht auch diese fatale Überkompensation beseitigen könnte. Dieser Korrektur der Generationslage freilich steht ein bemerkenswertes Hindernis im Wege. Alle *bisherigen* Korrekturen der

Generationslage, also erst die medizinische Lebensrettung, dann die Entkopplung von Sexus und Natalität, waren für die Individuen lustbetont. Man erkennt nicht, welche Motivation hinter der nun notwendig gewordenen dritten Korrektur, der Steigerung der Geburtenrate, stehen könnte. Vermutlich wird es ein gesellschaftlich induzierter Lustgewinn sein müssen: finanzielle Vorteile, Sozialprestige oder eine Reaktivierung menschlicher Brutinstinkte.

Die Sexualität weniger, aber sehr stark ihre Folgen treffen die Kinder, die das Resultat des Sexus sind, in einer noch viel unmittelbareren Weise. Ich meine das hinsichtlich jener Kinder, auf welche der so tiefgründige *Graf-Bobby*-Witz zutrifft: Bobby und Mucki sitzen traurig beisammen, und Mucki bemerkt »Ach, Bobby, das Leben ist furchtbar. Am besten wär's, gar nicht geboren zu sein.« Und Bobby: »No ja. Aber wem passiert das schon! Unter Tausenden kaum einem!« (Grill, 1940) Das ist es gerade: Dort, wo in unserer Gesellschaft der Sexus noch fast unkontrolliert abläuft, in den untersten, an soziale Debilität angrenzenden Schichten, passiert es eben fast nie, daß das unerwünscht Gezeugte nicht geboren wird, es sei denn, es wird abgetrieben. Wir sollten aber angesichts der Tragik, die hier sichtbar wird, niemals vergessen, daß die Quelle solcher Tragik nicht der Sexus, sondern das gesellschaftliche Verhalten ist, das den Sexus in fast all seiner biologischen Sinnhaftigkeit pervertiert hat und das im übrigen zuließ, daß sich sozial debile Schichten der Bevölkerung überhaupt entwickeln konnten.

Das Kind wird in allen sozial entarteten Verhältnissen nicht mehr so erzogen, daß aus ihm ein sozial erträglicher Mitmensch wird. Die Forschungen der letzten Jahrzehnte haben gezeigt, ich meine die Deprivationsforschung (Schaefer, 1977), daß die ersten Lebensjahre stark, die späteren schwächer, aber immer noch wirkungsvoll über das soziale Verhalten und die psychische Glücksfähigkeit des Menschen entscheiden. Wenn aber Sexus und Reproduktion getrennt sind, wird der Drang nach dem Kinde kanalisierbar. Das hat nun keinesfalls nur, nicht einmal vorwiegend, negative Folgen. Gerade der kurzschlüssigen kirchlichen Argumentation muß mit aller Schärfe entgegengehalten werden (und ich tue das als Christ, dem die Kirche etwas bedeutet), daß es kein schlimmeres Los gibt als das, sein Leben als unerwünschtes Kind in sozial unerträglichen Verhältnissen leben zu müssen.

Wenn aber von theologischer Seite die Ehe als der natürliche Ort der Sexualität bezeichnet wird, so ist das zunächst unangreifbar biologisch korrekt. Nur eine intakte Ehegemeinschaft garantiert dasjenige Ausmaß an Zuwendung zum Kind, das eine normale seelische Entwicklung garantiert. Das heißt nicht, daß Kinder in Ehen nicht geschädigt und ohne Ehe glänzend erzogen werden könnten. Je bewußter z. B. eine Mutter in einer männerlosen Familie ihre Kinder erzieht, desto mehr kompensiert sie die Vaterlosigkeit des Kindes. Je mehr die Eltern alle Vorteile einer Wohlstandsgesellschaft ausleben, desto leichter deprivieren sie ihre Kinder. Es gibt hinreichend viele Beispiele der Wohlstands-Verwahrlosung. Aber das ist eigentlich nicht mehr unser Thema, das in unserer Zeit vor allem dadurch so kompliziert wird, daß nicht nur zwei Millionen Frauen ohne Männer leben müssen, sondern durch Mobilität und Berufsverhalten die Ehen noch nie so labil waren wie derzeit.

Die biologischen Grundlagen der sozialen Ordnung

Der Sexus meint mehr als den Geschlechtsverkehr. Das sollte im Zeitalter der Psychoanalyse und Tiefenpsychologie eigentlich selbstverständlich sein. Die Sexualität ist, soweit sie den eigentlichen Sexualakt betrifft, nur der Extremfall eines Verhaltens, das im Grunde den Partner mit allen seinen Lebensumständen in ein Verhältnis liebender Zuwendung einbezieht. In dieser Sexualität im weitesten Sinn finden sich Triebkräfte mobilisiert, die ein vorzügliches kleines Büchlein über »Dynamische Sexualmoral« (Ell, 1972) so auflistet: Sex ist gesund, läßt gut schlafen, erhält jung, entspannt, macht für geistige Leistungen frei, ermöglicht Ich-Begegnungen, befriedigt Ur-Bedürfnisse, beglückt, macht stolz, schenkt Ekstase, verbindet mit dem Du. Die großen Unterschiede männlicher und weiblicher Sexualität sind am besten darin zu kennzeichnen, daß beim Mann die physiologische Triebhaftigkeit stärker hervortritt, bei der Frau die sozialen Funktionen der Zweisamkeit. Die Frau ist ein soziales, der Mann ein sexuelles Wesen. Wenn jetzt in einer erotischen Literatur, die von Frauen ausgeht, der pure geschlechtliche Sexus gepriesen wird, so ist das eine *biologische Perversion*, die wiederum nur auf dem Hintergrund einer perversen Gesellschaftstheorie entstanden sein muß.
Eine biologisch gesunde Gesellschaft bedarf einer biologisch gesunden Familienordnung. Dieser Satz ist zwar von gesellschaftspolitischen Modernisten ernsthaft kritisiert worden. Doch muß man wohl zur Kenntnis nehmen, daß kein einziges Modell einer Gesellschaftsordnung, das die Ehe durch etwas anderes ersetzt, gleich ob durch Kommune oder freie Liebesgemeinschaft oder gar die totale Promiskuität, die Probe der Be-

währung bestanden hat. Wo epidemiologische Studien vorliegen, bestätigen sie die weitaus höhere Gefährdung der Kinder, die nicht in konventionellen Ehen aufwuchsen, wobei ich nicht etwa sagen will, daß die berufstätige Mutter unbedingt schädlich für das Kind ist. Das ist sie nur unter bestimmten Umständen (Schaefer, 1977).

Der Zerfall der Ehe als Institution hat aber weitreichende gesellschaftliche Konsequenzen. Nicht nur, daß der Faktor der Lebenssicherheit und Lebenszufriedenheit gefährdet wird. Man hat insbesondere an einer Rangskala psychisch besonders bedrückender Ereignisse nach R. H. Rahe (1972) festgestellt, daß unter den zum Herzinfarkt führenden bedrohenden Lebensereignissen an der Spitze *aller* Mißhelligkeiten vier familiäre Noxen stehen:

- der Tod des Lebensgefährten,
- die Scheidung,
- der Tod naher Familienmitglieder und
- die Ehe als Belastung.

Diese Rangfolge dürfte für fast alle psychosomatisch tangiblen Erkrankungen und sicher auch für gynäkologische Krankheiten gelten. Man darf aufgrund umfassender, sorgfältiger Studien sicher sein, daß auch die Karzinogenese einer Aktivierung durch diese familiär-psychischen Faktoren unterliegt (Lit. bei Bahnson, 1969).

Ein Faktor von besonderer Bedeutung, den die Familie für die gesellschaftliche Ordnung darstellt, ist die Prägung des Sexual- und Brutpflege-Verhaltens der heranwachsenden Generation. Die quantitativen Daten sind schwer zu fassen. Wir wissen, daß die Unterschicht mehr uneheliche Mütter stellt als die Oberschicht (Mackensen u. a., 1973) und daß Mütter, welche selbst keine befriedigende Mutterliebe erhalten haben, auch eigene Kinder häufiger lieblos erziehen. Erziehungsfehler münden in Verhaltensanomalien, die sich fast wie Erbkrankheiten fortpflanzen.

Das Problem der Tagesmütter war lange Zeit ein brisantes politisches Thema. Das Interesse ist etwas abgeflaut, das Problem geblieben. Die allzu einseitige Ablehnung der Tagesmutter kann korrigiert werden (Lehr, 1974), aber daß die leibliche Mutter die ideale Erzieherin ihrer Kinder ist und durch ihre Tätigkeit als Mutter auch die biologische Zukunft des Volkes mit garantiert, daran kann ein Zweifel nicht bestehen. Auch diese Probleme führen aber zu weit vom Thema ab. Sie müssen einer speziellen Darstellung vorbehalten bleiben (Schaefer, 1977).

Einer eindringlichen Erwähnung bedarf aber die so zeitgemäße Diskussion um die sexuelle Freiheit, insbesondere die Behauptung, die sogenannte Sexualmoral sei ein Instrument der bürgerlichen Herrschaft, und ihre Verdikte erzeugten Aggression. Nun wollen wir die bürgerliche »Moral« hier nicht verteidigen. Was darüber zu sagen ist, hat *Ludwig Thoma* in seinem gleichnamigen Lustspiel treffend gesagt. Aber nur wenn man den Kommunismus dem Bürgertum zurechnet, wird man Sexualmoral als »typisch bürgerlich« verteufeln können. Andererseits ist die Sexualmoral des Bürgertums, wie sie etwa die Dichter um die Jahrhundertwende anprangerten (Arthur Schnitzler war ihr Prototyp), eine zeitbedingte und sicher mit zahlreichen negativen Folgen behaftete. Man sollte sich überhaupt die *Folgen* aller gesellschaftlichen Normen und Regeln vorhalten und sich fragen, ob man diese Folgen ernstlich mitverantworten will. Das Elend der unehelichen Mütter und ihrer Kinder, das diese Sexualmoral auf dem Gewissen hat, war namenlos; es schwindet erst langsam. Aber daß Sexualtabus in Aggression umgesetzt würden, ist eine Hypothese, die völlig des Beweises ermangelt, ja sich historisch widerlegt sieht. Seit Jahrhunderten war die Sexualmoral nicht so locker wie derzeit. Sehr locker war sie auch zur Zeit der Nachreformation und der Aufklärung. Was in diesen sexuell so »aufgeklärten« Zeitaltern an aggressiven Scheußlichkeiten geschah und geschieht, ist ziemlich unübertroffen. Allzu vordergründige Analogien von Hemmung und Hemmungsrückschlag, wie sie *A. Plack* (1970) anzunehmen scheint, sind kaum exakt.

Die Sexualmoral ist vielmehr ein Kodex gesellschaftlicher Tabuisierung von Verhalten, der sehr wohl seine Gründe hatte, als man ihn entwarf. Ungehemmte Sexualität entfesselt zugleich ungewöhnlich starke, gesellschaftsfeindliche Emotionen, die freilich auch nicht Aggressionen sein müssen. Der Physiologe freilich kennt die enge Kopplung von Aggressivität und Sexualität. Der Mann hat eine stark vom Sexualhormon abhängige Aggressivität, die ihn z. B. so viel früher sterben läßt als die Frau. Stottern, ein typisches Symptom gehemmter Aggression, findet sich fast nur bei Buben. Die Frau hingegen, solange sie im Besitz normaler Sexualhormone bleibt, ist wenig aggressiv, etwa schwer so zu erregen, daß ihr Blutdruck ansteigt. Die Frau lebt denn auch länger, aus demographisch sehr verschiedenen Gründen, vorwiegend, weil die geschlechtsspezifische Sterblichkeit fast aller Krankheiten bei Frauen erheblich unter dem Wert für Männer liegt. Die Gründe hierfür lassen sich nur abschätzen; sie liegen vielleicht so, daß ein Drittel der männlichen Übersterblichkeit durch Rauchen, ein Sechstel durch höhere Aggression, ein Zwölftel durch Alkohol bedingt ist (Waldron, 1976). Aber auch Rauchen und Alkohol sind Fol-

gen eines Zwiespaltes aggressiver Persönlichkeiten mit ihrer als unbefriedigend erlebten Umwelt. Es steht also wohl der die emotionale Grundhaltung bestimmende hormonale Faktor dominierend im Hintergrund.
Man wird dennoch zustimmen dürfen, wenn gefordert wird, daß sexuelle Tabus von Zeit zu Zeit einer Revision bedürfen. Auch die Theologie erkennt die Fragwürdigkeit einer rein auf Tabuisierung ausgerichteten Moral, was in jedem modernen Lehrbuch der Moraltheologie zu lesen steht. Aber die totale sexuelle Freiheit enthält ein Element der totalen gesellschaftlichen Destruktion, das u. U. schon daraus erkennbar wird, daß in der Sexualität so tiefe Emotionen und menschliche Werte angesprochen werden, Werte, die mit dem alten Begriff der »Liebe« umrissen sein mögen, daß der Mensch, der in seinem Partner die sexuelle Freiheit des Anderen erleben muß, daran seelisch zugrunde geht.

Der Sexus gesellschaftlicher Randgruppen

Die bisherigen Analysen hatten normale Menschen in ihren gesellschaftlichen Risiken zum Gegenstand. Nun treten im Fall der Abnormität von Leib und Seele Probleme auf, die unsere Gesellschaft bislang einfach verdrängt hat.
Ich hatte einen Schulfreund, der nach einer Encephalitis lethargica einen sehr schweren Parkinson zurückbehielt. Er fand kein Mädchen mehr. Er reagierte seine Sexualität als Exhibitionist ab, gottlob ohne Strafverfahren. Dies sind fast noch normale Schicksale. Von hier zur sexuellen Not der schwer Behinderten ist zwar scheinbar ein weiter Schritt. Aber das Bewußtsein, so mißgestaltet zu sein, daß man in sexualibus unglücklich bleibt, ist ein schwerer Schock, der »Entstellte« ein »vergessener Patient« (Ehring u. Drepper, 1971). Wie vielen Menschen aber widerfährt ein solches Schicksal! Die »Mauerblümchen« der Tanzstunde sind ein kleiner Vorgeschmack der Tragödien, die sich um die Häßlichen und die Abnormen zutragen. Für Frauen ist ein solches Schicksal belastender als für den Mann. Ein männlicher schwer deformierter Körper, in dem ein blendender Geist wohnt, vermag selbst eine weibliche Schönheit zu erobern. Doch das Schicksal meint es nicht immer gut mit den Mißgestalteten. Der Dichter *Max Hermann Neiße* hat z. B. ein solches Schicksal schwer getragen, und *George Grosz* hat das in seinem hintergründigen Porträt meisterhaft ausgedrückt.
Es ist eine der großen Errungenschaften der letzten Jahrzehnte

gewesen, die Sexualität der sozialen Randpersonen ernstzunehmen, ihnen mit allem Nachdruck gerade auch die sexuelle Erfüllung als ein Grundrecht zuzubilligen. In der *Abilities Inc.* auf Long Island/USA, einer Firma, die nur schwerbehinderte Menschen einstellt, wird gerade die Partnersuche zwischen den Behinderten ernstgenommen, und mit großem Erfolg für Zufriedenheit und Leistungsfähigkeit dieser Menschen. Es hat nicht allzu viele, aber doch einige wissenschaftliche Diskussionen zu diesem Thema gegeben (s. Literaturverzeichnis).
Daß ich diese Problematik hier wenigstens erwähne, geschieht mit einer bestimmten Absicht. Unsere Welt hallt wider von der Forderung nach Genuß und Freiheit. In welch seltsamem Kontrast steht dazu die Besinnung auf das Schicksal derer, denen ein unglückliches Schicksal den größten Teil ihrer Freiheit genommen hat, eben der Behinderten, der »handicapped«. Auch hier sollten wir gewahr werden, wie blind uns Egoismus macht.

Sexuelle Perversionen

Zu den Randgruppen der Gesellschaft gehören, wenn auch in einem völlig anderen sozialen Bezug, die sexuellen Perversionen. Es kann nicht der Sinn meiner Ausführungen sein, eine Biologie der Perversionen zu umreißen, z. B. der Frage nachzugehen, ob die Homosexualität genetisch bedingt ist oder nicht. Was den Sozialmediziner freilich interessiert, ist die soziale Argumentation anläßlich der Diskussionen um das Homosexualitäts-Problem. Was auf diesem Gebiet so bedrückend ist, das ist die oft totale Häresie der Standpunkte auf beiden Seiten. Mir scheint, daß an diesen Standpunkten folgendes *nachweislich* falsch ist: Wenn man behauptet, die Homosexualität sei ein vorwiegend moralisches Problem und also durch den Strafvollzug bekämpfbar und daher aus gesellschaftlicher Notwendigkeit mit Rechtsmitteln zu bekämpfen, so folgt ein solches Argument einer durch kein physiologisches oder sozialmedizinisches Datum zu rechtfertigenden Philosopie. Es ist gerade für den Physiologen bedrückend zu sehen, wie unsere Jurisprudenz bis zur Stunde den Grundsätzen einer voluntaristischen Ethik folgt, d. h. sich so verhält, als sei ein jedes Individuum für alle seine Taten moralisch voll verantwortlich. Nun läßt sich das Argument von der Willensfreiheit zwar nicht widerlegen, denn unser freier Wille ist uns evident durch das Selbsterlebnis. Es läßt sich aber durch die Beobachtung menschlichen Verhaltens ebenso wie durch die physiologische Grundlage desselben klar erweisen, daß unsere Handlungen im naturwissenschaftlichen Sinn mindestens weitgehend (ich meine: vollständig) determiniert sind. Determination und Willensfreiheit sind nirgends Gegensätze oder stehen miteinander in Widerspruch (Schaefer, 1971). Die Homosexualität ist so offenbar das Resultat mindestens auch der persönlichen und zufälligen Erfahrung und aus diesem Grunde so stark fixiert und so schwer bekämpfbar, daß eine strafrechtliche Ahndung sicher sinnlos und unmöglich ist. Das hat der Gesetzgeber inzwischen bekanntlich eingesehen. Nun wird aber von der anderen Seite betont, es habe jeder Mensch ein Recht auf jede Form sexueller Betätigung, weil (und hier beginnt die Argumentation paralogisch zu werden) es in sexualibus kein »natürliches Ziel« gebe, der Begriff der »Natürlichkeit« vielmehr einem metaphysischen Denkmodell und einem teleologischen Denken entstamme. Ich zitiere einen Autor, der es als »teleologische Phraseologie« ansieht, wenn behauptet wird, ein Penis sei in der Vagina natürlich, im Mund oder After dagegen unnatürlich (Gindorf, 1970). Es bedarf also offenbar einer verläßlichen Definition der »Natürlichkeit«.

Will man diese Definition der Willkür und »Phraseologie« entheben, so bleibt in der Tat nur der Rekurs auf die Phylogenie. Unser Erbgut hat sich mit den Existenzbedingungen des Menschen in vermutlich einigen Millionen Jahren auseinandergesetzt. Die Entstehung des Menschengeschlechts und seine Erhaltung sind an bestimmte Funktionen gebunden. Diese sind physiologisch definierbar. Durch einen Coitus oralis läßt sich Nachkommenschaft nicht erzeugen. Daher ist eine solche Form des Sexualverhaltens nicht natürlich. Damit ist freilich weder etwas über seine moralische Qualität noch die Entstehungsgeschichte der Perversionen ausgesagt. Soll die Perversion freilich von einem Standpunkt aus beurteilt werden, der sozialmedizinisch korrekt ist, so müßte untersucht werden, zu welchen gesellschaftlichen *Konsequenzen* ein perverses Sexualverhalten führt. Die Antwort ist hier einfach: Wenn eine entsprechende Zahl von Menschen sexuell pervers wäre, würde die Geburtenzahl sinken, die Bevölkerungszahl also abnehmen. Das würde u. a. die Sicherung der älteren Generation in einer Weise gefährden, welche uns derzeit durch das Phänomen des Rentenberges ziemlich klar geworden ist. Die wirtschaftliche Prosperität wäre gefährdet. In einer Welt der wirtschaftlichen Konkurrenz würde das vielleicht den politischen Untergang bedeuten, sicher aber eine totale Verarmung. Dies Schicksal würde also für die Tolerierung einer weit verbreiteten Perversion in Kauf zu nehmen sein. Daß das noch nicht so ist, verdanken wir nur der quantitativen Geringfügigkeit der Perversion. Phänomene, die,

falls sie gehäuft aufträten, unsere gesellschaftliche Existenz bedrohen, nennen wir Krankheiten. Diese Definition mag in diesem Zusammenhang überraschen, aber ihre Korrektheit läßt sich leicht beweisen. Sexuelle Perversion ist eine spezifische Form einer gesellschaftlich relevanten Erkrankung.
Das ließe sich noch klarer am Phänomen des *Transsexualismus* beweisen. Die an sich eindrucksvolle Schilderung (Autobiographie) eines Transsexuellen, der vom männlichen ins weibliche Geschlecht hinüberwechselt und von den Künsten eines plastischen Chirurgen in Casablanca Gebrauch gemacht hat, zeigt die Probleme klar (Morris, 1974). Die Entstehungsgeschichte mag dunkel bleiben. Die psychischen Kräfte sind leidlich einsehbar. Das Ergebnis, eine physiologisch total insuffiziente, nämlich unfruchtbare Frau, ist so völlig unbezweifelbar *nicht* natürlich, daß an der gesellschaftlichen Unerwünschtheit ein Zweifel nicht möglich ist. Diese physiologische Argumentation kann (und wird sicher) mit metaphysischen oder emotionalen Argumenten angegriffen, kann (und wird) ins Politische umgemünzt werden. Der Angriff gegen die Physiologie bleibt aber deshalb nichts anderes als der Versuch, Wunschdenken an die Stelle von Tatsachen zu setzen. Daß das Problem eine praktische Bedeutung hätte, kann füglich bezweifelt werden. Extrapoliert man schwedische Schätzungen nach Deutschland, so würden etwas mehr als 1000 Transsexuelle bei uns leben (Schorsch, 1974).

Schwangerschaftsabbruch

Schon die Beratung und Lenkung der Perversion sprach den Arzt und die Medizin an. Das Krankhafte zu verhüten oder zu heilen ist eine medizinische Aufgabe. Das bleibt sie auch dann, wenn diese Aufgabe nicht oder nur unter besonderen und schwierigen Umständen zu erfüllen ist. Unmittelbar ist die Medizin angesprochen beim Problem der Familienplanung. Wir gingen eingangs auf dieses Problem ein. Seine drastische, extreme Konsequenz ist die Forderung nach der Freigabe des Schwangerschaftsabbruchs. Was hat die Sozialmedizin hierzu zu bemerken?
Die Freigabe der Abtreibung könnte für ein Volk, das so sehr wie das unsere durch Geburtenmangel bedroht ist, deletär sein. Es muß aber gefragt werden,
● ob die Geburtenzahlen durch Legalisierung des Schwangerschaftsabbruchs tatsächlich sinken;
● ob die Alternativen genügend durchdacht sind. Das erste

Problem, das der Geburtenzahlen, ist wenig geklärt, hat dadurch einen stark politischen Charakter angenommen und soll hier übergangen werden. Zu den Alternativen des Schwangerschaftsabbruchs aber muß einiges bemerkt werden. (Die Argumente pro und contra sind andernorts gründlich dargestellt; vgl. Reform etc.).
Die wichtigste Alternative zum Schwangerschaftsabbruch ist die Geburt eines unerwünschten Kindes. Das Schicksal solch unerwünschter Kinder, erst recht solcher, deren Wünschbarkeit von asozialen Eltern nicht einmal mehr verantwortlich entschieden werden kann, ist von der Sozialpädiatrie klar beschrieben worden. Es sind drei Stufen von Entartungserscheinungen, von denen eine mit hoher Wahrscheinlichkeit von dem Kinde später durchlaufen wird:
● seelische Spannungen mannigfacher Art und Verhaltensstörungen;
● Steigerung solcher Störungen zur psychotischen oder neurotischen Erkrankung;
● Kriminalität (Schaefer, 1977).
Man darf z. B. sicher sein, daß man die Kriminalität durch einen verständig vorzunehmenden Schwangerschaftsabbruch senken kann. Unser Problem spitzt sich also auf die Frage zu, ob man das Prinzip des Schutzes werdenden Lebens gegen eine Erfahrung, nämlich die einer hohen Gefährdung dieses Lebens im postnatalen Zustand, durchsetzen soll. Oder, um einen emotionalen Slogan etwas abzuwandeln: Hat das noch Ungeborene auch ein Recht auf seine spätere verpfuschte Existenz? *Dagegen* ist zu sagen: das Ungeborene hat eine Chance, ein befriedigendes Leben zu führen. Sie ist nur klein. Sie wäre um so größer, je besser die Fürsorge der Gemeinschaft für das Kind und insbesondere auch die uneheliche Mutter ist. Es scheint mir zu billig für ein moralisches Gewissen, ein Postulat zu verteidigen, das richtig ist, aber die Konsequenzen der Erfüllung des Postulats anderen zu überlassen. Die Welt kommt nicht durch moralische Forderungen in Ordnung, sondern durch tätige Menschenliebe. Ehe nicht die, welche solche Verantwortung für praktische Menschenliebe tragen, sich mit aller Kraft für eine Versorgung der Kinder einsetzen, für ein besseres Adoptionsrecht, für Kinderdörfer usw., ist die Moral deprimierend.
Die zweite Frage betrifft die Definierbarkeit »menschlichen Lebens«. Der Fetus ist *potentielles* menschliches Leben. Das »Menschliche« entsteht erst mit dem Geistigen. Das ist thomasische Philosophie. Hier muß also konstatiert werden, daß »Mord an Menschen« eben nur an Menschen, nicht an potentiell menschlichem Gewebe geübt werden kann. Wie will man also

die »Menschlichkeit« des Fetus definieren? Ich sage selbst *gegen* diese Frage (bzw. zu ihrer Lösung), daß die Schwierigkeit in der Grenzziehung liegt. Die Menschwerdung erfolgt ohne »Hiatus«. Das macht die Lösung des Problems mit physiologischen Argumenten unmöglich.
Für mein Verständnis von Humanität wiegt das Schicksal unerwünschter Kinder schwer. Die Alternativen zur Geburtenbeschränkung durch Kontrazeptiva sind zunächst:
● Steigerung des Wohlstandes der Bevölkerung der dritten und vierten Welt, wodurch die Geburtenziffer aller Erfahrung nach sinken würde;
● weltweiter Hunger mit den Katastrophen, die von ihm ausgehen müssen.
Zur ersten Lösung sind wir nicht bereit und vermutlich auch gar nicht fähig, weil die technischen Probleme derzeit unlösbar sind. Die Lösung »Hungerkatastrophe« ist bekanntlich die unmittelbare Folge der von uns praktizierten Wohltaten einer medizinischen Bekämpfung des perinatalen Todes. Diese Wohltat ist nicht mehr zurücknehmbar. Eine dritte Alternative wäre: die Enthaltsamkeit vom Geschlechtsverkehr, die jedenfalls nicht verordnet und gesetzlich geregelt werden kann.
Wer also die Methode der Kontrazeption verbietet, muß die Möglichkeit zu einer Alternative schaffen. Und zwar muß er das selbst tun, in glaubhaftem Ausmaß. Es ist unverantwortbar, ein Remedium zu verbieten (also hierfür die Verantwortung auf sich zu nehmen) und die Folgen des Verbotes von sich abzuwälzen. Der Moralist müßte also auch hier selber beginnen, die Welt mit anderen als den bekämpften Mitteln in Ordnung zu bringen. Welche Anstrengungen, so frage ich ihn, macht er dazu? Hat er sich überlegt, ob das Argument von der Unnatürlichkeit der Kontrazeption trifft? Ist dann nicht auch die Medizin als unnatürlicher Eingriff zu verbieten? Wenn nicht, wo liegen die Unterschiede? Wo ist der Kodex der »Naturlehre« einsehbar positiv begründet?
Eine wissenschaftliche Erörterung muß Fragen stellen und Antworten erbitten. Sie muß freilich auch ihre Fragen gegen sich selber richten. Es ist daher zu fragen, welches die Alternativen z. B. zur Pille bei uns sind. Haben wir etwa noch Übervölkerung und Geburtenüberschuß? Hat die Pille Nebenwirkungen? Ist die Pille (oder eine andere Methode) in den Ländern mit hohem Geburtenüberschuß überhaupt anwendbar? Warum wehren sich die Politiker dieser Länder gegen Familienplanung? Das Problem erweist sich als extrem verwickelt. Wir wickeln meist nur einen Teil desselben aus. Eine Patentlösung existiert nicht.

Schlußfolgerungen

Die Erörterung weder der Teilaspekte des Themas noch gar des Themas insgesamt ist vollständig. Dafür ist die Problematik zu kontrovers und zu vielfältig. Ich muß also bitten, das Prinzip der Auswahl als willkürlich zu dulden und das Ganze als eine Art thematischer Vorbesinnung zu betrachten. Es fehlt z. B. völlig ein Wort zur sexuellen Kriminalität, obgleich gerade bei diesem Thema der Widerstreit von gesellschaftlichem Interesse und individueller Motivation kraß zutage tritt. Gerade aus den Störungen der Sexualität ergibt sich, wie D. *Langen* (1976) betont hat, die extreme gesellschaftliche Bedeutung des Sexuellen, wenn man diese Störungen als einen besonderen Typ seelischer Störungen auffassen kann. Insbesondere hinter der Sexualkriminalität steckt ja das unbewältigte Problem des »Menschen in Not«, sei es, daß die individuellen Eigenschaften alle potentiellen Sexualpartner abstoßen, sei es, daß ein Nervensystem auf Abartigkeit zwanghaft konditioniert ist. Es gibt gegen die schwere Sexualkriminalität vermutlich nur die lebenslange Sicherheitsverwahrung als Schutz der Gesellschaft. Wie kann man sie aber humanisieren? Oder wäre die Tötung des Abartigen, so oft in der Menschheitsgeschichte legalisiert, die humanste Form des gesellschaftlichen Schutzes? Und wie steht es mit der Prävention? Ist unsere Gesellschaft nicht *total* indolent gegenüber der Schuld, die sie durch ihre Gedankenlosigkeit und Teilnahmslosigkeit der Entstehung krimineller Motivationen gegenüber auf sich geladen hat? Das sind Fragen über Fragen, und oft ohne mögliche Antwort.

Um aber im Epilog wenigstens das mir besonders wichtig Erscheinende zu kommentieren, richte ich mich zwar nicht, wie *Johann Wolfgang v. Goethe* es dem Phorkyas (am Ende des 3. Aktes im Faust II) vorschreibt, riesenhaft auf, trete aber von den Kothurnen herunter, lehne Maske und Schleier des Gelehrten ab und zeige mich als der, der ich bin: ein Moralist. Denn in der Tat ist alles Gesellschaftliche von moralischer Qualität, ja das Moralische ist das in den menschlichen Verhältnissen gesellschaftlich Bestimmte des Verhaltens.

Als ein solcher moralischer Gesellschaftskritiker meine ich dann, daß man mit den Kirchen die »maßlose Verherrlichung des Geschlechtlichen« zu beklagen habe (Erklärung etc.). Das aber darf nicht besagen, daß das Geschlechtliche zu verteufeln ist. Man muß es mit den Augen des Physiologen ansehen. Diese Augen aber sehen die Determination, welche die Eigenverantwortung der Individuen in demselben Maße einschränkt, wie die gesellschaftlichen Kontrollfunktionen schwinden. Letztere aber sind das Resultat kybernetischer Wechselwirkung zwischen allen Individuen, welche die Gesellschaft konstituieren. In diesem kybernetischen System sind wir Ärzte immer noch führende Figuren. Es handelt sich also darum, unsere Einsicht in die Triebkräfte des Systems zu stärken.

Literatur: Bahnson, C. B. (Hrsg.): Second conference on psychophysiological aspects of cancer. Ann. N. Y. Acad. Sci, 164, Art, 2 (1969); van Bolen, C.: Erotik des Orients. Teufen (Schweiz): Niggli u. Verkauf (o. J.); Ehe und Familiengründung Körperbehinderter. Arzt und Christ 13, H. 4 (1967); Ehring, F. u. H. Drepper: Der Entstellte, ein vergessener Patient. Jahrb. dtsch. Vereinig. Rehabil. Behinderter. Stuttgart: Thieme (1971); Ell, E.: Dynamische Sexualmoral. Zürich, Einsiedeln, Köln: Benzinger (1972); Erklärung der vatikanischen Glaubenskongregation. Zitiert n. FAZ v. 16. 1. 1976; Geistige Behinderung, Partnerschaft und Sexualität. Internat. Symposium Marburg, referiert in Sexualmedizin 5, 214 (1976); Gindorf, R.: Sexualität und Gesellschaft. Vorgänge 9, 439 (1970); Grill, S.: Graf Bobby und Baron Mucki. München: Heimeran (1940); Langen, D.: Referat auf d. Jahrestagung d. Deutschen Gesellschaft für Sozialmedizin, 1976. Stuttgart: Gentner (i. Dr.); Lehr, U.: Die Rolle der Mutter in der Sozialisation des Kindes. Darmstadt: Steinkopff (1974); Loeffler, L.: Probleme bei der Familiengründung Behinderter aus medizinischer Sicht. Jahrb. dtsch. Vereinig. Rehabilit. Behinderter. S. 71. Stuttgart: Thieme (1969/70); Mackensen, R. u. H. Wewer (Hrsg.): Dynamik der Bevölkerungsentwicklung. München: Hanser (1973); Morris, J.: Conundrum. Bericht von meiner Geschlechtsumwandlung. München, Zürich: Piper (1974); Miller, H.: Sexus. Reinbek: Rowohlt (1970); Plack, A.: Die Gesellschaft und das Böse. München: List (1970); Rahe, R. H.: Subjects recent life changes and their near-future illness susceptibility. Adv. Psychosom. Med. 8, 2 (1972); Reform des § 218. Zur Sache. Themen parlamentarischer Beratung. Stuttgart: Kohlhammer (1972); Schaefer, H.: Die physiologischen Grundlagen des Wollens und Handelns. In: A. Mergen (Hrsg.): Kriminologische Schriftenreihe. Bd. 54. Tagungsberichte 1969 u. 1970. Hamburg: Kriminalistik-Verlag (1971); Schaefer, H. (Hrsg.): Folgen der Zivilisation. Frankfurt: Umschau (1974); Schaefer, H.: Modelle sozialer Einwirkung auf den Menschen. In: M. Blohmke u. a. (Hrsg.): Handbuch der Sozialmedizin. Stuttgart: Enke. 1. Bd., S. 92 (1975); Schaefer, H.: Kind – Familie – Gesellschaft. Schriftenreihe Heidelberger Akad. Wiss. Berlin, Heidelberg, New York: Springer (1977); Schaefer, H. u. M. Blohmke: Sozialmedizin. 2. Aufl. Stuttgart: Thieme (i.Dr.); Scheuch, K. E.: Kein »Pillenknick«. Kinderarzt 8, 353 (1977); Schorsch, E.: Phänomenologie der Transsexualität. Sexualmedizin 3, 195 (1974); Sigusch, V.: Ergebnisse zur Sexualmedizin. Köln: Wissenschafts-Verlag (1972); Stellungnahme der katholischen Ärztearbeit Deutschlands zur Enzyklika „Humanae vitae" Papst Paul VI. v. 25. 4. 69. Bonn: Kath. Akadem. Vb. (1969); Waldron, I.: Why do women live longer than men? Soc. Sci. Med. 10. 349 (1976)

Diskussion

Leitung: F. Kubli, Heidelberg

Kubli: Lieber Herr *Schaefer,* ganz herzlichen Dank für Ihr ausgezeichnetes Referat. Wir bedauern es wirklich nicht, Sie zu Ihren Vortrag gebeten zu haben, Sie, der sich selbst einen Moralisten nennt, der mit naturwissenschaftlicher Denkweise und Beweisführung seine Ansichten darlegt. Von meiner Seite gibt es wenig Widerspruch zu Ihren Ausführungen. Ich könnte mir jedoch vorstellen, daß dies nicht für das gesamte Auditorium zutrifft. Deshalb möchte ich die Diskussion eröffnen.

N. N.: Ich habe in den letzten Kongreßberichten den Vortrag von Prof. *Sigusch* gelesen; durch den heutigen Vortrag fühle ich mich um 20 Jahre zurückversetzt. Ich bin nicht hergekommen, um meine Einstellung als konservativer Frauenarzt bestätigt zu bekommen, weshalb ich den Vortrag als schlechten Auftakt für den Kongreß halte. Ich glaube nicht, daß der Rückgang der Geburten durch diese amüsante Sexualität bedingt ist, da ja heute alle Möglichkeiten zur Verhinderung einer unerwünschten Schwangerschaft bestehen. Ich habe viele junge Patientinnen, die keine Kinder haben möchten wegen der politischen Entwicklung, wegen der ganzen sozialen und schulischen Probleme.

Schaefer: Wenn ich von mir als einem Moralisten gesprochen habe, so tue ich das Ihnen als Ärzte gegenüber. Einem Patienten gegenüber würde ich anders sprechen. Meine Rolle ist jedoch, heute nicht zu verharmlosen, sondern Ihnen zu sagen, wie schlecht es steht. Ich habe auch nicht sagen wollen, daß das Zeugungsverhalten eine Frage des Amusements sei. Ich habe dies wohl ein bißchen zu amüsant formuliert. Ich habe gesagt, das Zeugungsverhalten ist es, was tatsächlich den Pillenknick macht. Wegen der Zeitbeschränkung konnte ich nähere Begründungen hierzu nicht machen. Ich stimme Ihnen zu, daß es die gesellschaftlichen Grundbedingungen sind, die heute die Ehen zwingen, auf Kinder weitgehend zu verzichten, bzw. die Kinder als eine Belastung zu empfinden. Ich habe aber gesagt, daß es sehr schwer sein wird, junge Ehepaare wieder für Kinder zu motivieren, da dies gleichsam gegen das Amusement durchgesetzt werden muß. Als Physiologe sehe ich, daß das Amusement eine ungeheuer starke Kraft ist, und dies nicht nur in Hinblick auf die Generationsvorgänge, sondern auch auf sämtliche gesundheitserzieherischen Probleme. Alle Reparationsfaktoren, die man augenblicklich einführen könnte in die Gesundheitserziehung, sind nicht amüsant genug, um gegen das Amusement des Konsummißbrauchs ernsthaft zu konkurrieren. Wenn wir als Ärzte nicht konservativ sind in dem Sinne, daß wir die großen Werte und Ordnungsnotwendigkeiten der Welt einsehen, geht diese Welt zugrunde. Ich meine dies ungeheuer ernst. Ich halte überhaupt nichts von dem Herrn, den Sie eben zitiert haben, von dem das Zitat stammt, das ich gebracht habe. In dem *Sigusch*schen Buch steht sehr viel Sinnhaftes, aber eben auch

Fürchterliches. Es wird Herrn *Sigusch* nicht einmal klar, wie furchtbar das ist, was er sagt, wenn er die Konsequenzen nicht klar sieht, wenn er keine Alternativen entwickelt. Diese Alternativen sehen ganz anders aus, als der radikale Sozialismus es augenblicklich sagt.

Springer-Kremser, Wien: Als erstes würde ich Sie bitten zu definieren, was Sie unter sozialer Debilität verstehen, und als zweites haben Sie auch den Begriff Perversion verwendet, ohne ihn abzugrenzen. Wir Psychiater und Psychoanalytiker verstehen unter Perversion an sich etwas anderes. Deshalb können wir erst nach Ihrer Definition darüber diskutieren.

Schaefer: Debilis heißt schwach, soziale Debilität also die Entwicklung weiter Bevölkerungsschichten in einen Zustand hinein, der eine soziale Fortentwicklung gefährdet. Das Problem stellt sich besonders bei den sozial deklassierten Menschen, die z. B. extrem schlechte Bildungsbedingungen haben. Heutzutage wird ja in grotesker Form verlangt, daß die Eltern bei den Schularbeiten helfen. Gerade aber die sozial schwächsten Schichten können eine derartige Hilfe überhaupt nicht leisten, so daß diese Kinder immer stärker in den sozialen Abgrund hineingehen.

Springer-Kremser: Nach dieser Definition setzen Sie also soziale Debilität gleich mit dem, was man üblicherweise als Grundschicht bezeichnet. Ist das richtig?

Schaefer: Nein. Ich meine diejenigen Teile der Unterschicht, die in ein sozialgefährdetes Verhalten abgleiten, aus der sich ein erheblicher Teil der Kriminalität rekrutiert. Nun zum zweiten: Nomenklatur ist immer etwas sehr Schwieriges. In der Physiologie verstehen wir unter Perversion eine Umkehr, wie es das Wort *pervertere* sagt, die Umkehr eines Verhaltens, das offensichtlich in den genetischen Grundbedingungen der Individuen nicht angelegt ist.

Vogel, München: Es geht eigentlich weniger um die Nomenklatur der Perversion als darum, daß die Konflikte der Patienten nicht immer verstanden werden. Dies zeigt sich auch in der Balint-Gruppenarbeit. Ich finde es deshalb nicht gut, daß wir auf nomenklatorischen Fragen verharren. Mir war in Ihrem Vortrag ein bißchen zuviel Wissenschaftlichkeit und Moral drin und zuwenig Verstehen der Sexualität und ihrer Probleme. Ich meine, daß man nicht trennen kann in eine normale Sexualität und eine abnorme. Die Grenzen sind nie genau zu ziehen. Man kann auch nicht das eine von Ärzten und das andere von Soziologen erfassen lassen. Man sollte eine Zusammenarbeit beider Gruppen anstreben, um so auch einer Sprachverwirrung entgegenzuwirken.

Schaefer: Ich würde sagen, daß Herr *Vogel* genauso ein Moralist ist wie ich. Ich halte das auch nicht für falsch; andererseits fühle ich mich mißverstanden. Ich habe versucht klarzulegen, wie zwanghaft die Menschen handeln. Ich bin also – gerade weil ich ein Moralist bin – ein leidenschaftlicher Kritiker einer jeden moralischen Verurteilung des Menschen. Das bin ich, weil ich Physiologe bin. Man kann nicht auf der einen Seite Naturforscher sein und auf der anderen Seite gleichzeitig sagen: »Du bist aber ein ganz schlechter Mensch«; das verträgt sich nicht miteinander. Wenn man den Patienten gegenübersteht, kann man seine eigene Meinung nur dann völlig korrekt bilden, wenn man einen naturwissenschaftlichen Hintergrund hinter sich hat. Natürlich gehört sehr viel Psychologie in dieses partnerschaftliche Verhältnis, das ist ganz klar. Davon habe ich nicht gesprochen, da es meine Thematik überschreitet. Ich glaube, daß zwischen Ihrem und meinem Wollen kein wirklicher Widerspruch besteht.

Vogel: Ich gebe zu, daß ich ein Moralist bin. Das scheinen alle zu sein, die sich mit unserem Thema beschäftigen. Mir geht es aber darum, daß Sexualität nicht unbedingt mit der Geburtenrate zusammenhängt. Bis vor gar nicht langer Zeit haben die Leute gar nicht gewußt, daß ein Zusammenhang zwischen Lust und Kinderkriegen besteht. Nach meiner Ansicht gehen die bevölkerungspolitischen Aspekte am Problem der Sexualität und an der klinischen Forschung der Sexualität vorbei. Von der Physiologie her sind bestimmte Abläufe so und so definiert, aber in der Pathologie der Verhaltensweisen, in der Pathologie der Beziehungen, kann man das nicht so ohne weiteres sagen. Ich möchte nicht, daß hier Mißverständnisse aufkommen, daß die Sexualität mehr oder weniger beschönigt wird im Hinblick auf pathologische Formen wie Perversionen, Sexualkriminalität usw.

Schäfer: In den ersten Zeilen meines Vortrags habe ich gesagt, daß die Sexualität mit der Kindererzeugung nichts zu tun hat. Da sind wir einer Meinung. Andererseits sagt die Biologie mit aller Deutlichkeit, daß die Sexualität auf die Erzeugung von Nachkommenschaft ausgerichtet ist. Dies ist in der Entwicklungsgeschichte über die verschiedenen Stufen der Lebewesen bis zum Menschen hin zu verfolgen. Beim Menschen hat sich nun – und darin stimme ich mit Ihnen wieder vollkommen überein – die Sexualität vom Biologischen emanzipiert. Das war der Kerngedanke des ersten Kapitels meines Vortrages. Dadurch ist jedoch die Biologie des Sexuellen nicht ungültig geworden.

Rechenberger, Düsseldorf: Ich glaube, wir sollten keine Zensuren verteilen oder bestehen auf Richtig oder Falsch. Zum Sachlichen: m. E. ist der Vergleich der Gebärraten 1939 mit 1974 nicht zulässig. Aus vielerlei Gründen mußten die Eheschließungen 1939 unmittelbar zu Beginn des Krieges oder nach Ausbruch des Krieges ansteigen, so daß dies vorweggenommene Ziffern sind. Das gleiche trifft zu für den späterhin erwähnten Rentenberg. Der Rentenberg ist nicht deshalb entstanden, weil jetzt die Gebärfreudigkeit nachgelassen hat oder weil zu wenig Kinder geboren worden sind, sondern weil in unerlaubter Weise seinerzeit solche Kinder in die Welt gesetzt worden sind, und dies teilweise unter der Neurose, die wir heute zu behandeln haben. Man kann dies heute nicht umdrehen und sagen, es läge an dem Pillenknick.
Ich hätte gehofft, daß Sie bei Ihrem Thema auch eingegangen wären auf die verschiedenen Formen der Partnerbeziehung. Für einen Wissen-

schaftler ist es doch höchst interessant, daß bei Ablehnung der Ehe gleichzeitig die Jugendlichen langfristige Dauerbeziehungen wählen. Die Ein-Partner-Beziehung besteht auf 5, 6, 7 Jahre. Wie kommt das?

Schaefer: Sie haben recht, daß der Zeitpunkt 1939 für meine Statistik schlecht gewählt war. Einerseits kommen 1939 einige vorweggenommene Eheschließungen hinzu, andererseits sinken die Ziffern auch zuvor ständig etwas ab, so daß 1936 z. B. die Zahlen noch etwas höher sein dürften.
Zu Ihren Wünschen hinsichtlich Partnerbeziehung usw.: Ich hätte mir gewünscht, für diesen Vortrag mindestens die doppelte Zeit zur Verfügung zu haben. So habe ich mir sehr große Mühe gegeben, etwas zu sagen, von dem ich annahm, daß es die meisten hier im Saale interessiert.

Kronberg, Berlin: Was meinen Sie mit Ihrer Formulierung: »Der Mann als sexuelles Wesen und die Frau als soziales Wesen«?

Schaefer: Mit schlechtem Gewissen habe ich diese formelhafte Verdeutlichung eines an sich sehr viel komplexeren Zusammenhanges gebracht. Meine Lebenserfahrung geht dahin, daß die Frauen sehr viel stärker die sozialen Bedingungen der Existenz betonen. Ich meine damit die Sicherheit in der Familie, die existentielle Grundlage im Finanziellen und Beruflichen usw., während der Mann sehr viel leichter bereit ist, über das alles hinwegzuspringen und einer sexuellen Leidenschaft auch einmal ohne Rücksicht auf die sozialen Bedingungen nachzugehen. Das unterschiedliche Verhalten von Mann und Frau kann man auch daran sehen, wie wenig aggressiv Frauen sind, wieviel mehr Männer aggressiv sind usw.

Richter, München: Gestern wurde erwähnt, daß Heidelberg ein Ort der Spannung zwischen Tradition und Fortschritt ist. In dem heutigen Vortrag wurde in hervorragender Weise zum Ausdruck gebracht, wie die Sexualität des Menschen sich abspielt zwischen der Libertinage des Sexus und den Notwendigkeiten der Gesellschaft. Ich halte dies für eine ausgezeichnete Einführung in den Kongreß. Unabhängig von Begriffen und Definitionen zeigen uns diese Ausführungen, daß alles begründet ist in diesem Gegensatz zwischen der Individualität einerseits und den Belangen der Allgemeinheit andererseits bzw. zwischen Sex und Gesellschaft. Dafür müssen wir Ihnen besonders danken.

Conrad, München: Da die Veranstalter und Organisatoren angesprochen sind: Es ist nicht die Aufgabe eines Veranstalters, eine bestimmte Meinung zu verkünden. Wir sehen unsere Aufgabe darin, ein Forum zu geben, auf dem alle Meinungen aufeinanderprallen. Ein Festredner ist auch nicht das Sprachrohr der Veranstalter; er soll seine eigene Meinung äußern. Das muß nicht die Meinung aller sein. Ich halte es für ein gutes Zeichen für den weiteren Fortgang unserer Tagung, daß bereits der Festvortrag so heftig diskutiert wird. Ich bedanke mich im Namen der Veranstalter.
Kubli: Ich glaube, das war das richtige Schlußwort zu dieser Diskussion.

Geschlechtsidentität bei Transsexuellen

W. Eicher, München
V. Herms, Heidelberg

Geschlechtsidentität ist ein sich entwickelnder Bewußtseinsinhalt, der von biologischen Faktoren, Geschlechtszuweisung, Erziehung, Umwelteinflüssen und späterer Übernahme von geschlechtsspezifischen Funktionen und Verhaltensweisen determiniert wird. Das bei der Geburt durch äußere Inspektion der Genitalien festgestellte Geschlecht ist relativ umformbar und wird erst in den folgenden Jahren der Entwicklung durch Auseinandersetzung mit Bezugspersonen in Lernprozessen gefestigt und kristallisiert sich als Geschlechtsidentität heraus. Mit der Bezeichnung Geschlechtsrolle werden äußere männliche oder weibliche Verhaltensweisen erfaßt. Hierbei handelt es sich um Stereotypien, die biologisch angelegt sind und durch die Sozialisation des Individuums von seiner Umwelt verstärkt werden. Bei dem inneren Gefühl und der inneren Gewißheit, Mann oder Frau zu sein, handelt es sich um eine innere Erfahrung im Sinn einer Selbstwahrnehmung, die jedoch noch mehr darstellt als das Ergebnis einer Übernahme der Rolle von außen. Am Anfang wird die potentiell bisexuelle Anlage durch Androgeneinwirkung auf eine männliche Bahn gelenkt. Androgene differenzieren intrauterin beim Feten verschiedene Hirnareale, insbesondere den Hypothalamus, zu späterem männlichen Verhalten. Selbst bei phänotypisch weiblichen Individuen läßt sich eine solche evtl. erfolgte intrauterine Androgeneinwirkung im späteren Verhalten nachweisen. Bei fehlender Androgeneinwirkung erfolgt eine weibliche Differenzierung, die später durch die Entwicklung des zyklischen Sexualzentrums der Frau gekennzeichnet ist. Eine weibliche Geschlechtsidentität kann jedoch auch ohne dieses zyklische Geschehen erreicht werden, besonders wenn dies durch die postnatalen Umwelteinflüsse gefördert wird.

So werden in unserer Gesellschaft heute folgende Stereotypen als geschlechtsspezifisch vermittelt (*Kühn* et al., 1974):
für *männliches Verhalten* – Dominanz, Aktivität, Aggressivität, Durchsetzungsvermögen,
für *weibliches Verhalten* – Unterordnung, Passivität, Anpassung, Zurückhaltung.

So beobachtete man bei Eltern, daß sie aggressives Verhalten bei ihren Töchtern weniger dulden als bei ihren Söhnen. Die Töchter wurden häufiger nach festen Zeitplänen ernährt und somit etwaige Eigenwilligkeiten des Kindes »bestraft«, während Mütter von Söhnen eher die Methode des »Free demand feeding« anwandten und damit die Eigenwilligkeit verstärkten (*Sears* et al., 1957).

Die postnatale Differenzierung der Geschlechtsidentität in männlich und weiblich erfolgt nach zwei Prinzipien: Einmal erfolgt eine Identifikation mit der Person desselben Geschlechts. Zum zweiten findet eine Komplementierung mit der Person des anderen Geschlechts statt. Dies ist ein Vorgang der Prägung.

Die Geschlechtsentwicklung kann morphologisch fehlerhaft verlaufen, wie wir das bei den Krankheitsbildern der Intersexualität (Chromosomenaberrationen, testikuläre Feminisierung, Fehlbildungssyndrome der Müllerschen Gänge oder Hermaphroditen) kennen. Auf der anderen Seite kennen wir eine phänotypisch und morphologisch einwandfreie Geschlechtsdifferenzierung bei seelisch fehlerhafter Entwicklung, also psychische Intersexualität, und bei kompletter und dauerhafter Transposition Transsexualität. Beim Transsexuellen ist die Geschlechtsidentität nicht passager, sondern dauerhaft, also lebenslang oder bis zur endokrinologisch-chirurgischen Angleichung diskordant mit dem phänotypischen Erscheinungsbild. Es gibt morphologisch männlich, psychisch weiblich geprägte Transsexuelle und morphologisch weiblich, psychisch männlich geprägte Transsexuelle.

Neben den wahrscheinlichen hormonellen intrauterinen und

postnatalen hormonellen Faktoren (*Money:* Adamprinzip) spielen die infrafamiliäre Situation, die Elternbeziehung, die psychosoziale Dynamik in der Entwicklung der Transsexualität eine wichtige Rolle. So konnte *Stoller* (1969, 1972) zeigen, daß sich beim männlichen Transsexuellen der Kontakt zur Mutter häufig durch eine symbiotische Beziehung über Jahre auszeichnete, wobei die Mutter selbst oft Unsicherheit in ihrer weiblichen Rolle und bisexuelle oder transsexuelle Tendenz aufwies, dominierend war und das Kind mit Überängstlichkeit behütete. Die Väter waren während der ersten Lebensjahre des Transsexuellen selten zu Hause, passiv oder verweiblicht, die Ehe war gespannt oder geschieden. Bei den meisten Transsexuellen läßt sich die Präferenz für das andere Geschlecht bis in die frühesten Lebensjahre zurückverfolgen. Dies zeigt sich im offenen oder auch versteckten Tragen von Kleidungsstücken des anderen Geschlechts, im Spielverhalten (einerseits Puppen, Handarbeit oder andererseits Räuberspiele und Fußball), in sozialer Kommunikation mit aggressiver oder friedlicher Tendenz und später in der Berufswahl sowie in den sexuellen Beziehungen.

Ein Vergleich

Wir haben 20 Patienten untersucht, davon zwölf körperlich männliche, psychisch weiblich geprägte Transsexuelle und acht körperlich weiblich, psychisch männlich geprägte Transsexuelle. Davon sind inzwischen sieben körperlich männliche und vier körperlich weibliche Transsexuelle operiert. Das Durchschnittsalter der ersten Gruppe lag bei 28,75 (zwischen 19 und 53) Jahren, der zweiten Gruppe bei 28,25 (21 bis 29) Jahren. Die Ratio körperlich männlich zu körperlich weiblich wird zwischen 8:1 (*Benjamin*, 1966) und 2:1 (*Randell*, 1959) angegeben. Das Durchschnittsalter am Johns-Hopkins-Hospital liegt bei 25 Jahren (*Hoopes* et al, 1968).

Einige Beispiele

Die Möglichkeit zur Identifikation und Komplementierung mit den Eltern war bei 16 unserer 20 Patienten schwerst gestört. Nur für vier Fälle war eine zumindest äußerlich intakte Familienmatrix nachweisbar, bei 13 fehlten entweder der Vater oder die Mutter oder beide Eltern.

Der körperlich männliche,
psychologisch weiblich geprägte Transsexuelle
Der Mutter des heute 53jährigen war im Alter von drei Jahren der Vater weggelaufen, er wurde mit seinem 1 Jahr jüngeren Bruder von der arbeitenden Mutter tagsüber alleingelassen. Er sei machtlos gegenüber dem Aggressionstrieb des jüngeren Bruders gewesen, der ihn terrorisiert habe. Elfjährig wurde er gemeinsam mit dem Bruder ins Waisenhaus gebracht, damit die Mutter wieder heiraten konnte. Dort sei er das »Mädle« genannt worden. Im Alter von 13 bis 14 Jahren habe er versucht, sich den Penis und Hoden mit einem Faden abzubinden. Im Krieg war er zur Marine gekommen, hatte sich dort vor Kommandos gedrückt und nie geschossen. Er erinnerte sich, einmal einen homosexuellen Offizier rausgeschmissen zu haben. (Homosexuelle Kontakte werden von Transsexuellen meist strikt abgelehnt.) Auf Anraten eines Psychiaters nahm er Kontakt mit einem Homosexuellen auf. Das Erlebnis sei für ihn fürchterlich gewesen, so etwas möchte er nie mehr erleben.
Der Patient masturbierte täglich, teils nackt, teils in Frauenkleidern, und stellte sich dabei vor, ein weibliches Genitale zu haben, daß die Geschlechtsorgane nach innen gekehrt seien und ein Mann mit einer behaarten Brust über ihm liege. Aufgrund des Einflusses seiner Mutter, nach der er sich immer sehnte, die ihn aber ins Waisenhaus »ausgesetzt« habe, heiratete er nach dem Krieg eine Frau. Beim Geschlechtsverkehr suchte er immer die weibliche Rolle, legte sich sogar weibliche Kleidung, z. B. einen Unterrock, zu, und kam nach eigenem Bekunden nie zum Samenerguß. Seine Frau lief ihm dann auch davon. Wir haben ihn im Alter von 53 Jahren operiert.

Ein 38jähriger Patient hätte als drittes Kind ein Mädchen werden sollen, da die beiden anderen Geschwister Brüder waren. Der Vater war am Ende der Schwangerschaft im Krieg gefallen. Die Mutter hatte ihn wie ein Mädchen erzogen. Dieser Patient versuchte mehrmals, sich durch Aufschneiden der Pulsadern umzubringen. Einmal wurde er von der Polizei vom Geländer einer Brücke runtergeholt. Man hatte ihm aufgrund seines ausgesprochen männlichen Habitus bis dahin die Operation verweigert.

Ein heute 19jähriger Patient hat Bilder, auf denen er im Alter von drei Jahren mt Petticoat und Stöckelabsatz-Schuhen verkleidet ist. Der Vater war Trinker, die Mutter ließ sich scheiden und arbeitete als Putzfrau. Die beiden kleineren Geschwister wurden während der Abwesenheit der Mutter von frühester

Kindheit an von dem Patienten versorgt. Er habe die Verantwortung voll getragen und sie aufgezogen. Die Wohnung wurde von ihm saubergehalten, er kochte und beschäftigte sich lieber mit dem Haushalt als in die Schule zu gehen. In Abwesenheit der Mutter trug er deren Kleider und schminkte sich. Er wird heute von seinen Geschwistern mit Mädchennamen gerufen, kleidet sich weiblich und ist entsprechend geschminkt und parfümiert. Mit einem Spezialslip drückt er die Hoden und den Penis in die Form einer Schamspalte; seine Stimme wirkt rauchig und hat einen weiblichen Tonfall.

Bei einer 29jährigen Patientin besteht heute nach der endokrinologisch-chirurgischen körperlichen Angleichung ein ausgesprochen weiblicher Habitus, weibliche Stimme und Gestik. Die Mutter habe immer ein sehr inniges Verhältnis zu ihm gehabt und sei sehr stolz auf ihren schönen Jungen mit seinem süßen Gesicht gewesen, er sei von ihr irrsinnig schick angezogen worden und wie aus dem Modejournal geschnitten gewesen. In der Schule wurde er Baby genannt. Er spielte nie Fußball, war im Turnen schlecht und drückte sich vom Sport. Der Vater habe ihn immer zum Fußball und Pferderennen nehmen wollen, er sei aber lieber mit der Mutter Nylonstrümpfe einkaufen gegangen. Die ersten sexuellen Kontakte im Alter von 15 Jahren bestanden im Analkoitus mit Männern, der zuerst Schmerzen bereitete, dann aber schnell mit Lust verbunden gewesen sei. Das kosmetische Ergebnis der Operation ist ausgezeichnet. Die Patientin hat eine feste Partnerschaft, ein starkes sexuelles Verlangen und kommt bei der Kohabitation in der neuen Scheide regelmäßig zum Orgasmus. Ihr Freund weiß nicht, daß sie transsexuell war.

Ein heute 22jähriger wollte ein Mädchen sein, seitdem er zurückdenken kann. Dies führte zu großen Auseinandersetzungen mit dem Vater, der ihm vorwarf, homosexuell zu sein. Er wollte ihn »zum Mann machen«, indem er ihn zwingen wollte, Polizist oder Soldat zu werden. Dies führte zu einer unerträglichen Zuspitzung und schließlich zur Trennung vom Zuhause. Bei der Ipsation stellt sich der Patient vor, als Frau mit einem Mann zu verkehren. Sexuelle Beziehungen mit normalen Männern wurden aufgenommen, sind jedoch daran zerbrochen, daß er seinen Partner nicht weiter hinhalten konnte. Von heterosexuellen Männern würde er beim Tanz erregt, Homosexuelle ließen ihn kalt. Bei einem Kohabitationsversuch mit einem Transvestiten fühlte er sich angeekelt. Er hasse das tuntenhafte Benehmen dieser Leute. Ein Teil des Geldes für die Operation habe er sich durch die Prostitution verdient. Hierbei praktizierte er Fellatio. Diese Art, zu Geld zu kommen, haben wir noch bei zwei weiteren Transsexuellen beobachtet.

Anders als bei den meist körperlich männlichen, psychisch weiblich geprägten Transsexuellen, die im allgemeinen nach sexuellen Beziehungen mit heterosexuellen Männern streben, gibt es selten auch Fälle, in denen sich der Transsexuelle in einem falschen Körper als lesbische Frau fühlt, also sexuelle Kontakte mit lesbischen Frauen anstrebt. Die Frequenz dürfte niedriger liegen als allgemein der Lesbianismus bezogen auf die Transsexualität, da die Verhältnisse doppelt kompliziert liegen und ein lesbischer Transsexueller ohne die körperliche Korrektur wesentlich schwieriger das Vertrauen lesbischer Frauen findet, da er ja noch einen Penis hat:
Ein heute 27jähriger Patient lebte in der frühen Kindheit bei seiner geschiedenen Mutter. Auf Betreiben des Vaters wurde er offenbar aufgrund schon damals weiblicher Verhaltensweisen von der Mutter weggenommen und in der Bruder-Familie des geschiedenen Vaters aufgezogen. Diese hatte den Auftrag, ihn in seiner männlichen Rolle zu unterstützen, ihm Härte und Lebenstüchtigkeit beizubringen. Man befahl ihm z. B., ein auseinandergebautes Fahrrad wieder zusammenzusetzen, was ihm nicht gelang. Dadurch wurde seine Aversion gegen die Technik noch verstärkt. Er bevorzugte hingegen klischeehafte weibliche Tätigkeiten wie Einkaufen, Kochen und Putzen, fühlte sich auch immer zu den Frauen der Familie hingezogen. Im Alter von 21 Jahren versuchte er über vier Jahre, mit einer Frau zusammen zu leben, welche er sehr geliebt hat. In dieser Beziehung arbeitete sie im Büro und er führte den Haushalt. Er hat sich jedoch immer als lesbische Frau gesehen, deshalb ging die Partnerschaft schließlich auseinander, weil sie einen Mann erwartete. Männer sind ihm komplett gleichgültig. Nach der operativen Angleichung an das weibliche Geschlecht strebt er ein Zusammenleben mit einer lesbischen Frau an.

Der körperlich weibliche,
psychologisch männlich geprägte Transsexuelle
Eine heute 49jährige Patientin war bei ihrem Vater, einem Internisten, aufgewachsen. Die Mutter hatte sie nie kennengelernt, da sich die Eltern nach der Geburt scheiden ließen. Zur Großmutter väterlicherseits entstand eine starke Bindung. Die Patientin hat sich schon im Alter von fünf Jahren »anders« gefühlt. Damals habe sie in der Praxistoilette gesehen, wie die Putzfrau ihren Jungen urinieren ließ. Es sei ein Penisneid entstanden,

danach habe sie sich zu Weihnachten einen Penis gewünscht, und es habe sich ein Phallusphantomgefühl entwickelt. Sie hat nie mit Puppen gespielt, sondern nur mit Indianern, Trappern und Zinnsoldaten sowie mit einem französischen Karabiner ihres Vaters. Übers Bett hängte sie sich ein polnisches Seitengewehr. Sie studierte Naturwissenschaften und schloß das Studium mit Examen ab. Sie kleidet sich männlich, hat eine männliche Frisur und strebt die Operation an.

Die 27jährige Tochter eines Gynäkologen kleidet sich als Knabe. Sie wurde inzwischen operiert. Sie erinnert sich daran, daß sie schon im Alter von fünf Jahren ein Mädchen in den Keller lockte und sie dort umarmte. Seitdem sie denken kann, habe sie Hosen getragen. Seit drei Jahren hatte sie eine feste Freundin und band sich beim Koitus eine Kunststoffprothese um. Sexuelle Kontakte mit Männern kennt sie nicht. Die Brustentwicklung störte die Patientin ungemein. Sie litt unter dauernden Beschwerden und war wegen »Knoten in der Brust« in dauernder Behandlung. Die Beschwerden waren psychosomatischer Natur.

Eine weitere Patientin wollte Fahrschullehrer und dann Elektriker werden, erhielt aber wegen des weiblichen Vornamens vom Arbeitsamt keine Lehrstelle. Sexuelle Beziehungen, wie sie im übrigen von 80 % unserer Patienten gesucht und teilrealisiert wurden, bestanden mit einer Frau, die sich jedoch wieder trennte, da sie keinen Penis aufzuweisen hatte. In Träumen kohabitiert sie mit Frauen und hat die Vorstellung, einen Penis zu haben. Wenn in der Literatur darauf hingewiesen wird, daß die Libido der Transsexuellen schwach ausgeprägt ist oder wenig Interesse bestünde, sexuelle Beziehungen zu realisieren, so können wir dies bei den von uns gesehenen Patienten nicht bestätigen.

Eine 27jährige, inzwischen an das männliche Geschlecht körperlich recht befriedigend Angeglichene hatte im Alter von sechs bis sieben Jahren ein Penisneiderlebnis. Von da an spielte sie nur noch mit Jungen und trug vorwiegend Lederhosen mit Latz. Geschlechtsverkehr mit Männern lehnte sie ab. Sie hat jedoch eine starke Bindung zu einer Freundin. Da sie primär von ihrem Habitus her recht weiblich wirkte, waren Schwierigkeiten in der Begutachtung aufgetreten. In einem verzweifelten Brief schilderte sie die sexuelle Beziehung zu ihrer Freundin, um zu beweisen, daß ihr Verhältnis nicht als lesbisch angesehen werden könnte:
»Ich fühlte mich völlig als Mann, auch ihr gegenüber, und sie

sah mich auch als Mann an. So war auch unser sexuelles Verhältnis geprägt von den Wünschen, Trieben und Handlungen, die Mann und Frau voneinander erwarten. Es war nicht so, daß mir schon ihr Anblick Befriedigung verschafft hätte oder die Zärtlichkeit, die ich gab; das war nur ein Teil. Wie jeder andere Mann hatte ich das Verlangen, in sie einzudringen, sie hatte das Verlangen, mich in sich aufzunehmen, und so taten wir auch. Anstelle eines Penis war es halt die Hand. Meine körperlichen Funktionen waren dabei eindeutig männlich: Ich kam meist sehr schnell zum Höhepunkt, nach dem mich rasch alle Energien verließen (es reichte nie zu einem weiteren Orgasmus), während meine Freundin oft mehrere Höhepunkte hintereinander hatte, aber immer erst nach mir. (Eine Hand erschlafft eben auch nach dem Höhepunkt nicht.)«

Eine andere 29jährige Patientin spielte die männliche Rolle, indem sie Gegenstände in die Scheide ihrer Freundin einführte. Sie selbst jedoch verabscheute solche Stimulation, sie akzeptierte lediglich das Reiben an ihrer Klitoris. Sie lebte seit sieben Jahren mit ihrer Partnerin zusammen. Sie war wegen Trunksucht und krimineller Delikte (Diebstahl) in jugendpsychiatrischer Behandlung. Nach Alkoholgenuß wurde sie zweimal geschwängert. Die Verhältnisse, aus denen sie stammte, waren asozial.

Konflikte mit dem Gesetz hatten lediglich zwei der 20 Patienten. Kleinere Delikte sind häufig auch aus der sozialen Not und finanziellen Schwierigkeiten der Transsexuellen erklärbar. Bei polizeilichen Kontrollen werden sie von der Polizei und ihrer Umwelt häufig mißhandelt, die Übernahme der Kosten einer adäquaten Behandlung wird von einigen Kassen gelegentlich abgelehnt, so daß mancher Transsexuelle jede Gelegenheit, zu Geld zu kommen, ergreift.

Unsere Patientin war nach der Volksschule als Tankwart und Pächter einer Gaststätte tätig. Bei der letzten Tätigkeit wurde sie auch immer wieder in Schlägereien verwickelt, was ihre aggressive Grundtendenz unterstreicht. Als Kind hatte sie sich immer jüngere Kinder herausgesucht, damit sie eine führende Rolle spielen und kommandieren konnte. Ihren Vater hatte sie im ersten Lebensjahr verloren. Von der Mutter wurde sie alleingelassen, da sie arbeiten ging. Das Essen kochte sie sich von frühester Kindheit an selbst. So wurde sie zu Selbständigkeit und kämpferischem Verhalten durch die Umstände von frühester Kindheit an gezwungen. Elfjährig wurde sie von ihrem

Stiefvater sexuell mißbraucht. Ein solches Ereignis finden wir auch bei einer anderen 25jährigen Transsexuellen, die von uns operiert wurde. Im Alter von 16 Jahren wurde diese von ihrem Vater »überrumpelt«.

Eine 21jährige, sich männlich gebende und männlich kleidende Patientin war unehelich auf die Welt gekommen. Dieser Schande wegen verließen die Mutter und die Großeltern ihre Heimatstadt. Zur schwachen Mutter, die ihre Tochter als soziale Diffamierung ansah, war keine Möglichkeit einer positiven Identifikation. Die zentral geliebte Person, welcher fleißig nachgeeifert wurde, war der Großvater, der als stellvertretender Bankdirektor beruflich und auch familiär angesehen war. Die Mutter heiratete später, der Stiefvater war Trinker. Nach dem Tod des Großvaters hat die Patientin die Führungsposition in der Familie übernommen, auch die Funktion des Stiefvaters. Sie hat die Rechnungen bezahlt, Geschäfte mit den Behörden erledigt und zwei Halbbrüder in die Schule gebracht und aufgezogen, da die Mutter arbeitete. Seit dem vierten Lebensjahr wollte sie immer ein »kleiner Opa« sein, mit Hosen und Spazierstock. Sie hat sich deshalb graue Kordhosen mit Latz gewünscht und diese auch bekommen. Die Patientin hat drei Partnerschaften gehabt, die letzte dauert an. Sie spielt eine männliche Rolle und trägt eine Doppelpenisprothese. Sie wird durch den Orgasmus der Partnerin befriedigt. Sie selbst ergreift die Initiative und ist der aktive Teil.

Irreversible Identität

Zusammenfassend können wir sagen, daß das Gefühl, dem anderen Geschlecht anzugehören, in einem falschen Körper zu leben, sich schon bis in die frühe Kindheit zurückverfolgen läßt. Versuche von seiten der Erzieher, dem Körper entsprechende geschlechtsspezifische, stereotype Verhaltensweisen zu verstärken, werden immer wieder beobachtet, schlagen jedoch fehl, da auch in der überwältigenden Mehrzahl der Fälle keine intakte Familienmatrix vorhanden ist. Ein Elternteil, meist der Vater, fehlt. Es entstehen häufig symbiotische Beziehungen zu der schon primär in ihrer Geschlechtsrolle erschütterten Mutter oder Ersatzperson. Eine positive Identifikationsmöglichkeit fehlt dann aufgrund des meist schwerst geschädigten oder fehlenden gleichgeschlechtlichen Elternteils; häufiger noch ist eine Komplementierung mit dem andersgeschlechtlichen Elternteil

nicht möglich. Die kindlichen Spiele entsprechen fast immer schon dem stereotypen Spielverhalten des anderen Geschlechts, in späterem Alter auch die häuslichen Tätigkeiten. Dies trifft auch für aggressives Verhalten zu. Die Menarche und Thelarche werden häufig mit Unglücksgefühl erlebt. Selbstverstümmelungsversuche, wie Abbinden der Genitalien mit einer Schnur, werden beobachtet. Der Wunsch zur Operation stellt sich meist nach Lektüre über Transsexuelle ein.
Sexuelle Beziehungen mit dem anderen Geschlecht, welches dem eigenen Körperbild entspricht, sind fast immer nachweisbar, in beiden Fällen werden bis zur endokrinologisch-chirurgischen Angleichung Ersatzhandlungen gefunden. Im allgemeinen werden sexuelle Handlungen mit körperlich gleichgeschlechtlichen Homosexuellen strikt abgelehnt, selten sind jedoch auch Kontakte mit Homosexuellen aus der Anamnese eruierbar. Eine doppelte Transposition der Geschlechtsidentität ist ebenfalls möglich, d. h. ein körperlich männlich Transsexueller, der sich als lesbische Frau empfindet und den Kontakt mit lesbischen Frauen sucht. In der Regel werden stereotype sexuelle Verhaltensmuster der gelebten Geschlechtsidentität praktiziert. Partnerschaften über viele Jahre können beobachtet werden. So lebt einer unserer Patienten nach der kosmetischen Angleichung jetzt als Mann, ist aufgrund eines behördlichen Versehens verheiratet und hat ein adoptiertes Kind. In der Berufswahl versuchen besonders körperlich weibliche Transsexuelle einen männlichen Beruf zu ergreifen, indem sie Tankwart, Fahrlehrer, Elektriker werden wollen oder Mathematik und Physik studieren.
Psychiatrische oder psychotherapeutische Behandlungen oder dem Körperbild entsprechende Hormonbehandlung werden in der Anamnese gefunden. Sie waren in allen Fällen erfolglos und stellten für die Patienten eine Qual dar. Sie können sogar zum Suizidversuch treiben, wie wir das in zwei Fällen beobachtet haben. Die Suizidalität ist durchaus ernst zu nehmen. In einigen Fällen haben die Transsexuellen damit erreicht, daß man ihnen gegengeschlechtliche Hormone gab. Auch die Entscheidung zur Operation dürfte dadurch günstig beeinflußt worden sein.
Wichtig ist die Abgrenzung der Transsexuellen vom Transvestizismus. Das Transvestieren ist ein passageres Gelegenheitsverhalten mit einem darstellerischen und verstellenden Effekt. Dabei besteht keine wirklich weibliche, sondern eine männlich homosexuelle Identität. Hiervon wird noch der Transvestizismus als Verkleidungsfetischismus unterschieden, bei dem die weibliche Kleidung als Fetisch dient. Mit der Entspannung

durch den Orgasmus erlischt vorübergehend jegliches Interesse an der weiblichen Kleidung.
Beim Transsexuellen besteht eine irreversibel transponierte Geschlechtsidentität. Als Therapie bietet sich nur die kompromißhafte endokrinologisch-chirurgische Angleichung an die definitive Geschlechtsidentität.

Literatur: Benjamin, H.: The Transsexual Phenomenon. New York: The Julian Press (1966); Eicher, W.: Geschlechtsidentität und psychosoziale Aspekte bei fehlender Geschlechtsidentität. Gynäkologe 9, 39–46 (1976); –: Die sexuelle Erlebnisfähigkeit und die Sexualstörungen der Frau. 2. Aufl. Stuttgart: Fischer (1977); Green, R. u. J. Money (Hrsg.): Transsexualism and sex reassignment. Baltimore: Johns Hopkins Press (1969); Hoopes, J. E., N. J. Knorr u. R. Wolf: Transsexualism: Considerations Regarding Sexual Reassignment. J. Nerv. Mental Dis. 147, 510–516 (1968); Kühn, H. et al.: Die Entwicklung der psychischen Geschlechtsidentität durch psychosoziale Einflüsse. Dtsch.med. Wschr. 99, 2183 (1974); Money, J.: Differentiation of gender identity. Intern. Kongr. f. med. Sexologie, Paris, Juli 1974; Randell, J.: Transvestism and Transsexualism. Br. Med. J. 2, 1448–1452 (1959); Sears, R. R., E. E. MacCoby u. H. Levin: Patterns of child rearing. Evanston, Ill.: Row, Peterson (1957); Stoller, R. J.: Parental Influences in Male Transsexualism. In: Green, R. u. J. Money: Transsexualism and sex reassignment. Baltimore: Johns Hopkins Press (1969); –: Etiological factors in female transsexualism: A first approximation. Arch. Sex. Behavior 2, 47 (1972)

Psychologische, soziale und juristische Probleme beim Transsexualismus

G. Kockott, München

Lassen Sie mich zunächst noch einmal auf die diagnostische Abgrenzung der Transsexualität eingehen: Der wesentliche Grundzug der Transsexualität ist die vollständige psychische Identifikation mit dem Gegengeschlecht. Biologische Männer fühlen sich als Frau, biologische Frauen als Männer. Transsexuelle haben das Gefühl, irrtümlich im falschen Körper zu leben. Sie wünschen sich die sog. Geschlechtsumwandlungsoperation, die man besser eine kosmetische Anpassung nennen sollte, und eine Namens- und Personenstandsänderung. Die männlichen Transsexuellen wollen nicht nur weibliche Kleidung tragen, sondern den sozialen Status einer Frau führen, als Frau anerkannt sein. Umgekehrt wünschen sich die weiblichen Transsexuellen die Beseitigung der weiblichen Attribute und die Anerkennung in der männlichen Rolle. Im Vergleich zu den männlichen Transsexuellen haben sie es etwas leichter, mit Kompromißlösungen zurechtzukommen, da in unserer Gesellschaft der weibliche Geschlechtsrollentyp nicht so eingeengt ist wie der männliche: Frauen – relativ männlich gekleidet – fallen nicht auf, Männer – relativ weiblich gekleidet – erregen Anstoß. Die Transsexualität ist also keine sexuelle Deviation, sondern ein Auseinanderklaffen von psychischer und körperlicher Geschlechtsidentität.
Nicht immer, wenn eine Neigung besteht, die Kleidung des Gegengeschlechts zu tragen, ist dies Ausdruck einer Transse-

xualität. Diese Neigung finden wir auch bei der Homosexualität und beim Transvestitismus.
Bei der Homosexualität dient diese Tendenz dem Wunsch, einen männlich aktiven Partner zu finden. Die Homosexualität wird bejaht, die Sexualität spielt eine große Rolle.
Der Transvestitismus steht dem Kleiderfetischismus nahe. Das Anlegen der weiblichen Kleidung führt zu einer starken sexuellen Erregung. Transvestiten betrachten sich gern selbst vor dem Spiegel, werden dadurch sexuell erregt, es kommt zur Masturbation mit Orgasmus und zu einem vorübergehenden Erlöschen des transvestitischen Dranges. Sie sind häufig heterosexuell orientiert; wieder spielt die Sexualität eine große Rolle.
Übergänge vom homosexuellen und transvestitischen Verhalten zur Transsexualität kommen vor. Die Abgrenzung ist nicht absolut scharf möglich. In der Regel spielt jedoch bei der Transsexualität der Sexualbereich eine geringere Rolle, dagegen gewinnt der Wunsch nach einer kosmetischen Anpassungsoperation zentrale Bedeutung. Zur Zeit scheint dieser Wunsch noch immer bestes differentialdiagnostisches Merkmal zu sein.

Ätiologie

Die Ätiologie wurde bereits von Herrn *Eicher* besprochen. Lassen Sie mich noch einen Gesichtspunkt ergänzen: Für eine ungestörte Festlegung der Geschlechtsrollenidentifikation dürfte die Intaktheit einer sogenannten zentral-nervösen Sexualsteuerung von großer Bedeutung sein. Hierbei könnte der Temporallappen eine besondere Aufgabe haben. In einer Untersuchung an 28 Transsexuellen konnten wir feststellen, daß ein Drittel dieser Transsexuellen pathologische EEG-Befunde aufwies, meistens mit temporal gelegenen Veränderungen. Dieser Prozentsatz ist signifikant höher als in der Durchschnittsbevölkerung und bei anderen psychischen Auffälligkeiten.
Insgesamt gibt es zwar keine voll überzeugende ätiologische Erklärung der Transsexualität, am ehesten ist jedoch anzunehmen, daß bei Transsexuellen durch pränatale genetische und/oder hormonale Einflüsse eine Uneindeutigkeit der Geschlechtsdifferenzierung bei Geburt besteht. Kommen nun noch Umwelteinflüsse nach der Geburt hinzu, die diese Unsicherheit verstärken, so kann sich eine Transsexualität entwickeln. Der Beginn dieser Entwicklung läge somit pränatal. Sie tritt krisenhaft in den Vordergrund während der Pubertät, weil jetzt die Diskrepanz zwischen dem somatischen Geschlecht und der psychischen Geschlechtsidentität deutlich zutage tritt.

Lebensgeschichte und soziale Situation

In unserer Gruppe von 28 Transsexuellen war keine Tendenz zu einer bestimmten Familienkonstellation zu erkennen. Die überwiegende Mehrzahl der männlichen Transsexuellen (15 von 18) war zu Hause aufgewachsen, zum Teil mit, zum Teil ohne Vater. Fast alle Transsexuellen hatten Geschwister, und ihre Stellung in der Geschwisterreihe war völlig uneinheitlich. Auffällig aber war bereits, daß zwölf der 18 männlichen Transsexuellen frühneurotische Zeichen angaben oder sich als Einzelgänger schon seit der Kindheit bezeichneten. Drei der sieben weiblichen Transsexuellen machten die gleichen Angaben. Fast alle Transsexuellen (18 von 21) konnten sich nicht erinnern, jemals gehört oder erlebt zu haben, daß ihre Eltern sich ein Kind des Gegengeschlechts gewünscht hätten. Das traf nur bei einem Patienten sicher und bei einem zweiten fraglich zu. Eine dritte Patientin gab an, ihre Mutter habe sich einen Jungen gewünscht, ihr Vater ein Mädchen. Vier Transsexuelle waren ohne Eltern aufgewachsen. Alle Personen, mit einer Ausnahme (seine Angaben sind sehr fragwürdig), gaben an, ihre transsexuellen Wünsche hätten während der Pubertät oder während der Kindheit begonnen und sich deutlich während der Pubertät verstärkt. Elf Personen hatten geheiratet und gehofft, dadurch ihre Transsexualität beherrschen zu können. Sieben von ihnen sind geschieden, eine Person lebt zur Zeit in Scheidung. Scheidungsgrund waren ausschließlich Schwierigkeiten im Sexualbereich und daraus resultierende Partnerkonflikte. Die Ehepartner lehnten meistens die transsexuellen Wünsche ab, für die Patienten waren sexuelle Kontakte ohne transsexuelle Ausschmückung nicht möglich. Das Fehlen einer echten Partnerschaft war jedoch wahrscheinlich noch schwerwiegender, da die Ehe als »Therapieversuch« angesehen wurde. Vier Personen sind noch verheiratet. Sie waren in der Lage, mit ihren Ehepartnern Kompromißlösungen auszuarbeiten, die Ehen sind zu einem kameradschaftlichen Bündnis geworden. Zehn Personen hatten noch nie heterosexuelle Kontakte.
Ein interessanter Unterschied zwischen den Geschlechtern ergab sich, wenn man nach den Zukunftswünschen der Lebensgestaltung fragte. Während vier der sieben weiblichen Transsexuellen in einer festen Partnerschaft mit einer sexuell »normal« empfindenden Frau leben wollten bzw. bereits lebten, wurden von den männlichen Transsexuellen gegensätzliche Angaben gemacht. Nur ein einziger Transsexueller wünschte sich eine feste Partnerschaft mit einem Mann, dreizehn wollten unabhängig sein und das Leben einer »alleinstehenden Dame«

führen, die sexuell nicht »belästigt« werde. Das war keine sekundäre Folge von Hormoneinnahme und dadurch bedingter sexueller Interessenlosigkeit: fast die Hälfte dieser biologischen Männer nahmen keine Hormone ein.
Im allgemeinen sind Transsexuelle von ihrer Primärpersönlichkeit her zunächst, bis auf ihre gehäuften Angaben frühneurotischer Zeichen, nicht unbedingt auffällig. Sekundär jedoch, als Folge der Transsexualität, ergeben sich psychische Probleme aufgrund der Konflikte mit der Umwelt. Im allgemeinen erreichen sie keine Anerkennung in der gewünschten Geschlechtsrolle und haben größte Schwierigkeiten, eine Partnerschaft einzugehen. Bei der Arbeitssuche, bei Abschluß von Verträgen, Ausweiskontrollen, bei Krankenhausaufnahme geraten sie immer wieder in größte Schwierigkeiten, aus denen sich Isolierung und Vereinsamung entwickeln können. Die Folge sind häufig depressive Verstimmungen. Sie sind oft gezwungen, halblegale Berufe anzunehmen, oder sie leben vom Sozialamt. Selten gelingt ihnen soziale Integration, meist nur, wenn sie eine Tätigkeit ausüben können, in der sie von niemandem abhängig sind, oder sie führen ein Doppelleben.

Rehabilitative Maßnahmen

Wie Herr *Eicher* bereits betonte, hat sich die Behandlung mit Psychopharmaka als völlig erfolglos erwiesen. Die Grundüberlegung für diese Therapie war, daß die Überzeugung, trotz biologisch eindeutiger Geschlechtszugehörigkeit dem Gegengeschlecht zuzugehören, ein systematisierter Wahn, also ein psychotischer Zustand sei. So schien der Versuch einer psychopharmakologische Behandlung indiziert. Eine Psychotherapie mit dem Ziel, die psychische Geschlechtsidentität mit der körperlichen wieder in Einklang zu bringen, wird von den Transsexuellen von vornherein strikt abgelehnt oder sehr bald abgebrochen. Der Transsexuelle kommt zum Arzt, um Hilfe zu erhalten, seinen Körper seiner psychischen Geschlechtsrolle anzupassen. In der Tat scheint zur Zeit dieser Weg der Anpassung des Körpers an die psychische Geschlechtsidentität der einzige Weg zu sein, über den rehabilitative Hilfe möglich ist.
In den USA haben sich hierfür spezielle Therapiezentren entwickelt, in denen ein Team von Psychologen, Psychiatern, Gynäkologen, Endokrinologen, Chirurgen und Urologen beratend tätig ist. Hier erfolgt detaillierte Diagnostik und strenge Abgrenzung der Transsexualität. Die Behandlung ist eine ganze

Kette von Maßnahmen, an deren Ende die kosmetische Anpassung stehen kann.
Es scheint mir wichtig, nochmals auf den irreführenden Namen einer sog. Umwandlungsoperation hinzuweisen. Transsexuelle glauben häufig, nur diese Umwandlungsoperation sei nötig, um voll akzeptiert und integriert in der angestrebten Geschlechtsrolle leben und sich bewegen zu können. Diese Auffassung ist leider vollkommen unzutreffend. Der Transsexuelle muß lernen, daß die Operation nur letzter Schritt einer Reihe therapeutischer Maßnahmen sein kann.

Schritte rehabilitativer Behandlung

Das therapeutische Vorgehen erfordert zumindest die Zusammenarbeit eines Psychiaters, eines Gynäkologen bzw. Chirurgen und eines Sozialarbeiters, um den sozialen, medizinischen und juristischen Problemen gerecht zu werden.
Ein operativer Eingriff sollte erst erfolgen, nachdem die psychosexuelle Entwicklung abgeschlossen ist. Da postpubertäre Anpassungsschwierigkeiten zu berücksichtigen sind, sollte das Mindestalter bei 20 Jahren liegen. Vor einer Operation sollte der Transsexuelle ein bis zwei Jahre sorgfältig ärztlich beobachtet und betreut werden, um die Stabilität des Wunsches nach Geschlechtsrollenwechsel zu überprüfen, den Wechsel vorzubereiten und um sich ein Urteil zu bilden, ob der Transsexuelle diesen Wechsel auch psychisch verkraften kann. Mindestens ein Jahr vor einer Operation sollte der Transsexuelle bereits in der angestrebten Rolle gelebt haben (sog. Alltagstest), um selbst zu erfahren, ob er in der angestrebten Rolle leben kann, bevor der endgültige operative Schritt getan ist. Während dieser Zeit kann durch zusätzliche hormonelle Behandlung die Entwicklung in die angestrebte Richtung erleichtert werden. Sollte sich zeigen, daß dem Transsexuellen der Geschlechtsrollenwechsel nicht möglich erscheint, so sind fast alle hormonell bedingten Veränderungen durch Absetzen der Medikation reversibel.
Erst nach einem positiven Durchlaufen dieser vorbereitenden Schritte kann eine Anpassungsoperation unterschiedlichen Ausmaßes erfolgen. Es ist jedoch nicht selten, daß Transsexuelle auch ohne operativen Eingriff oder mit nur geringen operativen Veränderungen ihr Gleichgewicht gefunden haben, sofern sie nur sozial ihre erwünschte Geschlechtsrolle weitestgehend leben können. Transsexuelle, die in dieser Form vorbereitet wurden, sind vorwiegend mit gutem Erfolg operiert worden. So

haben bereits 1970 *Money* u. Mitarb. über 17 männliche und sieben weibliche Transsexuelle berichtet, die sie durchschnittlich drei Jahre nach dem operativen Eingriff untersuchten. Nach den Kriterien: dauerhafte Partnerbeziehung, berufliche Situation, Straffälligkeit, Häufigkeit psychiatrischer Behandlung und subjektive Bewertung des Geschlechtswechsels war in der Mehrzahl der Transsexuellen eine deutliche Besserung der psychischen und sozialen Situation eingetreten. Aber erst kürzlich warnte *Money* (1973) wieder vor einer übereilten Operation. Er berichtete von einem jungen Mann, der operiert wurde, ohne vorher in der weiblichen Rolle gelebt zu haben. Nach der Operation entwickelte sich eine ausgeprägte Depression, die zu einer teilweisen Rückoperation führte (Mastektomie). Der Patient lebt jetzt wieder als Mann mit einem Zustand nach Penisamputation.

Nach der Operation ist die Weiterbetreuung des Transsexuellen wegen der medizinischen, vor allem aber wegen der beruflichen und juristischen Probleme unbedingt erforderlich. Über die juristische Situation herrscht in Deutschland noch große Unsicherheit. Während in anderen Ländern Namensänderungen relativ leicht erreichbar sind, gelingen sie in Deutschland nur von Fall zu Fall, wobei von den amtlichen Stellen nicht eindeutig weibliche oder männliche Vornamen akzeptiert werden. Im

---

Tabelle 1:
Voraussetzungen für eine kosmetische Anpassungsoperation –
Vorschlag einer Kommission der Deutschen Gesellschaft für
Sexualforschung –

1. Abgeschlossene psychosexuelle Entwicklung
   Operation nicht unter 20 Jahren
2. Gründliche diagnostische Abklärung
   somatisch (gynäkologisch, endokrinologisch, andrologisch),
   psychiatrisch
3. Präoperativ: 1 bis 2 Jahre ärztliche Beobachtung
4. Mindestens 1 Jahr lang präoperativ in angestrebter
   Geschlechtsrolle leben, in dieser Zeit Hormontherapie
5. Indikation zur Operation von zwei unabhängigen Spezialisten
6. Aufklärung über Operationsrisiken und über unsichere
   rechtliche Situation
7. Postoperative ärztliche und soziale Nachbetreuung
8. Kontraindikation, wenn Transsexualität Ausdruck einer
   Psychose oder eines hirnorganischen Anfallsleidens ist

zunehmenden Maß gelingt es Transsexuellen, auch einen Paß mit einem Bild in der angestrebten Rolle zu erhalten. Personenstandsänderungen sind jedoch zur Zeit in Deutschland nicht möglich, da nach einem Urteil des Bundesgerichtshofes aus dem Jahre 1971 hierfür die gesetzlichen Grundlagen fehlen. Mit diesem Urteil wurde aber der Weg dazu frei gemacht, daß sich der Bundestag mit der ungeklärten juristischen Situation der Transsexuellen befassen muß. Eine Klärung ist allerdings derzeit noch nicht abzusehen.

In der Tabelle 1 sind die Voraussetzungen für eine Anpassungsoperation nochmals zusammengestellt. Grundlage hierfür war der Vorschlag einer Kommission der Deutschen Gesellschaft für Sexualforschung zur rehabilitativen Behandlung der Transsexualität.

Abschließend sei noch einmal betont, daß ein operativer Eingriff bei der Transsexualität ohne Gewährleistung von Vor- und Nachsorge einem Kunstfehler nahekommt. Die Notwendigkeit dieser Vor- und Nachsorge bietet aber auch die Chance der interdisziplinären Zusammenarbeit zwischen dem Chirurgen oder Gynäkologen einerseits und dem Psychiater und Sozialarbeiter andererseits.

Literatur: Ehrhardt, A. A.: Der Einfluß von fötalen Hormonen auf Intelligenz und geschlechtsspezifisches Verhalten. In: Duhm, E. (Hrsg.): Praxis der klinischen Psychologie II. Göttingen: Hogrefe (1971); Green, R. u. J. Money: Transsexualism and Sex Reassignment. Baltimore: The Johns Hopkins Press (1969); Kockott, G. u. L. Nusselt: Zur Frage der zerebralen Dysfunktion bei der Transsexualität. Nervenarzt 47, 310 (1976); Money, J., J. G. Hampson u. J. L. Hampson: Imprinting and the establishment of gender role. Arch. Neurol. Psychiat. (Chic.) 77, 333 (1957); Money, J. u. Ehrhardt, A. A.: Transsexuelle nach Geschlechtswechsel. In: Schmidt G., V. Sigusch u. E. Schorsch (Hrsg.): Tendenzen der Sexualforschung. Stuttgart: Enke (1970); Money, J. u. G. Wolff: Sex Reassignment: male to female to male. Arch. Sex. Behav. 2, 245 (1973); Nusselt, L. u. G. Kockott: EEG-Befunde bei Transsexualität – ein Beitrag zur Pathogenese. Z. EEG – EMG 7, 42 (1976); Ploeger, A. u. R. Flamm: Synopsis des Transvestitismus und Transsexualismus. Fortschr. Neurol Psychiat. 44, 493 (1976)

Transsexualität

Die endokrinologisch-chirurgische Angleichung

K. Richter, München

Das Leben Transsexueller verläuft unter dem Zwang des alles beherrschenden Konflikts zwischen körperlichem Geschlecht und dem unbeirrbaren Gefühl der Zugehörigkeit zum anderen Geschlecht. Die Psychogenese des Transsexualismus ist ungeklärt, seine Psychomotorik unbeeinflußbar, eine kausale Therapie daher nicht möglich. Im Gegensatz dazu vertrauen die sachlich meist gut orientierten Transsexuellen auf die Errungenschaften der modernen Medizin. Sie denken an die gegengeschlechtliche Hormontherapie sowie an die Möglichkeiten der plastischen Chirurgie und wähnen sich der Verwirklichung ihrer kühnsten transsexuellen Träume nahe. Immer öfter sieht sich der Chirurg dem vielfach mit Ungeduld und illusionären Erwartungen vorgebrachten Ansinnen nach Geschlechtskorrektur gegenübergestellt. Ob er will oder nicht, muß er sich mit den Fragen auseinandersetzen, die bei der Behandlung des Transsexualismus auf ihn zukommen.

Die ersten modernen chirurgischen Geschlechtskonversionen reichen in die dreißiger Jahre Deutschlands zurück (Abraham, 1931–32). 1953 veröffentlichten *Hamburger* u. Mitarb. die Umwandlung des Geschlechts der *Christine Jørgenson,* deren be-

rühmte, heute vergriffene Autobiographie 14 Jahre später erschien. Doch noch 1966 wurde die Geschlechtskorrektur im Rahmen einer an Psychiater gerichteten Rundfrage überwiegend selbst dann striktest abgelehnt, wenn dies zum Suizid führen sollte (Green, Stoller u. McAndrew, 1966).
Wenig später eröffneten ihr jedoch mehrere in den USA mit äußerster Klugheit agierende Gruppen die Wege zu einer in größerem Umfang möglichen Anwendung. Sie erklärten den Transsexualismus zu einem medizinischen Problem und versorgten die Behörden mit den nötigen Informationen. Im Herbst 1966 gaben das Johns Hopkins Hospital und die Minnesota Universität in wohlbedachten Wendungen der Presse die Gründung von Gender Identity Committees und ihre Absicht bekannt, geschlechtsumwandelnde Operationen durchzuführen (Money u. Schwartz, 1969; Hastings, 1969). Sie setzten sich selbst beispielhafte, von einer nachahmenswerten kritischen Distanz zeugende Richtlinien. Diese gehen davon aus, daß die Fülle von Problemen nur durch engste interdisziplinäre Kooperation gelöst und der Behandlungserfolg nur im Rahmen systematischer prospektiver Langzeitstudien erst nach Jahren beurteilt werden kann. Zweckmäßig schließen sich Psychiater, Psychologen, Psychotherapeuten, Endokrinologen, Urologen, plastische Chirurgen und Gynäkologen, eventuell Sozialarbeiter zum Teamwork zusammen. Jetzt, nachdem das Eis gebrochen ist, wäre nichts verfehlter als eine von Chirurgen, Gynäkologen oder Urologen auf eigene Regie entfaltete Geschlechtsumwandlungstätigkeit, für die es in Deutschland genügend echte Transsexuelle und noch mehr nichttranssexuelle Aspiranten gäbe.
Vor Einleitung jeder geschlechtskorrigierenden Maßnahme sollte man sich der warnenden Stimme *Benjamins* (1969) erinnern. Dieser warmherzige Wegbereiter einer humanitären medizinischen Betreuung Transsexueller hob die unendlichen Schwierigkeiten hervor, die sich der Patient ersparen könne, wenn es ihm gelänge, sich in die Rolle seines anatomischen Geschlechts zu schicken. So wird es beispielsweise einem bis dahin in einem männlichen Beruf kompetenten und gut verdienenten Professionisten kaum möglich sein, als Frau eine ähnlich befriedigende und ebenso gut entlohnte Arbeit zu finden. Die Reaktion von Angehörigen und Bekannten läßt sich schwer vorhersagen usw.
Verschließen sich die Patienten allen wohlgemeinten Ratschlägen, dringen sie auf eine Geschlechtskorrektur, wird sie nach sorgfältigster Prüfung aller Umstände in Anbetracht der schwerwiegenden Konsequenzen stets nur in Schritten durchgeführt (Tab. 1). Jeder Behandlung geht eine Phase ein- bis

zweijähriger Beobachtung voraus. Die anschließende endokrinologische Angleichung ist mehr oder minder reversibel. Ihr folgt nach neuerlicher strenger Prüfung durch ein Konsilium in geeigneten Fällen die endgültige, nicht mehr rückgängig zu machende chirurgische Therapie. Die anhaltende ärztliche Führung, evtl. psychotherapeutische Behandlung, erstreckt sich über alle Phasen.

Tabelle 1: Die stufen- oder phasenweise Behandlung des Transsexualismus

Phase	Dauer
Untersuchung und Beobachtung	1 bis 2 Jahre
hormonale	etwa $^1/_2$ Jahr
chirurgische Angleichung	verschieden
psychotherapeutische Betreuung	bis zur geglückten Eingliederung in das andere Geschlecht

Die Diagnose

Am Anfang steht die eingehende, gegebenenfalls auch stationäre psychiatrische Untersuchung. Sie stützt sich auf eine ausführliche biographische Anamnese, auf das Ergebnis verschiedener Tests und spezielle Interviews zwecks Erfassung transsexueller Züge. Der Einblick in das Strafregister gehört zur Routine. Differentialdiagnostisch sind vor allem Psychosen, zerebrale Erkrankungen, Fetischismus, Transvestitismus und Homosexualität auszuschließen.

Die endokrinologische Therapie

Die endokrinologische Therapie basiert auf den vielfachen Wechselwirkungen zwischen Hypothalamus, Hypophyse, Gonaden sowie der Peripherie und besteht in einer paradoxen Geschlechtshormonbehandlung. Diese inaktiviert die Hypophyse und führt zu einer sogenannten hormonalen Kastration mit Regression der Keimdrüsen. Der Patient muß über die Nebenwirkungen und Gefahren der Hormontherapie eingehend unterrichtet, nicht zuletzt auch darauf aufmerksam gemacht werden, daß sie ihre Wirkung erst allmählich entfaltet.

Die gegengeschlechtliche Hormontherapie
des männlichen Transsexualismus
Die gegengeschlechtliche Hormontherapie des männlichen Transsexualismus ist im Prinzip mit allen, auch oralen Östrogenpräparaten möglich. Zu Beginn werden höhere, individuell unterschiedliche Dosen empfohlen. Zwecks Aufrechterhaltung des Kastrationseffekts genügen Mengen, wie sie zur Behandlung der Amenorrhö und postklimakterischer Ausfallserscheinungen verschrieben werden. Schon einen Tag nach der intramuskulären Injektion von Östradiolbenzoat sinkt die Ausscheidung von 17-Testosteroiden auf Kastrationsniveau ab, das mit Dosen von 50 mcg Äthinylöstradiol (1 Tbl. Progynon® C enthält 20 mcg) aufrechterhalten werden kann. Die Hoden nehmen an Konsistenz und Größe ab, die Erektions- und Ejakulationsfähigkeit schwindet, die Brustwarzen und die Haut des Genitale verfärben sich. Bartwuchs, Körperbehaarung, eine tiefe Stimme und kräftige Muskulatur werden nicht beeinflußt. Die Brüste reagieren unterschiedlich, manchmal ausgesprochen stark im Sinn der erwünschten Gynäkomastie. Drei bis vier Wochen nach der Beendigung der Hormonzufuhr besteht wieder eine normale sexuelle Reaktion. Die Nebenwirkungen und Vorsichtsmaßnahmen sind die gleichen wie bei Pilleneinnahme. Bei Leberschäden oder -erkrankungen, Thrombophlebitiden oder Embolien in der Krankengeschichte, bei Hypertonie etc. ist die Östrogentherapie wie sonst auch kontraindiziert. Im Verlaufe der Östrogendauertherapie wurden bei jugendlichen Transsexuellen Lungenembolien (Lehrmann), auch Mammakarzinome (Symmers, 1968) beobachtet. Die Brust hormonbehandelter Transsexueller sollte folglich in routinemäßige Vorsorgeuntersuchungen einbezogen werden.

Die gegengeschlechtliche Hormontherapie
des weiblichen Transsexualismus
Bei der Frau hinterläßt die gegengeschlechtliche Hormondauertherapie bleibende Spuren. Praktisch kommt nur die wöchentliche intramuskuläre Injektion von etwa 250 mcg Testoste-

ronönanthat (z. B. Testoviron® Depot) in Frage. Sie führt in der Regel, jedoch nicht immer eine Amenorrhö herbei, für deren Aufrechterhaltung geringere Dosen genügen. Es entsteht eine oft beträchtliche Hypertrichosis, mitunter eine lästige Akne, gelegentlich eine bis zur Unerträglichkeit gesteigerte Libido. Die Stimme nimmt einen mehr oder weniger tiefen und rauhen Klang an. Die Klitoris kann ebenfalls für dauernd zu einem kleinen Phallus auswachsen. Zum Leidwesen der Betroffenen verkleinern sich die Brüste nicht nennenswert.

Die chirurgische Angleichung

Die chirurgische Angleichung schließt, von Fall zu Fall verschieden, meist eine ganze Reihe von plastischen Operationen ein. Beim männlichen Transsexuellen: die Orchidektomie, Penektomie, Bildung eines Vaginoids, eine Augmentationsplastik der

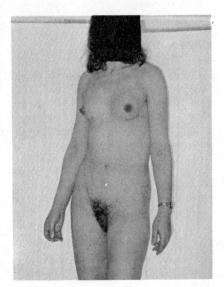

Abbildung 1: Transsexueller Mann nach chirurgischer Angleichung: Vorbehandlung mit Östrogenen, Emaskulinisierung und Bildung eines Vaginoids, Augmentationsplastik (KG Nr. 328/1977, V. B., 38 Jahre).

Mammae, nicht selten die Reduktion eines Adamsapfels, Glättung männlicher Gesichtsfalten, Bildung einer femininen Nase und was sonst noch als störend und korrekturbedürftig empfunden wird (Abb. 1). Bei der Frau: die Entfernung des Uterus sowie der Vagina, die Transformationsplastik der Mammae, die Korrektur verräterischer Fettpolster, die Bildung eines Phallus, eventuell einer penilen Urethra, die Schaffung eines Skrotums, eventuell Implantation von Hoden und unter Umständen auch von Penisprothesen.

Vorbereitung auf die Operation
Die Vorbereitung auf die Operation beginnt schon lange vor dem Eingriff durch Herstellung eines Vertrauensverhältnisses zwischen Arzt und Patient. Geschlechtskorrekturen erfordern eine das übliche Maß weit übersteigende minuziöse Aufklärung des Patienten über alle Einzelheiten des Eingriffs. Besonders ist er auf die für den Erfolg ausschlaggebende Notwendigkeit einer disziplinierten und andauernden Mitarbeit nach Herstellung eines Vaginoids, insbesondere auf die kontinuierliche Anwendung von Vaginalprothesen hinzuweisen. Bei alldem ist ihm nachhaltigst einzuprägen, daß bestenfalls eine Angleichung, nie aber eine Umwandlung, das heißt immer nur ein unvollkommenes Ergebnis, beispielsweise nie ein funktionierender Penis oder, eine bei illusionären männlichen Transsexuellen nicht unangebrachte Bemerkung, nie eine Schwangerschaft zu erreichen sein wird.
Der Therapeut hinwiederum sollte sich stets vor Augen halten, daß ein kastrierter Mann noch lange keine Frau und ein seiner Geschlechtsorgane und Brüste beraubtes Mädchen noch lange kein Mann ist. Die mit einer Fülle von Problemen und offenen Fragen belastete Operation wird in der Regel nur durchgeführt, wenn der Patient die Probezeit der hormonalen Phase erfolgreich durchlaufen hat. Eine entsprechende Bestätigung bewahrt ihn vor amtlichen Schwierigkeiten, wenn er beispielsweise als männlicher Transsexueller in Frauenkleidern suspekt werden sollte.

Kontraindikationen
Bisher hat sich eine Reihe von Kontraindikationen ergeben, die striktest beachtet werden sollten. Die wichtigsten sind: eine kriminelle Vergangenheit, soweit sie nicht mit dem Transsexualismus zu tun hat, Psychosen, Verheiratung und fehlende Zustimmung des Ehepartners, nicht eindeutig feststehende Diagnose, jugendliches Alter, die Unmöglichkeit einer körperlichen Anpassung an das andere Geschlecht, die Gefahr der Auslösung einer sozioökonomischen und kulturellen Krise, mangelnde Intelligenz und Einsicht, Unvermögen oder mangelnder

Wille zur Kooperation sowie fehlende Bereitschaft zur Teilnahme an der Nachsorge. Auch die Weigerung, ausdrücklich zu erklären, den Arzt bei ordnungsgemäßer Durchführung der Operation für Folgen des Eingriffs nicht verantwortlich zu machen, ist ein Ausschließungsgrund.

Die Operationen werden vorteilhaft von dem jeweils zuständigen Fachvertreter des Teams durchgeführt. Weiblichen Transsexuellen ist die Transformationsplastik der Mammae vordringlich. Sie wird entweder dem Plastiker überwiesen oder mit ihm gemeinsam durchgeführt. Manche Patientinnen sind mit diesem Eingriff, der ihr Körperbild so offensichtlich vermännlicht, völlig zufrieden. Der Uterus wird im allgemeinen per laparoto-

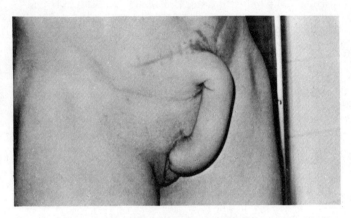

Abbildung 2a und b: Transsexuelle Frau: Herstellung eines Phallus aus einem der Bauchhaut entnommenen Rollappen vor der Durchtrennung des Bauchstieles (KG Nr. 259/1976, R. L., 32 Jahre).

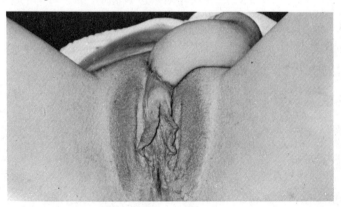

miam entfernt. Wir halten die vaginale Exstirpation des Uterus und der Vagina für die Therapie der Wahl, die bei den zumeist virginellen, mit einem kräftigen Beckenboden ausgestatteten Transsexuellen freilich einige Übung in der vaginalen Chirurgie erfordert. Sie ist ungleich weniger belastend als die Laparotomie, überdies erleichtert sie dem Plastiker die Arbeit, der bei der Konstruktion eines Phallus weder auf Wunden noch Narben Rücksicht zu nehmen braucht. Die subperitoneale Wunde sowie die nicht vernähte Scheide werden locker tamponiert, später durch digitales Spreizen der Vagina offen gehalten, damit das Wundsekret abfließen kann. Der primäre Verschluß der Scheide führt zur subperitonealen Ansammlung von Eitermengen, septischen Temperaturen, unter Umständen zu Schlimmerem.
Bei dem gegenwärtigen Stand der Technik, über die u. a. *Hoopes* (1969) in einer kompetenten Übersicht berichtete, bedarf es gewiß einer starken Motivation, wenn sich Patientinnen zu dem heroischen oder desperaten Entschluß der Durchführung einer Phallusplastik durchringen, die mit der Bildung eines aus Bauchhaut gebildeten, röhrenförmigen Rotationslappens beginnt. Die Abbildungen 2 a u. b vermitteln einen oberflächlichen Eindruck von den großen Schwierigkeiten, die dabei zu überwinden sind, von der Gefahr der Fistelbildung, der Inkontinenz, der Abstoßung von Lappen, urethralen Strikturen usw. ganz zu schweigen. In unserem Team liegt diese delikate Aufgabe beim Urologen. Dem Urologen steht auch die Penektomie und Orchidektomie beim männlichen Transsexuellen zu, der sich bei der gleichzeitigen Herstellung eines Vaginoids der Mitarbeit des Gynäkologen bedienen kann. Nach einer vorangegangenen alleinigen Orchidektomie und Penektomie liegen ungünstige Verhältnisse für die Bildung einer Neovagina vor. In einem solchen Fall legten wir auf Wunsch und im Einvernehmen mit dem autodidaktisch vorgebildeten Patienten eine Sigmascheide an (Abb. 3). Er ist beispielhaft für die vielfältigen und unterschiedlichen plastischen Aufgaben, die aus einer Geschlechtskorrektur erwachsen können. Als nächster Schritt mußte dem Genitalbereich ein vulväähnliches Aussehen verliehen werden. Dies wurde mit Hilfe von Rotationslappen einigermaßen befriedigend erreicht (Abb. 4).
Probleme der stationären Betreuung beginnen mit der Aufnahme, da Transsexuelle nicht gut mit anderen Patienten zusammengelegt werden können. Die Aufklärung des ärztlichen, pflegerischen und sonstigen Stationspersonals baut Emotionen ab und schafft die Voraussetzung für die Bewältigung einer nicht immer ganz leichten Aufgabe. Postoperativ zeigen männliche Transsexuelle nach einer ein bis zwei Tage anhaltenden trägen

Euphorie eine gewisse Ängstlichkeit, die sich nicht selten in eine auf bestimmte Personen konzentrierte Aggressivität umkehrt. Selbstkontrolle und eine trotz aller professionellen Hingabe sachliche Distanz bewahren zweifelnde Mitarbeiter vor unpassenden Bemerkungen und die von beschützendem Eifer Durchdrungenen vor unnotwendigen und übermäßigen Reaktionen. Weibliche Transsexuelle begegnen der Entfernung ihrer versteckt liegenden Geschlechtsorgane, die einen anderen Stellenwert zu haben scheinen als das auffällige äußere männliche Genitale, mit ungleich größerer Gelassenheit.

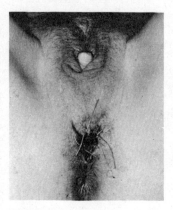 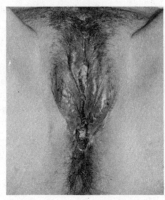

Abbildung 3 (links): Zustand nach Bildung einer Sigmascheide bei einem auswärts entmannten Transsexuellen. Die lange weite Neovagina weist einen korrekturbedürftigen engen Eingang auf (KG Nr. 649/1976, Ch. B., 26 Jahre; Operation: Prof. A. Zängel* u. Prof. K. Richter).

Abbildung 4 (rechts): Ergebnis fünf Tage nach Bildung einer Vulva beim gleichen Patienten wie auf Abb. 3 (Operation: PD H. Bohmert* u. Prof. K. Richter).

---

* Herrn Prof. Dr. A. Zängel, Vorstand der chirurgischen Abteilung des Landeskrankenhauses Salzburg, der eine besondere chirurgische Erfahrung bei der Bildung von Sigmascheiden besitzt, und Herrn PD Dr. H. Bohmert, Chirurgische Universitätsklinik München (Direktor: Prof. Dr. G. Heberer), Abteilung für plastische Chirurgie, sei auch an dieser Stelle für die ideale Kooperation herzlich gedankt.

Nachbehandlung und nachgehende Betreuung

Die Nachbehandlung konzentriert sich zunächst auf mögliche Operationsfolgen: beim männlichen Transsexuellen auf Stenosen der Urethra und Harnwegsinfektionen. Im Interesse eines optimalen anatomischen Erfolgs muß bei der üblichen Scheidenbildung auf eine konsequente Prothesenanwendung über Jahre größter Wert gelegt werden. Spätestens jetzt erscheint die Frage einer endgültigen Beseitigung des Bartwuchses dringlich. Die Entfernung des Barthaares durch Elektrolyse kostet viel Zeit und Geld. Bei kastrierten weiblichen Transsexuellen verhindert die fortgesetzte Androgenzufuhr zwar die Entstehung der Osteoporose, nicht aber klimakterische Ausfallserscheinungen. Daher ist die Belassung der Ovarien, die die Entstehung von Ausfallserscheinungen verhindern, dringend zu empfehlen.
Die Gewißheit einer jederzeit bereiten verständnisvollen ärztlichen Führung erleichtert den an das andere Geschlecht mehr oder weniger Angeglichenen die ersten schwierigen Schritte in eine trotz aller Vorversuche neue Welt. Jede Unterstützung ist den Operierten bei ihrem schwierigen Kampf um die amtliche Anerkennung ihrer sogenannten Geschlechtsumwandlung zu gewähren. Geänderte Personalpapiere spielen eine wichtige Rolle im Leben und in der Vorstellungswelt Transsexueller.

Die Ergebnisse und ihre Bewertung

Das in größerem Umfang betriebene systematische Studium der verschiedensten Aspekte einer chirurgischen Geschlechtskorrektur reicht eben zehn Jahre zurück. Alle mit der vielschichtigen Thematik wirklich Vertrauten betonen den vorläufigen Charakter aller Maßnahmen und Beobachtungen, die operative Therapie und ihre Ergebnisse mit eingerechnet.
1972 berichtete die *New York Times*, die sich des transsexuellen Problems von Anfang an verständnisvoll annahm, über eine Zahl von 500 chirurgischen Geschlechtsumwandlungen innerhalb von sechs Jahren in den USA. Besser als eine heterogene Sammelstatistik dürfte die einheitlichen, klar definierten Gesichtspunkten untergeordnete Tabelle 2 Auskunft über die bei männlichen Transsexuellen nach Fünfjahresfrist zu erwartenden Resultate ergeben. Sie fußt auf 25 von *Hastings* (1974) und sieben von *Steiner* (1976) beschriebenen Fällen, die in Minnesota bzw. in Toronto behandelt worden waren. Die Ergebnisse sind im großen und ganzen nicht schlecht. Immerhin bleibt

Tabelle 2: Ergebnisse chirurgischer Geschlechtsangleichung – Fünfjahresbeobachtungen an 25 in Minnesota (Hastings, 1974) und sieben in Toronto (Steiner, 1976) behandelten Transsexuellen; Bewertung nach den Kriterien von Hastings, 1974

Ergebnis	gesell-schaftlich	emotionell	sexuell	wirt-schaftlich
ausgezeichnet	8 } ≈ 2/3	9 } ≈ 5/8	15 } >1/2	9 } >1/2
gut	12	13	3	9
ausreichend	5	2	2	6
unbefriedigend	7	8 = 1/4	12 ≥ 1/3	8 = 1/4

noch ein Viertel unbefriedigender emotioneller Ergebnisse mit psychotischen Episoden, Suizidversuchen usw. Mehr als die Hälfte berichtet über eine ausgezeichnete sexuelle Funktion mit obligatorischem oder gewöhnlich eintretendem Orgasmus bei der Kohabitation.

Häufig wurde über eine zu kurze Scheide und über zu kleine Brüste geklagt. Besonders die Zusammenstellungen von Hastings (1974), Steiner (1976), *Randell* (1971) u. a. dokumentieren die überragende Bedeutung der Indikationsstellung für den Erfolg. Rückschauend zeigte sich nämlich, daß ein schlechter Ausgang bei Beachtung psycho- oder insbesondere soziopathischer Züge der Patienten vorhersehbar gewesen wäre. In kosmetischer Hinsicht ergibt die gleichzeitig mit der Penektomie und Kastration erfolgte Vaginoidbildung die besten Resultate.

Bei Randell (1969) fanden sich unter zehn Fällen mit Scheidenplastiken nur vier Operierte, die behaupteten, eine funktionsfähige Vagina und Verkehr mit männlichen Partnern zu haben. Zweimal hatte sich die Vagina wieder verschlossen. Allem Anschein nach wird die Vagina weniger als Kopulationsorgan, vielmehr als letzter Beweis für die nunmehr jedermann ersichtliche Weiblichkeit betrachtet. Was die Funktionstüchtigkeit der neu entstandenen, quasi Genitalorgane anlangt, sind Daten, die aufgrund subjektiver Angaben gewonnen werden, mit äußerster Skepsis zu beurteilen. *Money* u. *Primrose* (1968) wiesen auf die hysterische Dissoziation zwischen der neuralen und der neuropsychologischen Funktion, zwischen der unterdrückten männlichen und der phantasierten weiblich passiven sexuellen Reaktion bei männlichen Transsexuellen hin. Untersuchungen à la *Masters* u. *Johnson* stehen noch aus. Feinsinnig bemerkte Randell (1969), wie die ans Ziel gelangten Operierten nach einem langen, dornenvollen Weg unter dem inneren Zwang stehen, sich und andere davon zu überzeugen, daß ihre Leiden sinnvoll und erfolgreich waren. Andernfalls müßten sie sich eingestehen, daß ihre Bemühungen scheiterten.

Auch die von Steiner (1976) und Hastings (1974) ausgewerteten Ergebnisse der Operation weiblicher Transsexueller dürfen ungeachtet der kleinen Zahl als typisch gelten (Tab. 3). Sie figurieren überwiegend in den Rubriken ausgezeichnet bis gut und stehen im strikten Gegensatz zu den im Vergleich zum männlichen Transsexualismus wesentlich ungünstigeren anatomischen Möglichkeiten der plastischen Operation. Dies hängt nicht zuletzt mit der Orientierung der weiblichen Transsexuellen zusammen, die sich in erster Linie ihrer Brüste und damit

Tabelle 3: Ergebnisse chirurgischer Geschlechtsumwandlung bei fünf weiblichen Transsexuellen (Steiner, 1976); Bewertung nach den Kriterien von Hastings, 1974

Ergebnis	gesellschaftlich	emotionell	sexuell	wirtschaftlich
ausgezeichnet	3	3	3	3
gut	1	1	2	1
ausreichend	1	1	–	1
unbefriedigend	–	–	–	–

wie die Männer ihres Penis der hervorstechendsten Geschlechtsmerkmale entledigen wollen. Die Einstellung zur Bildung eines männlichen Glieds ist im allgemeinen realistisch und bescheiden. Wie in der Literatur mehrfach beschrieben, wünschte sich auch eine unserer Patientinnen nichts anderes, als im Stehen wie ein Mann urinieren zu können.

Ihlenfeld (1974), der in seiner New Yorker Praxis 1000, darunter 300 operierte Transsexuelle beobachtete, hebt die dem praktischen Arzt wahrscheinlich größere Möglichkeit der individuellen Betreuung hervor, die den Zentren nicht möglich sei. Die enge Kooperation zwischen einem einfühlenden psychiatrisch-endokrinologisch orientierten, mit der Materie vertrauten Praktiker und einem mit Umsicht operierenden Zentrum scheint geeignet, Transsexuellen eine optimale Behandlung zu sichern. Insgesamt ist die Behandlung des Transsexualismus nicht – wie manche zu glauben scheinen – eine Weltanschauung, sondern eine im vollen Fluß begriffene, folgenschwere, ungemein verantwortungsvolle Aufgabe, an die nicht kritisch genug herangegangen werden kann.

Literatur: Abraham, F. Z.: Genitalumwandlung an zwei männlichen Transvestiten. Z. Sexualwissenschaft 18, 223 (1931–32); Benjamin, H.: For the practicing physician: Suggestion and guidlines for the management of transsexualism. In: Green, R. u. J. Money (1969); Green, R. u. J. Money (Hrsg.): Transsexualism and Sex Reassignment. Baltimore: Johns Hopkins Univ. Press (1969); –, R. Stoller u. C. MacAndrew: Attitudes toward sex transformation procedures. Archiv. Gen. Psychiatr. 15, 178 (1966); Hamburger, C., G. Stürrup u. N. E. Dahl-Iverson: Transvestism. Hormonal, psychiatric and surgical treatment. JAMA 152 (1953); Hastings. D. W.: Inauguration of a research project on Transsexualism in a University medical center. In: Green, R. u. J. Money (1969) S. 243; –: Postsurgical adjustment of male transsexual patients. Clinics in Plastic surgery 1, Nr. 2 (1974); Hoopes, J. E.: Operative treatment of the female transsexual. In: Green, R. u. J. Money (1969); Ihlenfeld, Ch. L.: Was wir für Transsexuelle tun können. Sexualmedizin 3, 247 (1974); Jørgensen, Ch.: A personal autobiography. New York: Eriksson (1967); Lehrmann, K. L.: Pulmonary embolism in a transsexual man taking diethylstilbestrol. JAMA 235, 532–533 (1967); Money, J. u. C. Primrose: Sexual dimorphism and dissociation in the psychology of male transsexuals. J. New Ment. Disease 147, 472 (1968); – u. F. Schwartz: Public opinions and social issues in transsexualism: a case study in medical sociology. In: Green, R. u. J. Money (1969), S. 253; Randell, J.: Preoperative and postoperative status of male and female transsexuals. In: Green, R. u. J. Money (1969); –: Indications for sex reassignment. Surgery Arch. sex. Behav. 1, Nr. 2 (1971); Symmers, W. St. C.: Carcinoma of breast in transsexual individuals after surgical and hormonal interferences with the primary and secondary sex characteristics. Brit. Med. J. 83 (1968); Steiner, B. W.: Vor und nach Geschlechtskorrektur. Sexualmedizin 5, 842 (1976)

Diskussion:
Transsexualität

Leitung: H. Molinski, Düsseldorf

Molinski: Ich finde es interessant, daß der Psychiater so viele biologische Beobachtungen mitgeteilt hat und daß der Chirurg in seine Überlegungen so viele psychologische Betrachtungen einbezieht. Daraus ist zu ersehen, daß die psychosomatische Medizin inzwischen doch an vielen Stellen verwirklicht wird.

Fink, Gießen: Ich hatte erwartet, mehr über Operationstechniken zu hören. Wieviel Fälle von Transsexualität haben Sie operiert, und welche Methoden haben Sie angewandt? Haben Sie die Methode der Sigma-Scheide vervollkommnet? Ist auch die Einstülpungsmethode von Ihnen angewandt worden?

Richter, München: Die Umwandlung der körperlich männlichen Transsexuellen führt der Urologe durch. Der Urologe nimmt auch die Penektomie vor. Er sollte gleichzeitig dabei ein Vaginoid bilden, was leider nicht immer geschieht. Ausgezeichnete Resultate haben wir gerade von ausländischen Chirurgen gesehen, die in der Literatur verteufelt werden. Bei dem von mir angeführten Beispiel der Sigma-Scheide handelte es sich darum, daß nach Penektomie kein Vaginoid angelegt worden war. Wir haben im Einvernehmen mit dem sachlich sehr gut orientierten Patienten dann diese Sigma-Scheide gemacht; ich glaube, es gibt nicht viele Sigma-Scheiden beim Mann.

Eicher, München: Wir haben eine Arbeitsgemeinschaft zwischen Heidelberg und München und inzwischen sieben körperlich männliche und vier körperlich weibliche Transsexuelle operiert.

Fink: Wurde das jeweils mit Penisamputationen gemacht?

Eicher: Bei den vier körperlich weiblichen Transsexuellen wurde von uns die Uterusexstirpation mit Kolpektomie durchgeführt nach der Methode, wie sie Prof. *Richter* eben beschrieben hat. Wir ziehen es vor, nicht primär die Vagina zu verschließen nach der Vaginektomie, wie dies andernorts auch empfohlen wird, weil danach ein Empyem entstehen kann. Bei den körperlich männlichen Transsexuellen wurde zusammen mit den Urologen die Emaskulinisierung durchgeführt, der Penis nicht amputiert, seine Haut nach der Methode von *Burou* eingestülpt in die präformierte Höhle zwischen Blase und Rektum.

Fink: Werden bei der Einstülpung die Corpora cavernosa des Penis belassen oder werden diese amputiert?

Richter: Die Corpora cavernosa werden grundsätzlich entfernt. Dies wird von den Urologen durchgeführt, weil diese die größere Erfahrung in diesen Dingen haben.

Molinski: Besonders beachtenswert finde ich, daß Herr *Richter* darauf hinweist, daß sowohl die Voruntersuchung als auch die Vorbehandlung stationär erfolgen sollte. Hierdurch erhält man sehr viel bessere Möglichkeiten der Beurteilung und Entscheidung. Wir haben gerade ein junges Mädchen zur psychiatrischen Behandlung stationär aufgenommen, damit sie zunächst überhaupt in die Lage versetzt wird, die Dinge korrekt zu erörtern.

Springer-Kremser, Wien: Da die Maskulin-Feminin-Skalen bei den Tests im wesentlichen bei Transsexuellen versagen, möchte ich gerne Herrn *Kockott* fragen, welche Erfahrungen er damit hat.

Kockott, München: Die Maskulinitäts-Feminitäts-Skalen bringen in der Regel nichts. Dies liegt nach meiner Meinung daran, daß die Antworten mit enormen Stereotypien gegeben werden. Es ist außerordentlich schwierig, diese zu durchbrechen, um so die eigentlichen Ursachen zu erfahren. Aufgrund dieser Stereotypien erhalten wir auch die unheimlich einheitlichen Anamnesen. Grundsätzlich gibt es meines Wissens keinen Test, mit dem man die Stereotypien durchbrechen kann, um an das eigentliche Problem heranzukommen.
Das zweite Problem sehe ich darin, daß durch die Welle von Illustriertenberichten eine ganze Reihe von Personen zu uns kommt mit dem unbedingten Wunsch nach einer Umwandlungsoperation. Bei näherer Befragung stellt sich dann oft heraus, daß es sich oft nicht um Transsexuelle im strengsten Sinne handelt, sondern mehr um starke homosexuelle Tendenzen. Hier sind die Übergänge fließend. Wenn wir nicht sofort auf die Wünsche der Patienten eingehen, wird das weitere Gespräch von diesen abgeblockt mit den Bemerkungen: »Ich will operiert werden und weiter will ich nichts.« Hier nur heranzukommen, gelingt sicherlich nur durch häufigere Gespräche.

Molinski: Abschließend darf ich noch die Frage berühren, ob Psychotherapie nützlich ist oder nicht. Wenn man einerseits die Aussage relativiert, daß Psychotherapie erfolglos sei, sollte man andererseits darauf hinweisen, daß Psychotherapie tiefenpsychologischer Art, die das Problem des Patienten heilt, sicherlich eine extreme Seltenheit sein dürfte. Und trotzdem halte ich es nicht für richtig, die Psychotherapie als erfolglos anzusehen. Die ärztliche Psychotherapie ist glücklicherweise sehr viel mehr als tiefenpsychologische kausale Therapie, die bei Neurosen so ungeheuer wichtig ist. Die Patienten brauchen eine psychotherapeutische Führung, selbst wenn das Grundproblem nicht geheilt wird.

Soziogenese der Orgasmusdysfunktion der Frau

M. Springer-Kremser, Wien

Orgasmus ist definiert als die Summe der psychischen und physischen Phänomene, die während des sexuellen Reaktionsablaufes zu einem unwillkürlichen Überwiegen der Motorik, bei veränderter Bewußtseinslage zum maximalen Lusterleben führt. Die Empfindung »Orgasmus« kann auch ohne den physiologischen Ablauf wahrgenommen, und andererseits kann der physiologische Ablauf auch völlig anders interpretiert werden (z. B. wütende Erregung).
Eine Störung der orgastischen Funktion ist meist auch mit einem Gefühl reduzierter Appetenz oder anderen Funktionsstörungen verbunden. Die Erfahrung, daß die Befriedigung ausbleibt, führt dazu, daß eine abwehrende Haltung schon dann eingenommen wird, wenn eine sexuelle Aktivität eingeleitet werden soll.

Die sozialen Einflüsse auf die orgastische Funktion von jenen aus der Psychodynamik oder persönlichen Lerngeschichte herrührenden Einflüssen abzugrenzen, ist manchmal etwas willkürlich. An jenen Stellen, wo die Verflechtungen mit der Psychodynamik des einzelnen oder mit der Interaktion mit dem Partner besonders eng sind, werden wir gesondert darauf hinweisen.
Vier Variablen – Geschlecht, Alter, soziale Realität und Sozialisationsschäden – sollen aus dem Blickwinkel der sozialen Einflüsse auf die orgastische Funktion problematisiert werden.

Das Geschlecht

Das Geschlecht ist eine biologische Kategorie. Verschiedene Studien über die Rolle sozialer Faktoren, z. B. in der Ätiologie seelischer Störungen oder in den »stressful live events«, haben verdeutlicht, daß die biologische Variable Geschlecht als soziale Kategorie wirkt (Bastide, 1965; Dohrenwend u. Snell-Dohrenwend, 1969). Es hat sich gezeigt, daß nicht das Geschlecht als biologische Konstitution allein, sondern die Stellung des Geschlechtes in der Organisation der Gesellschaft von Bedeutung ist.
Die Position der Geschlechter wird durch sozioökonomische Rollenvorschreibungen bestimmt, die kulturrelativ determiniert sind. Diese Erwartungen werden durch tradierte Vorstellungsklischees über die soziale Geschlechterrolle gestützt. Derartige Klischees finden wir vor allem in der Dichotomisierung der Geschlechter wie: aktiv – passiv, erobernd – bewahrend, rational – emotionell etc. Ihre generelle Gültigkeit ist schon längst in Frage gestellt. Obwohl die Zuschreibung bestimmter Attribute durch die zunehmende Emanzipationsfreudigkeit allmählich etwas verwässert wird, so zeigen doch Sätze wie »Ich kann meine Frau nicht zum Orgasmus bringen«, wie tief verwurzelt tradierte Vorstellungen von aktiv-männlicher Leistung und weiblichem Mit-sich-geschehen-Lassen sind.
Aus dem anatomisch-physiologischen Geschlechtsunterschied resultieren Fehlvorstellungen, welche die Erwartungen an den Orgasmus beeinflussen. So wird von Frauen die Ejakulation des Mannes auf jeden Fall mit orgastischen Empfindungen gleichgesetzt und dann der Analogieschluß gezogen, daß sie selbst auch ein physisches Korrelat der Erleichterung haben müßten, welches den Orgasmus signalisiert. Die weiblichen Geschlechtsorgane und deren Funktion sind durch die versteckte

Lage im Körperinneren viel eher magisch-mythischen Deutungen unterworfen. Diese Tatsache, verbunden mit der reproduktiven Funktion, stellt die reale Basis für weitgehend irrationale Rollenzuschreibungen dar.
Unter Rolle verstehen wir das Muster von Verhaltenserwartungen, das sich in der Interaktion allmählich bildet und auf dem Einverständnis der Interaktionspartner beruht. In der Entwicklung der Geschlechtsrollenidentität in der Kindheit und Jugend bedeutet das, daß Einverständnis aus Angst vor Liebesverlust oder aus Imitation (bzw. primitive Identifikation = Fusion mit dem Objekt) einer mächtigen Person resultiert.
Der Terminus »Rolle« ist direkt vom Theater entlehnt und bezeichnet als Metapher die Verbindung zwischen dem Verhalten und bestimmten Charakteren eines Stückes. Aus Komödie und Tragödie ist uns geläufig, daß ein Akteur sich gleichzeitig in zwei oder mehreren Positionen – wobei Position als Ort in einem Gefüge sozialer Beziehungen definiert ist – befinden kann. Diese Situation wird als Rollenkonflikt bezeichnet.
Eine Person, an welche gegensätzliche Erwartungen hinsichtlich der Geschlechtsrolle gestellt werden, befindet sich in einem Rollenkonflikt. Wir haben schon erwähnt, daß bestimmte Attribute einem bestimmten Geschlecht zugeordnet werden – andererseits werden von derselben Person Verhaltensweisen gefordert, die das Gegenteil von jenen der Geschlechtsrolle zugeschriebenen Attributen darstellen. Eine Person, für die das Sich-nicht-gehen-Lassen ein wichtiges Erziehungspostulat darstellte, soll im sexuellen Bereich sich entspannt, vertrauend und ungehemmt verhalten. Männer dürfen ihrem Bedürfnis nach Zärtlichkeit, Frauen ihrem Bedürfnis nach forderndem Verhalten nicht nachgeben. Man darf dabei nicht vergessen, daß die Liberalisierung nur eine kleine Schicht wirklich erreicht hat – für viele sind die Rollenklischees nach wie vor gültig, und geschlechtsspezifische Verhaltenszwänge erlauben es nicht, sich einer Empfindung zu überlassen, die im Widerspruch zu jenen steht.

Das Alter

Vor allem durch die Massenmedien werden bestimmte Erwartungen an die sexuelle Befriedigung geweckt, die teils irrational sind oder deren Erfüllung an zunehmende Erfahrung geknüpft ist. Das Kennenlernen des eigenen Körpers stellt einen Prozeß dar, der keineswegs mit der Adoleszenz abgeschlossen ist –

wobei sich die Frage ergibt: Wann ist die Adoleszenz schon abgeschlossen? Außerdem leiden Jugendliche meist in noch größerem Ausmaß als Erwachsene an dem Raumproblem, d. h., sie haben kaum die Möglichkeit, ungestört zusammen sein zu können. In einer peer-group herrscht oft ausgeprägter sexueller Leistungsdruck: die Anzahl der Partner, die Koitusfrequenz sind ein Statussymbol. Sexualität und damit auch orgastische Empfindungen im Alter sind weitgehend tabuisiert und verpönt. Die Situation in den Altersheimen, der menschenunwürdige Mangel jeglicher Intimität macht für isolierte alte Menschen auch die Masturbation zum unlösbaren Problem. Die Einstellung des Personals in derartigen Institutionen müßte sich mit den sexuellen Problemen der Menschen auseinandersetzen, und die Institution müßte menschenwürdige Befriedigungsmöglichkeiten garantieren.

Die soziale Realität

Schon *Wilhelm Reich* (1931) hat die Zusammenhänge zwischen sexuellen bzw. orgastischen Störungen einerseits und der materiellen Daseinsweise andererseits aufgezeigt. Seine Überlegungen basierten auf praktischen Erfahrungen im Wiener Psychoanalytischen Ambulatorium und den Sexualberatungsstellen der **»Sozialistischen Gesellschaft für Sexualberatung und Sexualforschung«**.
Wohnungsprobleme, das Fehlen eines Raumes, in dem man ungestört sein kann oder das Zusammenwohnen mit Eltern oder Schwiegereltern im gleichen Haushalt, auch wenn kein Raummangel besteht, hindern die Entfaltung einer befriedigenden Sexualität – oft für die Frau mehr als für den Mann. Andere soziale Belastungen wie finanzielle Sorgen, Schulden, Berufsprobleme, besondere Belastungen wie Akkordarbeit etc. beeinflussen das Sexualverhalten in hohem Grad. Die Angst, daß Kinder, die im selben Raum oder im Nebenraum schlafen, Zeugen der elterlichen sexuellen Aktivitäten oder zumindest neugierig werden könnten, beeinträchtigt die Empfindungsfähigkeit der Frau mehr als die des Mannes.
H. Reimann schrieb 1929 in »Die voll und ganz vollkommene Ehe«, einer Parodie auf *Van de Velde:* »Zur Erotisierung der Ehe gehört mehr als ein 300 Seiten starker Schmöker. Zur Erotisierung der Ehe gehört Begabung, Intelligenz, Kultiviertheit und Geld. Vor allen Dingen Geld und eine erkleckliche Dosis Müßiggang.«

Die Sozialisationsschäden

Mangelnde bis falsche Aufklärung
Die Einstellung zur Sexualität, die im Herkunftsmilieu herrscht, von wem und auf welche Weise man Information über Sexualität erhält, prägen die eigenen Einstellungen und Verhaltensweisen. In diesem Zusammenhang sei nur kurz darauf hingewiesen, daß Eltern wegen ihres Verhaftetseins in inzestuös gefärbten Bindungen meist schlecht geeignet sind, die eigenen Kinder aufzuklären. Der unterschiedliche Reifegrad von Kindern einer Schulklasse macht es notwendig, daß immer wieder in den verschiedensten Unterrichtsfächern ad hoc zum Thema Sexualität gesprochen wird, damit alle die Information irgendwann einmal annehmen können. An dieser Stelle muß auch auf den Mythos vom vaginalen Orgasmus als Fehlinformation hingewiesen werden. Zur Sexualerziehung gehört außerdem die Information über Kontrazeption, die verschiedenen Methoden der Kontrazeption und Erreichbarkeit und Kosten der verschiedenen Mittel. Angst vor einer ungewollten Schwangerschaft spielt immer noch eine wesentliche Rolle.

Einstellungsfaktoren
Der ermutigende oder sanktionierende Einfluß sozialer Institutionen wie Familie, Klasse, Schule, Kirche prägt die Einstellung **des Individuums zur Sexualität, vor allem auch in der Frage: Was ist »normal« und was ist »pervers«?**
In jedes Vorspiel fließen perversive Züge ein, und die Bedeutung des Vorspiels für das Selbstwertgefühl der Partner ist sehr groß. Die ausschließliche Zuwendung ist oft die Voraussetzung für das Annehmen einer sexuellen Stimulation. Selbstverständlich spielt hier die Psychodynamik des einzelnen eine wesentliche Rolle, die Intensität narzißtischer Störungen, phantasierte Koppelungen von Sexualität mit Beschmutzung etc.
Vor allem fakultative Orgasmusstörungen gehen auf Einstellungsfaktoren zurück, z. B. die Unfähigkeit, mit einer anderen als der angetrauten Ehefrau einen Orgasmus zu haben oder potent zu sein. Auch der bei *Sigmund Freud* 1921 beschriebene Madonnen-Prostituierten-Komplex ist in allen Variationen anzutreffen: starke zärtliche Bindung an die Frau, die man verehrt und der »tierische Sexualität« nicht zumutbar ist und lustvolle sexuelle Beziehungen zu einer Frau, die – zumindest in der Phantasie – abgewertet wird.
Viele Frauen können den sexuellen Genuß von der Funktion der Reproduktion nicht trennen – was zu Problemen im Zusammenhang mit der Kontrazeption führt.

Das Verhaftetsein in religiösen Bindungen bringt meist mit sich, daß Sexualität schuldhaft erlebt wird. Wenn man schon aus sozialen oder persönlichen Zwängen die sexuelle Betätigung nicht vermeiden kann, so muß sie zumindest lustlos sein. Der Aufbau von Ekel- und Schamschranken als Reaktionsbildungen ist dabei hilfreich – wobei Scham bzw. Erziehung zur Scham auch ein Geschlechtsrollenattribut der Frau darstellt.

Tabus
Das Inzestverbot errichtet eine mächtige Schranke, und der Partner (manchmal ist es jeder Partner), der aus irgendwelchen äußeren oder inneren Gründen mit einer inzestuösen Situation assoziert wird, muß abgelehnt werden und darf keine Befriedigung bringen.

Soziale Verhaltensweisen

Sozial tolerierter Alkoholkonsum, die durchprogrammierte aktive Freizeitgestaltung, bestimmte Rituale, die in verschiedenen ethnischen Gruppen herrschen, üben einen Einfluß auf die Empfindungsfähigkeit aus. Vergewaltigung in sanktionierten Beziehungen ist durchaus nicht selten.
Den geschilderten sozialen Einflüssen unterliegt fast jedes Individuum mehr oder weniger – die Variationen sind durch die persönliche Psychodynamik bedingt. Auch die Strategien zur Problembewältigung, die man anwendet, sind sozial gelernt. Dementsprechend sind Orgasmusstörungen auch keineswegs immer ein Zeichen psychischer Störungen.

Literatur: Bastide, R.: Soziologie der Geisteskrankheiten. Köln: Kiepenheuer u. Witsch (1965); Dohrenwend, B. P. u. B. Dohrenwend-Snell: Social status and psychological disorder. New York: Wiles-Interscience (1969); Freud, S.: Kleine Schriften zur Neurosenlehre. Wien: Int. Psychoanal. Verlag (1921); Reich, W.: Sexualnot der Werktätigen und die Schwierigkeit sexueller Beratung. In: Sexualnot und Sexualreform. Wien: Elbemühl (1931); Reimann, H.: Die voll und ganz vollkommene Ehe. Eine Parodie auf Van de Velde. Berlin: Steegemann (1929)

Somatische und psychische Faktoren bei weiblichen Orgasmusstörungen

V. Herms, Heidelberg

Ist eine Frau nicht in der Lage, den Orgasmus zu erleben, sprechen wir von Anorgasmie. Diese kann primär bestehen oder erst sekundär aufgetreten sein. Um eine Pseudoanorgasmie handelt es sich, wenn sie durch Selbstbefriedigung den Höhepunkt erreichen kann, nicht aber bei der Kohabitation mit einem Partner, oder wenn sie unfähig ist, mit einem speziellen Partner, z. B. dem Ehemann, den Orgasmus zu erreichen, jedoch mit anderen Männern oder Frauen. Die Theorie von *Freud*, daß zwischen einem unreifen klitoridalen und einem reifen vaginalen Orgasmus unterschieden werden könne, ist durch die Studien von *Masters* u. *Johnson* (1970) widerlegt worden, die erstmals die Grundlagen der Physiologie der sexuellen Reaktion systematisch erforscht haben.

Eine für die Praxis geeignete Frage zur Diagnostik einer Anorgasmie empfiehlt *Sigusch* (1968): »Haben Sie jemals, wenn Sie sexuell erregt waren, ein Gefühl des Pochens oder Pulsierens im Bereich der Scheide oder überhaupt der Geschlechtsorgane erlebt?« Was eine Frau empfindet, die bei erhaltener Libido nicht zur Klimax kommen kann, gibt besonders eindrucksvoll das Gedicht einer Autorin wieder, die sich »Ancelle« nennt:

Freude – nur für den Mann?
... dieser Leib...gequält ...
In der Glut unserer Vereinigung
erreicht er so selten die Höhe!
Obwohl ich es von ganzem Herzen will
und all mein Wollen anspanne,
es geschieht nichts!
Es ist, als wenn ein Motor nicht startet –
oder er startet, aber er braucht zu lange,
bis er auf Touren kommt und dann läuft er leer.
Ich hasse mich selbst.
Ich beginne diese Nächte zu fürchten,
die uns einander nicht näherbringen!
Jean scheint zufrieden zu sein.
Ist er es wirklich?
Ich verberge vor ihm mein Unerfülltsein,
aber er kann mir nicht helfen.
Freude – ist sie etwa nur für den Mann da?
Aber welchen Sinn hat Freude, die nicht geteilt werden kann?
Die Spannung wächst in mir. Wohin soll das führen?
Ich weiß es nicht.

Der Orgasmus muß unmöglich werden, wenn er nicht mehr zum Gegenstand der Absicht, sondern vielmehr zum Objekt der Aufmerksamkeit wird *(Frick,* 1976). Durch einen derartigen sexuellen Ehrgeiz nimmt der Orgasmus dann oft den Platz des orgastischen Vergessens ein *(Deutsch,* 1954).

Somatische Beeinträchtigungen

Wenden wir uns zunächst den somatischen Faktoren bei weiblichen Orgasmusstörungen zu, die praktisch immer sekundär erworben sind, sieht man einmal von dem grausigen Fall der Klitoridektomie ab, die noch heute in manchen Kulturkreisen geübt wird und mit Recht zu einer Intervention der Frauenbewegung bei der Menschenrechtskommission der UNO geführt hat.

Bedeutsame Bedingungen für eine optimale orgastische Reaktion sind das Umschließen des Penisschaftes im äußeren Vaginaldrittel und die Reibung an den Labien und damit die Reizübermittlung auf die Klitoris durch die sich anspannende Vorhaut. Diese können durch organisch bedingte, sekundär erworbene Schädigungen beeinträchtigt werden, z. B. durch Zerreißung der Schwellkörper und der Beckenbodenmuskulatur nach schweren Geburten.

Schon im Kamasutra wurden Salben zur Verengung der Vulva und zur Beseitigung der Erweiterung nach der Geburt beschrieben; auch den Römern waren sie bekannt. Ein klaffender Introitus vaginae erleichtert zwar die Immissio penis, kann aber die Klimax unerreichbar machen. In solchen Fällen besteht die Gefahr, daß eine verminderte Orgasmuskapazität zu Unrecht als psychogen erklärt wird. Die beste Prophylaxe besteht in einer großzügigen Episiotomie und anschließender sorgfältiger Naht. Grundsätzlich können alle pathologischen Veränderungen, die zu einer Algopareunie führen, wie Entzündungen und Tumoren des Genitaltrakts und der angrenzenden Organe des kleinen Beckens, insbesondere aber eine durchgeführte Strahlentherapie, sekundär eine Anorgasmie zur Folge haben.

Durch Schmerzen beim Verkehr kommt es aufgrund einer ungenügenden Lubrikation zur Störung des sexuellen Akts, die nicht selten auch nach erfolgreicher Behandlung der somatischen Ursache bestehen bleibt.

Besonders dankbar sind die Behandlungen klimakterisch bedingter Östrogenmangelzustände. Es kommt nicht selten vor, daß man diese Diagnose im Scheidenabstrich stellt. Die Patientin erwidert zunächst auf die Frage nach Beschwerden, es gehe ihr gut, und bricht dann in Tränen aus, wenn der Arzt von sich aus das Sexualleben anspricht. Es stellt sich heraus, daß Partnerschwierigkeiten bestehen. In solchen Fällen läßt sich mit einem Rezept über Östrogensalbe und -tabletten die sexuelle Inkongruenz nicht selten wirkungsvoll behandeln.

Ein Verlust der Orgasmusfähigkeit kann als Begleitsymptom konsumierender Allgemeinerkrankungen auftreten. Auch bei schweren Endokrinopathien wie beim Diabetes insipidus, der dienzephalen Fettsucht, bei Hypophysentumoren, Hypothyreosen, fortgeschrittenem Diabetes mellitus und bei der Addisonschen Krankheit kann mit dem Libidoverlust auch eine Anorgasmie auftreten.

Nach kontusionellen Hirnschädigungen sowie einem Zustand nach operativer Behandlung von Hirntumoren sind sexuelle Störungen häufig (*Eicher*, 1977).

Primär oder situativ?

Psychische Faktoren weiblicher Orgasmusstörungen werden von *Masters* u. *Johnson* in primäre und situativ bedingte unterschieden. Die psychogene Orgasmusdysfunktion kann in allen Fällen als mangelnde Hingabefähigkeit erklärt werden, bei der die für den Orgasmus notwendige Ich-Regression nicht gelingt (*Eicher*, 1975).

Eine primäre Orgasmusstörung liegt dann vor, wenn eine Frau während ihres ganzen Lebens keinen Orgasmus erlebt hat. Als Ursachen werden eine orthodox-religiöse Einstellung, das Fehlen dominierender Einflüsse, eine negative psychosoziale Dominanz sowie eine Ejaculatio praecox oder eine primäre oder sekundäre Impotenz des Mannes angeführt. Bei der primären Anorgasmie handelt es sich um eine schwere neurotische Störung, die in frühester Kindheit und Jugend konditioniert wurde und die häufig nur von einem geschulten Psychotherapeuten behandelt werden kann. In solchen Fällen von primärer Anorgasmie, in denen Frauen nach Anleitung durch Selbstbefriedigung (*Garfield-Barbach*, 1977) den Höhepunkt erreichen, ist die Prognose günstiger. Wenn dagegen eine situative Anorgasmie vorliegt, muß eine Frau mindestens einmal orgastisch reagiert haben.

Man kann drei Gruppen unterscheiden:
- masturbatorische Anorgasmie: wenn der Orgasmus durch den Koitus, nicht aber durch eigene oder fremde Masturbation erreicht wird;
- koitale Anorgasmie: wenn zwar nicht beim Koitus, jedoch bei Masturbation oder oral-genitaler Stimulation die Klimax eintritt;
- wenn zwar gelegentlich nach masturbatorischer und koitaler Stimulierung der Orgasmus eintritt, jedoch häufig kein oder nur ein sehr geringes physisches Verlangen nach sexueller Artikulation als sekundäre Folge einer Libidostörung vorhanden ist.

Psychische Schwachstellen

Bei weiblichen Orgasmusstörungen fehlen häufig die äußeren Voraussetzungen zur notwendigen intimen Atmosphäre. Die Patientinnen wohnen bei den Eltern oder zur Untermiete, oder sie sehen sich im Auto am Waldrand der Gefahr des Überraschtwerdens ausgesetzt. In engen und hellhörigen Wohnungen, etwa mit kleinen Kindern im Schlafzimmer, kann sich ein Paar nicht ungestört zurückziehen.

Eine räumliche Trennung der Partner, z. B. durch den Wehrdienst bedingt, führt an den kurzen Wochenenden nicht immer zu einer ausreichenden Vertiefung der Beziehung. Auch durch hohe Anforderungen im Beruf können die Kräfte der Partner so stark erschöpft sein, daß ein Verlangen nach sexueller Gemeinsamkeit in den Hintergrund tritt. Es sei nur an die Doppelbelastung der Frau durch Beruf und Haushalt erinnert.

Auch die Angst vor unerwünschter Schwangerschaft kann sich hemmend auf die Orgasmusfähigkeit der Frau auswirken. Gerade in jüngster Zeit sind besonders die negativen psychologischen Auswirkungen der Kontrazeption in den Vordergrund gerückt worden, die z. B. in der zunehmenden Pillenmüdigkeit sichtbar werden.

Traumatisierende sexuelle Ersterlebnisse, z. B. Vergewaltigung oder rücksichtslose Defloration, sind oft der Grund für Störungen der Orgasmusfähigkeit. Auch unerfüllter Kinderwunsch kann zu Störungen der Orgasmusfähigkeit führen. Nach mehrjährigen intensiven Bemühungen, schwanger zu werden, entsteht schließlich das Gefühl, daß die Kohabitationen zwecklos sind. Besonders die durch regelmäßige Basaltemperaturmessung und terminierten Geschlechtsverkehr zum Konzeptionsoptimum eintretende Libidostörung führt schließlich zur Anorgasmie.

Postoperative Fehlhaltungen

Besonders stark kann der negative Einfluß auf die Orgasmusfähigkeit nach gynäkologischen Operationen sein (*Eicher* u. *Herms*, 1976). Hier spielen schon die Erwartungen der Patientinnen vor der Operation eine große Rolle. Viele Frauen befürchten spontan und unbegründet, durch den Verlust der Gebärmutter vorzeitig zu altern, obwohl die Eierstöcke nicht mitentfernt werden. Solche archaischen Vorstellungen bestehen auch im Hinblick auf die Sterilisation. So ist die Furcht weit verbreitet, die Periode bliebe danach aus und man würde stark zunehmen. Viele Frauen bilden sich ein, nach der Hysterektomie sexuell anästhetisch zu sein, weil sie von einem ähnlichen Fall in der Verwandtschaft gehört haben. Auch Männer haben gelegentlich noch die Vorstellung, daß Kohabitationen nun nicht mehr möglich seien.

Eine besonders eindrucksvolle, um die Hälfte verminderte Orgasmusfähigkeit fanden wir bei Frauen nach Ablatio mammae. Dabei liegt die Bedeutung der Brust in unserer Gesellschaft weniger in der schwangerschaftsbedingten Laktation als hauptsächlich in ihrer Funktion als sexuelles Kontaktorgan. Die Brust ist für die Frau ein Symbol ihrer Weiblichkeit, und der Verlust stellt deshalb eine besonders bedrohliche Reduzierung ihrer Existenz dar. Jede zweite Frau hatte ein halbes Jahr nach dem Eingriff die Kohabitationen noch nicht wieder aufgenommen, obwohl die Genitalorgane selbst unversehrt geblieben waren.

Hier könnte durch eine sexuelle Beratung nach dem Eingriff eine entscheidende Änderung erzielt werden, indem beide Partner nach Abschluß der Primärbehandlung zu einem Gespräch gebeten werden. Dazu muß jedoch der Arzt lernen, von sich aus über sexuelle Dinge ohne Hemmungen zu sprechen. Durch eine solche Unterhaltung können nicht selten für das weitere Schicksal der Patientin schwerwiegende psychosomatische Funktionsstörungen verhindert werden.

Literatur: Ancelle: Bis sich der Einklang ergibt. Graz: Styria (1967); Deutsch, H.: Psychologie der Frau. Bern: Huber (1954); Eicher, W.: Kohabitationsstörungen der Frau. Fortschr. Med. 93, 1009–1014 (1975); –: Die sexuelle Erlebnisfähigkeit und die Sexualstörungen der Frau. 2. Aufl. Stuttgart: Fischer (1977); – u. V. Herms: Sexualverhalten nach gynäkologischen Operationen. Sexualmedizin 5, 861–865 (1976); Frick, V.: Weibliche Sexualstörungen. Z. Allgemeinmed. 52, 401–409 (1976); Garfield-Barbach, L.: For yourself, die Erfüllung weiblicher Sexualität. Berlin: Ullstein (1977); Masters, W. H. u. V. E. Johnson: Die sexuelle Reaktion. rororo sexologie 8032/33. Reinbek: Rowohlt (1970); Sigusch, V.: Sexualphysiologische Reaktionen beim Menschen. Schriftenreihe der Bayerischen Landesärztekammer. Bd. 15, 298–308 (1968)

Orgasmusstörungen des Mannes

H.-J. Vogt, München

Während Orgasmusstörungen der Frau allgemein bekannt sind und in entsprechenden Publikationen einen breiten Raum einnehmen, werden Orgasmusstörungen des Mannes kaum erörtert. Diese Behauptung scheint vordergründig richtig zu sein. Doch stimmt sie auch?

In Veröffentlichungen über die Impotentia coeundi (*Borelli*, 1971; *Matussek*, 1971; u. a.) werden die Störungen im Orgasmusablauf eingeteilt wie in Tabelle 1 aufgelistet. Sie beinhaltet die gestörte emotionale Verarbeitung des Orgasmus bzw. der postorgastischen Phase im Sinn einer orgastischen Impotenz (*Kemper*, 1950), der Impotentia emotionis (*Borelli*, 1971) bzw. Impotentia satisfactionis (*Matussek*, 1971). Eine Aussage über den physiologischen Ablauf des Orgasmus ist damit nicht gemacht. In Kenntnis der Untersuchungsergebnisse von *Masters* und *Johnson* (1967) über den physiologischen Ablauf der sexuellen Reaktionen ist der Orgasmus jedoch nicht nur im Rahmen der gesamten emotionalen Erlebnisvorgänge (*Borelli*, 1971) zu sehen, sondern korreliert mit einem somatischen Geschehen.

Tabelle 1: Störungen im Orgasmusablauf

1. Orgasmus ohne Lustlösung:
   bei der Samenentleerung entsteht überhaupt kein
   Gefühl oder nur ein geringes Orgasmusgefühl

2. Orgasmus mit Mißempfindungen:
   der Samenerguß wird von Schmerz oder Mißgefühl
   begleitet

3. Orgasmus mit Störungen des emotionalen Erlebens:
   vor, während oder nach dem Geschlechtsverkehr
   treten Gefühlsstörungen auf, sei es, daß der Orgasmus
   keinen besonderen Anreiz bietet, sei es, daß
   anschließend Gereiztheit, besonders gegenüber
   der Partnerin, auftritt

Nach Steigerung der Erregungs- über die Plateauphase laufen in der Orgasmusphase Kontraktionen der Mm. bulbocavernosus und ischiocavernosus, der oberflächlichen und tiefen transversalen Perinealmuskeln ab, zunächst in Abständen von 0,8 sec., dann in immer größer werdenden Intervallen und schwächer werdender Intensität. Kontraktionen der Samenleiter, der Bläschendrüsen, der Prostata und des Penis führen zur Ejakulation. Extragenital breitet sich der Sex flush aus; es kommt zu willkürlichen Muskelkontraktionen, einer Steigerung der Atem- und Herzfrequenz sowie einer Blutdrucksteigerung.

Eine neue Zuordnung

Somit müßten auch Störungen, die im somatischen Geschehen ihren Ansatz haben, hier eingeordnet werden. Dies betrifft zum einen die Anorgasmie, zum anderen Zustände, die bisher unter Ejakulationsstörungen definiert werden, und zwar die Ejaculatio praecox, die Ejaculatio retardata und die Ejaculatio sejuncta (Tab. 2).

Eine Ejakulation setzt als Conditio sine qua non einen Orgasmus voraus. Bei der Ejaculatio praecox verläuft die Ejakulation korrekt nach dem physiologischen Reaktionsmuster; gestört ist die zeitlich vor ihr liegende sexuelle Reaktion, so daß es zum unerwünscht vor- bzw. frühzeitigen Orgasmus kommt. Dabei ist es unerheblich, ob die Störung im emotionalen Erleben oder im Somatischen liegt. Ebenso korrekt verläuft die Ejakulation bei der Ejaculatio retardata; retardiert ist die Fähigkeit, den Orgasmus zu erreichen. Bei der Ejaculatio sejuncta ist es dem Mann unmöglich, mit einer bestimmten Partnerin oder überhaupt intravaginal zum Orgasmus zu kommen. Die-

Tabelle 2: Orgasmusstörungen	1. Orgasmusablauf mit Störungen des emotionalen Erlebens 2. vorzeitiger Orgasmus 3. verzögerter Orgasmus 4. partnerabhängige Anorgasmie 5. primäre Anorgasmie 6. sekundäre Anorgasmie

ser kann jedoch durch Masturbation ohne Schwierigkeiten erreicht werden. Die zugrunde liegenden emotionalen Störungen – bis hin zu Kastrationsängsten – müssen von analytischer Seite bearbeitet werden.

Ich bin mir bewußt, daß die vorgelegten Definitionen an den bisherigen Denkschemata rütteln. Doch meine ich, daß wir bereit sein sollten, neue physiologische Erkenntnisse auch in die tägliche Arbeit zu integrieren, zumal sich der therapeutische Ansatz möglicherweise wird ändern müssen.

Form und Inhalt der Begriffe stehen in einem ständigen Werdeprozeß, der im kreativen Bereich sowohl logische Gedankengänge als auch Analogieschlüsse verwendet. In der Praxis des Alltags wird sich dann herausstellen, was sich auf Dauer bewährt. Ich will damit sagen, daß es für das gegenseitige Verständnis zwingend wäre, Termini zu finden, die von allen verstanden und akzeptiert werden.

Wenn aber das von *Masters* u. *Johnson* Ejaculatory incompetence genannte Phänomen von den Bearbeitern des in Deutschland viel gelesenen und zitierten Buches »Impotenz und Anorgasmie« (1973) unter dem Begriff Ejaculatio deficiens subsumiert wird, so ist dies eine unzulässige Simplifizierung. Da –

wie eben erwähnt – die Ejakulation zwingend einen Orgasmus voraussetzt, bedeutet Ejaculatio deficiens, daß trotz eines Orgasmus die Ejakulation nicht erfolgt. Abzugrenzen ist auch die Ejaculatio retrograda, da bei ihr dem Orgasmus zwar die Ejakulation folgt, doch als Folge unterschiedlicher Mechanismen in die Harnblase hinein.

Bei *Masters* u. *Johnson* (1973) umfaßt das Kapitel der Ejaculatory incompetence 17 Beispiele, deren Beschreibung eine eindeutige Zuordnung der geklagten Störungen nicht zuläßt, da die Anamnese auf das partnerschaftliche Verhalten abgestellt ist. In den meisten Fällen scheint es sich um eine Ejaculatio sejuncta bzw. um eine sekundäre Anorgasmie zu handeln. Auffallend ist die geringe Fallzahl und die spätere Erklärung, daß »keine der sexuellen Störungen des Mannes derart ausschließlich definiert ist« (S. 210) wie die primäre Orgasmusstörung der Frau. Letztere liegt dann vor, wenn eine Frau während ihres ganzen Lebens keinen Orgasmus erlebt hat.

Orgasmusstörungen (Synonyma)	
emotional	physiologisch
orgastische Impotenz	Anorgasmie
Impotentia emotionis	ejakulatorische Impotenz
Impotentia satisfactionis	Ejaculatory incompetence
	Anejakulation

Der anorgastische Patient

Andererseits wird die männliche Anorgasmie – definiert als die Unmöglichkeit, durch Masturbation oder Geschlechtsverkehr jemals einen Orgasmus zu erreichen – gelegentlich angeführt (*Matussek*, 1971; *Doepfmer*, 1971); doch Ausführungen fehlen weitgehend. So bemerkt *Giese* (1971) lediglich, daß männliche Anorgasmie selten vorkomme. Dem steht entgegen, daß sogar der Volksmund für diese Männer einen Ausdruck hat, nämlich »Dauerarbeiter ohne Zahltag«. Dies wird durch Berichte vor allem aus Belgien (*Schellen*, 1969; *Geboes, Steeno* u. *de Moor*, 1975) und Deutschland (*Vogt*, 1974) bestä-

Pat.-Nr.	Alter i. J.	Beruf	Familienstand	Religion	Vater doktrinär	kontaktfähig	ständige Partnerin	klinischer Befund	Spermiogramm	Therapieerfolg	Ätiologie
1	18	Schüler	ledig	Sekte	nein	nein	nein	o. B.	–	sofort	Angst vor zu kleinem Genitale
2	21	Bankkaufmann	ledig	ev.	ja, ständig betrunken	nein	nein	Diabetes mellitus	Normozoospermie	sofort	mangelhafte Identifikation
3	23	Fachschüler	ledig	kath.	nein	ja	nein	o. B.	Normozoospermie	nach Aufklärung	Angst und Ekel vor Pollution
4	24	Fliesenleger	ledig	kath.	ja	nein	nein	o. B.	–	sofort	Ekel nach erzwungener mutueller Masturbation ekklesiogen
5	24	Beamter	ledig	kath.	ja	ja	ja	o. B.	–	sofort	
6	24	Kraftfahrer	verh.	kath.	despotisches Waisenhaus	ja	ja	o. B.	–	beim 6. Versuch	mangelhafte Identifikation Pollutionsangst
7	25	Umschüler	ledig	ev.	nein	nein	nein	o. B.	–	beim 6. Versuch	
8	29	Schlosser	ledig	kath.	nein	nein	nein	Hypospadie	Oligozoospermie	sofort	Angst vor Genitalmißbildung ekklesiogen
9	32	Braumeister	verh.	kath.	gefallen	ja	ja	Varikozele links	Normozoospermie	beim 3. Versuch	
10	35	Zimmermeister	verh.	kath.	ja	nein	ja	Adipositas	–	nach mehreren Versuchen	Angst vor zu kleinem Genitale Pollutionsangst
11	36	Versicherungsangestellter	ledig	ev.	ja	nein	nein	Adipositas	Oligozoospermie	sofort	
12	37	Buchhalter	verh.	–	ja, Quartalssäufer	ja	ja	ab 11. Lebensj. querschnittsgelähmt	Normozoosp. bei erniedr. Fruktosew	sofort	mangelhafte Identifikation
13	38	Studienrat	verh.	kath.	gefallen	ja	ja	Varikozele rechts	Normozoospermie	nach mehreren Versuchen	Pollutionsangst

Tabelle 3: Einzeldaten der Patienten mit primärer Anorgasmie im Jahre 1976

tigt. So konnte 1975 über 31 Männer mit primärer Anorgasmie aus unserer Klinik berichtet werden. Die größte Patientenzahl haben *Geboes, Steeno* u. *de Moor* ebenfalls 1975 mitgeteilt, und zwar 80 Männer, die an einer primären Anorgasmie litten. Die Autoren beschreiben sie als Männer, die nie eine Ejakulation oder einen Orgasmus hatten. Im gleichen Zeitraum von 1967 bis 1974 betreuten sie 35 Männer mit einer sekundären Anejakulation.

Die sog. sekundäre Anorgasmie (*Vogt*, 1974) wird als die Unmöglichkeit definiert, einen Orgasmus durch Koitus oder Masturbation zu erreichen, obwohl dies früher möglich war. Ein Beispiel möge dies erläutern:

Ein 27jähriger Mechaniker (M., F. X.) wurde 1968 von einem Traktor überfahren. Dabei erlitt er Beckenquetschungen und massive Hämatome. Für ihn waren besonders die erhebliche Anschwellung und Blaufärbung von Penis und Skrotum auffällig, was zu der Angst führte, daß die Genitalorgane beschädigt seien. Nachdem die behandelnden Ärzte eine vollständige Restitution nicht sicher versprechen konnten, versuchte er am Tag der Entlassung aus stationärer Behandlung einen Geschlechtsverkehr mit seiner Braut, mit der er vor dem Unfall ohne Schwierigkeiten sexuellen Kontakt gepflegt hatte. Trotz vollständiger Erektion kam es nicht zum Orgasmus. Hierdurch wurde M. in seinem Verdacht bestärkt, daß durch den Unfall seine Kohabitationsfähigkeit zerstört worden sei. Dies führte zu erheblichen Fehlhaltungen, in deren Folge sowohl die Verlobung gelöst wurde als auch berufliche Schwierigkeiten auftraten. M. wurde zum Eigenbrötler, nachdem weder erneute Intimkontakte mit anderen Frauen noch Masturbation jemals einen Orgasmus ermöglichten.

1976 kamen 13 Männer mit primärer Anorgasmie in unsere andrologische Sprechstunde (Tab. 3). Drei dieser Männer fallen aus dem Rahmen der uns bisher geläufigen Ätiologie, da sie unter einer mangelhaften bzw. fehlenden Identifikation litten. Im Gegensatz zur sonst üblichen starken Mutterbindung wuchs ein Patient (Pat. 2) ohne Mutter auf, ein weiterer (Pat. 6) sah seine Mutter als »Nutte« an, ein dritter (Pat. 12) lag seit seinem elften Lebensjahr querschnittsgelähmt im Krankenhaus. Die despotischen Väter der Patienten 2 und 12 waren ständig bzw. quartalsweise betrunken. Patient 6 wuchs in einem Waisenhaus auf, in dem der einzige Mann, der Hausmeister, die häufigen Prügel austeilen mußte. Im übrigen müssen ätiologisch (Tab. 4) die bekannten Gründe wie unreflektierte religiöse Erziehung, Angst vor Entdeckung einer Erektion oder Masturbation, Angst und Ekel vor nächtlichen Pollutionen mit Verschmutzung der Nachtwäsche sowie Angst vor Genitalhypoplasie oder -mißbildung als ursächlich für die primäre Anorgasmie angesehen werden.

Tabelle 4: Ätiologie der primären Anorgasmie (1972 bis 1976)

ekklesiogen	13
Angst vor Entdeckung einer Erektion oder Masturbation	8
Angst vor Pollutionen	7
Angst vor Genitalhypoplasie oder Mißbildung	5
mangelhafte Identifikation	3
Depression	2
Ekel nach erzwungener mutueller Masturbation	1
nicht erkannt	5
insgesamt	44

Wenn schon der Ekel vor nächtlichen Pollutionen zu derartig unangepaßter Reaktion führen kann, um wieviel mehr muß der damals 14jährige Lehrling (Pat. 4) beeinträchtigt worden sein, der von seinem Vorarbeiter zur mutuellen Masturbation gezwungen wurde, bei welcher ihm dessen Ejakulat über die Hände lief. Ein anderer Patient fühlte sich durch eine Hypospadia glandis mit lappenartiger Teilung des Präputiums so sehr in die Vereinsamung getrieben, daß er depressiv wurde und einen Selbstmordversuch unternahm.

In Kenntnis der Gründe für eine primäre Anorgasmie ist es nicht verwunderlich, daß sich die meisten Patienten als kontaktarm mit dem entsprechenden Streben nach Freundschaft und Anerkennung, speziell durch das weibliche Geschlecht, bezeichnen.

Die Ipsationshilfe

Unabhängig von der Ausgangssituation der einzelnen Patienten wurde die Behandlung mit einem elektrischen Vibrationsgerät (Maspo super; Hersteller: Maspo GmbH, Neu-Isenburg) eingeleitet. Nach eingehender psychologischer Vorbereitung wurde den Patienten das Gerät erklärt und ausgehändigt. Voraussetzung für die Anwendung ist das Erreichen einer Erektion. Sodann wird das Gerät eingeschaltet, die Gummiglocke auf die Glans penis aufgesetzt und die Vibrationsstärke durch Fingerdruck auf den Regulierknopf variiert. Vor Aushändigung des Geräts müssen die Patienten über die genitalen Reaktionsmöglichkeiten eingehend aufgeklärt werden. Besonderer Wert sollte auf korrekte Hinweise zur Orgasmusfrequenz gelegt werden.

Wenngleich verständlicherweise die Patienten der Methode mit größter Skepsis gegenüberstanden, wurde in den meisten Fällen doch sehr schnell ein vollständiger Orgasmus mit Ejakulation erreicht (Tab. 5). Die Anwendungsdauer bis zum Erreichen des ersten Orgasmus war recht unterschiedlich. Die

Tabelle 5: Behandlungserfolg mit dem Elektro-Vibrator (1972 bis 1976)		
	beim 1. Versuch	20
	beim 2. Versuch	8
	beim 3. Versuch	3
	beim 4. Versuch	2
	beim 6. Versuch	3
	nach »mehreren« Versuchen	2
	kein Erfolg	4
	Rückgabe des unbenutzten Gerätes	1
	insgesamt	43

meisten Patienten kamen nach zehn bis fünfzehn Minuten zum ersten Erfolg, andere benötigten bis zu dreißig Minuten. Nach mehrfachem Training reduzierte sich diese Zeit im allgemeinen auf etwa fünf Minuten.

Wichtig ist die Angabe der Patienten, daß sich ihr Selbstwertgefühl schon nach Erreichen des ersten Orgasmus erheblich gefestigt habe. Auch wurden psychologische Lern- und Arbeitsprozesse als effektiver empfunden, wenngleich nicht alle psychischen Schwierigkeiten sofort behoben waren.

Eine einmalige Anwendung des Vibrationsgeräts genügte nur selten. Meist waren mehrfache Übungen notwendig, in Einzelfällen in Kombination mit einer fokuszentrierten Gesprächstherapie. Immer wurde besonderer Wert auf eine intensive psychische Führung gelegt. Trotz einer überproportionalen Steigerung der Selbstsicherheit und des Selbstwertgefühls gelang es einigen Patienten nicht, intravaginal zum Orgasmus zu kommen. Es handelte sich um Männer, die wegen eines unbedingten Kinderwunsches jeden Geschlechtsverkehr unter einen Erfolgszwang stellten. Nach erfolgreicher homologer Insemination waren diese Schwierigkeiten jeweils schnell behoben.

Psychische Sperre durchbrechen

Sucht man eine Erklärung für die Wirksamkeit der mechanischen Ipsationshilfe, so ist diese wohl weniger in dem Gerät zu finden, als vielmehr in der ärztlichen Verordnung selbst. Es scheint so zu sein, daß trotz vernunftsmäßigen Erkennens der Zusammenhänge die geschlechtliche Betätigung mit unbewußten Ängsten belegt bleibt. Diese psychische Sperre kann durch die ärztlich angeordnete Anwendung eines als indifferent angesehenen Geräts durchbrochen werden. Dies gilt sowohl für die primäre als auch für die sekundäre Anorgasmie.

Bestätigt wird dies durch einen Patienten (Pat. 3), der nach intensiver Aufklärung durch Masturbation zum Orgasmus kam, ohne den bereitgelegten Vibrator benutzt zu haben.

Ist einmal die psychische Sperre durchbrochen, setzt eine Lernphase ein, welche zur Selbstbestätigung notwendig ist. Eine Fixierung an die mechanische Ipsationshilfe kann dann eintreten, wenn dem Patienten das Gerät belassen wird. Deshalb muß zu Beginn der Therapie die alsbaldige Rückgabe mit dem Hinweis vereinbart werden, daß eine Warteliste von Patienten besteht, die an der gleichen Fehlhaltung leiden. Damit wird gleichzeitig darauf aufmerksam gemacht, daß die Anorgasmie nicht eine absolute Seltenheit ist, die den einzelnen völlig außerhalb des Normkollektivs stellt. Andererseits darf der Rückgabetermin nicht fest fixiert werden, damit der Patient nicht unter Leistungszwang gerät. Deshalb muß auch die Partnerin sich so verhalten, daß der Mann sich nicht unter zeitlichem Druck fühlt. Ist die notwendige Sicherheit erreicht, gelingt der Übergang zum erfolgreichen Koitus meist komplikationslos. Vorsichtshalber sollten die Partner jedoch darauf aufmerksam gemacht werden, daß ebenfalls eine gewisse Lernphase notwendig sein kann, um auch hier vom Leistungsprinzip wegzuführen und die Hingabe zu ermöglichen.

Unsere ärztliche Aufgabe beinhaltet somit sowohl die Hinführung zur Orgasmusfähigkeit als auch die psychische Leitung bis hin zur Vollendung der erstrebten Partnerschaftsbeziehung.

Literatur: Borelli, S.: Potenz und Potenzstörungen des Mannes. Berlin: Brüder Hartmann (1971); Doepfmer, R.: Extratesticular Fertility Disturbances with Special Reference to Disorders of the Voiding Mechanism and Pathology of the Seminal Fluid. In: Joel, Ch.A.: Fertility Disturbances in Men and Women. München, Paris, New York: S. Karger (1971); Geboes, K., O. Steeno u. P. de Moor: Sexual impotence in man. andrologia 7, 217-227 (1975); Giese, H.: Therapie sexueller Erlebnisse. In: Giese, H.: Sexualität des Menschen. 2. Aufl. Stuttgart: Enke (1971); Kemper, W.: Die funktionellen Störungen. Stuttgart: Thieme (1959); Masters, W.H. u. V.E. Johnson: Die sexuelle Reaktion. Frankfurt: Akademische Verlagsgesellschaft (1967); – u. –: Impotenz und Anorgasmie. Frankfurt: Goverts, Krüger, Stahlberg (1973); Matussek, P.: Funktionelle Sexualstörungen. In: Giese, H.: Die Sexualität des Menschen. 2. Aufl. Stuttgart: Enke (1971); Schellen, T.M.C.M.: Means Electrovibration for Induction of Ejaculation an Enrichment in the Field of Andrology? Andrologie 1, 67-70 (1969); Vogt, H.-J.: Anorgasmie des Mannes. Sexualmedizin 3, 116-118 (1974); –: Behandlung der Anorgasmie des Mannes. Hautarzt 26, 593-597 (1975)

Interaktionsprobleme bei Orgasmusstörungen des Partners

W. Eicher, München

Liebe ist die angeborene Fähigkeit eines Menschen, jemanden gern zu haben, wobei sich je nach der Entwicklungsstufe des Individuums verschiedene Formen herausbilden. Liebe entsteht aus der gegenseitigen Abhängigkeit und läßt sich auch als Interaktion von Geben und Nehmen zwischen zwei Partnern definieren. Liebe setzt Kommunikationsfähigkeit voraus.
Im sexuellen Akt steigert der Orgasmus des Partners die eigene Erregung und verschafft dem Befriedigenden selbst Befriedigung. Dieses System der Rückkoppelung wird durch Störungen der sexuellen Erlebnisfähigkeit des Partners selbst irritiert und führt zu Problemen der Interaktion. Diese können sich unmittelbar im Sexualakt auswirken und werden später auch in der Partnerschaft abzulesen sein.
So glaubt *E. Bergler*, daß 9/10 aller Fälle von Untreue von seiten der Frau auf Frigidität zurückzuführen sind. In einer Befragung, die *P. Simon* 1972 in Frankreich vornahm, hielten acht von zehn Franzosen die Untreue des Partners für normal oder verzeihlich, wenn der Gatte impotent oder die Frau frigide ist. Unter Frigidität sind hier vorwiegend Orgasmusstörungen zu verstehen. Nach *H.-J. Prill* ist die Anorgasmie der Frau Aus-

druck einer seelischen, besser personalen Haltung, sofern keine organische Ursache vorliegt. Psychologisch handelt es sich um eine gestörte Hingabefähigkeit, in der die zum Orgasmus notwendige vorübergehende Ich-Regression nicht gelingt.

Der weibliche Partner

Erreicht die Frau im Koitus nicht den Höhepunkt (koitale Anorgasmie) oder kann sie nur ganz selten zum Orgasmus kommen (Oligoorgasmie), so beobachten wir Reaktionen des männlichen Sexualpartners. Diese Orgasmusstörungen können auch Ausdruck einer sexuellen Abstumpfung mit ein und demselben Partner sein, was *A. Kinsey* psychische Ermüdung nannte. Libidostörungen können die Anorgasmie begleiten, können sie aber auch verursachen; sie sind fast immer psychogen, stellen psychodynamisch immer eine Sexualabwehr dar und fordern immer Reaktionen des Partners heraus.
Eine iatrogene Orgasmusstörung sehen wir im sog. fehlenden vaginalen Orgasmus, den die Analytiker mit Frigidität gleichgesetzt haben (*Hitschmann* u. *Bergler*). Dieser vaginale Orgasmus soll vom Mann verspürt werden können; und weil sie es so gelesen und von ärztlicher Seite erklärt bekommen haben, suchen einige Männer nach diesen vaginalen Kontraktionen. Sie dienen ihnen als »sicheres Kriterium« (*Bergler*), wo sie ihrer Frau mißtrauen und befürchten, daß sie ihnen etwas vorspiele. Wir haben Ehen beobachtet, die aufgrund dieser Fehlinformation zerbrochen sind. Es gibt zwar vaginale Kontraktionen; sie können aber weder von jeder Frau noch viel weniger von jedem Mann regelmäßig verspürt werden.

Beispiel: Eine 32jährige Patientin war nach fünfjähriger Ehe von ihrem Mann geschieden worden, der ihr während der ganzen Jahre vorgehalten hatte, daß sie nur einen klitoridalen Orgasmus erlange und er ihren Orgasmus in der Vagina nicht spüre. Obwohl die Ehefrau eigentlich mit ihrem Orgasmus befriedigt war, wurde ihr Mann zunehmend ungehalten, warf ihr vor, daß sie doch nur vorspiele und setzte ihr die Theorie des vaginalen Orgasmus auseinander. Die Patientin entwickelte aufgrund der Unzufriedenheit ihres Mannes einen schweren Minderwertigkeitskomplex mit sexuellen Insuffizienzgefühlen, welche die Ehe schließlich zerrütteten. Dies ist kein Einzelfall.

Wenn Frauen nach einer Geburt ihre Orgasmusfähigkeit verlieren, bezeichnen wir das als postpartale Anorgasmie. Zwar handelt es sich in der Mehrzahl der Fälle um ein psychologisches Problem, doch kann die herabgesetzte orgastische Kapazität auch das Resultat einer Überdehnung der Beckenbodenmuskulatur und möglicher Zerreißung der Schwellkörper sein. Zunächst wird sich nur die Frau beunruhigt fühlen, dann aber auch der männliche Partner. Auf die einzelnen Reaktionen und Interaktionen kommen wir noch zurück. Auch entzündliche Prozesse und organische Ursachen, welche Kohabitationsschmerzen verursachen, können letztlich in eine Anorgasmie münden. Es ist dies eine weitere Möglichkeit, die Interaktionsprobleme auslösen kann.

Der männliche Partner

Nach *H.-J. Vogt* stellt die Ejaculatio praecox eine Orgasmusstörung des Mannes dar. In ihrer Bedeutung für die Partnerin wiegt sie schwer, wenn sie längere Zeit besteht, da die Frau meist unbefriedigt bleibt. Die E. praecox besteht in vielen Fällen lediglich in einer Übererregbarkeit des jungen Mannes und kann mit zunehmender Erfahrung spontan heilen. In manchen Fällen überdauert jedoch das Symptom des vorzeitigen Samenergusses. In dieser Konstellation klagt die Patientin darüber, daß ihr Mann sehr schnell zur Ejakulation komme, sie aber eine lange Zeit der Stimulation benötige und deshalb meist anorgastisch bleibe. Sie reagiert damit, daß sie im Vergleich zu früher nur noch selten das Bedürfnis zur Kohabitation empfindet. Auch das Verlangen des Mannes läßt nach, da er über seine frustrierte Frau nun selbst frustriert ist. Schließlich treten immer größere Pausen ein und jeder erwartet vom anderen, daß dieser die Initiative ergreife. Beide Partner sind nun nervös und häufig überreizt. Die Partnerschaft gestaltet sich zunehmend dysharmonisch.

Eine andere Sexualstörung des Mannes sehen wir in der Ejaculatio retardata: der Mann benötigt immer mehr Zeit, um zum Höhepunkt zu kommen, sein Stimulationspotential muß also immer größer werden. Am Ende dieses Prozesses steht die Anorgasmie. Eine solche Entwicklung kann aus der oben erwähnten sexuellen Abstumpfung des Mannes hervorgehen, sie kann aber auch ihre Ursache darin haben, daß der Mann lange Zeit vergeblich versuchte, durch Verlängerung der Kohabitationszeit seine Frau zum Orgasmus kommen zu lassen, wie ihm dies aus Ehebüchern empfohlen wurde. Er betreibt damit bewußt eine Konditionierung zur E. retardata, die einerseits für ihn selbst in der Anorgasmie enden kann und andrerseits auch die Partnerin beeinträchtigt: sie empfindet als lästig und beunruhigend, wie sich ihr Mann abmühen muß, um selbst doch noch zum Orgasmus zu kommen.

Interaktionsabläufe und Beispiele

Wir haben verschiedene Interaktionsabläufe beobachtet, die wir im folgenden skizzieren:

Der Mann hält bei der Anorgasmie seiner Frau an seinem Prinzip der Ehe und seiner Verantwortlichkeit für die Familie fest. Daraus folgt unbewußt eine Reduktion seiner sexuellen Appetenz in Form einer Sublimierung; sein berufliches Engagement nimmt zu. Hier gibt es zwei Möglichkeiten: Entweder er ist dabei erfolgreich und macht Karriere; dies hat sekundäre Auswirkung auf seine Familie und das Verhalten der Frau, da er weniger Zeit für sie aufbringt und es dadurch zu einer weiteren Verunsicherung und Vermehrung der Minderwertigkeitskomplexe seiner Partnerin kommt, oder aber sein kompensatorisches berufliches Engagement bleibt ohne Erfolg. Er wird depressiv, dysphorisch. Seiner Frau und den Kindern gegenüber reagiert er mißlaunig, aggressiv. Eine weitere Folge können psychosomatische Störungen wie Herz-Kreislauf-Beschwerden sein.

Auch ohne vermehrtes berufliches Engagement können Versagensängste aufgrund der Anorgasmie der Partnerin und sekundäre psychosomatische Reaktionen auftreten. An erster Stelle sind wieder Herz-Kreislauf-Störungen, aber auch Magenbeschwerden zu nennen.

Der Begriff Frigidität wird häufig als Schimpfwort benützt. Manche Männer sind wütend darüber, daß sie ihre Frau nicht befriedigen können und empfinden dies als eine narzißtische Kränkung. Ihren Ärger transformieren sie in Aggressionen, die nicht unbedingt auf ihre Partnerin gerichtet werden müssen, sondern sich auch am Arbeitsplatz bzw. anderen Personen gegenüber bemerkbar machen können.

Manche Männer überwinden ihre Unfähigkeit und/oder

die Unfähigkeit der Partnerin, zum Orgasmus zu kommen, indem sie ein autoritäres Verhalten entwickeln. Sie benutzen ihre Schwäche anorgastisch zu sein, allerdings meist unbewußt, um einen Minderwertigkeitskomplex bei ihrer Partnerin hervorzurufen oder zu vergrößeren und bauen so ihre dominierende Position aus.

Beispiel: Eine 34jährige Patientin (zwei Söhne im Alter von fünf und sechs Jahren) kommt wohl bei der Selbstbefriedigung, nicht aber beim Koitus mit ihrem Mann zum Orgasmus. Ihr Mann behauptet, sie sei auf sexuellem Gebiet kalt. Seine Reaktion von fünf Minuten Dauer sei normal und ausreichend, um bei anderen Frauen einen Orgasmus hervorzurufen. Die Patientin verspürt sekundär eine Minderung ihrer Libido. Er selbst ist im Beruf erfolgreich und betont in letzter Zeit, seinen Beruf über alles zu lieben. Er zeigt große Einsatzbereitschaft. Seine Position hat er zum Gesellschaftslöwen auf Cocktailparties ausgebaut und schleift seine Frau praktisch mit. Sie ist zunehmend müde; das Ausgehen belastet sie jetzt. Sie stellt fest, daß sie in Gesellschaft mehr und mehr verklemmt ist und keinen Gesprächsstoff mehr hat. Er wirft ihr mangelnde sexuelle Initiative vor. Andererseits zeigt er sein Interesse meistens erst gegen Mitternacht, wenn sie todmüde ist oder schon schläft. Sie reagiert dann nicht, und er benutzt dies wieder, um Öl ins Feuer zu gießen und behauptet, sie sei frigide. Dann beklagt er sich, daß sie ihn nicht in seiner gesellschaftlichen Position unterstütze. Er könne ihr nicht entgegenkommen. Sie hat jetzt nicht mehr die Kraft mitzumachen. Ihr fehle ein Mensch wie sie selbst. Sie nimmt nun einerseits Beruhigungs-, andererseits Aufputschmittel. Sie hat ihr Selbstvertrauen verloren. Schließlich schickt er sie in eine psychosomatische Klinik.

Der außereheliche Kontaktversuch

In vielen Fällen werden bei einer Anorgasmie sowohl der Frau als des Mannes – seltener in beiderseitigem Einvernehmen und häufig ohne Wissen des anderen Partners – außereheliche Sexualbeziehungen aufgenommen. Ist der Partner eingeweiht, kann er Eifersuchtsreaktionen zeigen, zumal diese außerehelichen Beziehungen als narzißtische Kränkung erlebt werden, da man selbst nicht in der Lage war, den Partner zu befriedigen.

Beispiel: Ein Paar, acht Jahre verheiratet, eine Tochter: Die Ehefrau war sexuell gehemmt und anorgastisch; der Ehemann hat nach Aussagen seiner Frau geglaubt, er könne sie formen und versuchte dies wohl auch jahrelang. Jetzt habe er ihr gegenüber kein sexuelles Interesse mehr. Er würde jetzt auch die Aussprache darüber verweigern. Sie hatte einen Psychiater aufgesucht, aber ihr Mann verwehrte ihr, sie zu begleiten. Seit vier Jahren gebe er sich keine Mühe mehr, sie zu stimulieren; er verkehre mit ihr nur noch, um sich abzureagieren. Es habe Spannungen gegeben, und er sei sehr gereizt gewesen. Seit zwei Jahren habe er nun eine Freundin und sei wieder ausgeglichener. Inzwischen hat die Ehefrau vor kurzem ebenfalls einen Partner kennengelernt und die Gelegenheit ergriffen; es habe ihr mit ihm viel Spaß gemacht. Sie sei zum ersten Mal zum Orgasmus gekommen. Ihrem Mann gegenüber empfinde sie keine Leidenschaft. Wegen des Kindes möchten sie aber zusammenbleiben.
Auch freie Partnerschaften können an der Anorgasmie zerbrechen. In anderen Fällen treibt die Anorgasmie die Frau in eine neue Bindung.

Täuschung und Test

Als einen Lernprozeß definiert *H. Giese* den Orgasmus der Frau; der Mann lege seine Wunschvorstellungen in das andere Geschlecht hinein. In diesem Sinne solle das Spielen des Orgasmus einen positiven Lernprozeß in Gang setzen. Es ist aber keineswegs erwiesen, und wir kennen keine sichere Beobachtung, welche einen Anhalt dafür bieten würde, daß die Frau orgasmusfähiger würde, wenn sie den Höhepunkt vorspielen kann. Im Gegenteil besteht die Gefahr, daß die Wahrnehmung der Täuschung im Partner eine Enttäuschung provoziert, welche wieder nachteilige Folgen haben kann und Mißtrauen erzeugt.
Aus der Ejaculatio retardata des Mannes können bei der Frau Minderwertigkeitsgefühle entstehen. Die Frau ist beunruhigt und bemerkt, daß das Stimulationspotential bei ihrem Partner gegenüber früher verstärkt werden muß. Sie führt dies auf eine Abnahme ihrer Attraktivität zurück, was seine Ursache in der sexuellen Abstumpfung gegenüber dem einzig gewohnten Partner haben kann. Dies kann die Frau veranlassen, ihre Attraktivität mit einem anderen Partner zu testen.
Bei der Anorgasmie des Mannes (E. deficiens) besteht meist

eine Sterilität. Viele Frauen zeigen hier erstaunlich lange Geduld; gelegentlich beobachtet man eine berufliche Sublimierung. Häufiger haben wir aber beobachtet, daß es reaktiv ebenfalls zu einem Libidoverlust und einer Anorgasmie bei der Partnerin kommt. Oft gehen solche Partnerschaften erst nach erstaunlich langer Zeit auseinander.

Sexueller Leistungszwang ist heute bei beiden Geschlechtern verbreitet und die Ursache von sexuellen Funktionsstörungen. Wer auf allen Gebieten des Lebens nach Leistung strebt, wird auch den sexuellen Bereich unter dieses Prinzip stellen. Primär strebt er den Orgasmus für sich an und sekundär bei seinem Partner. Das Nichterreichen und Ausbleiben führt zu Selbstverunsicherung, Resignation, Depression oder Ärger und zu dem Versuch, den Leistungsbeweis in außerpartnerschaftlichen Erlebnissen zu erbringen.

Zur Frage der Priorität

Nicht genügendes Reagieren eines Partners oder koitale Anorgasmie können die Ehe gefährden. Beide Partner können Minderwertigkeitskomplexe entwickeln, aus denen nervöse Störungen resultieren. Das sexuelle Unvermögen führt zu Frustrationen, zum Gefühl des Versagens. Reaktionen sind Dysphorie, Depression und Suche nach neuen Partnerschaften. Die hier geschilderten Interaktionsprobleme bei Orgasmusstörungen des Partners sind phänomenologisch beschrieben. Eine sichere Kausalität ist hiermit für den Einzelfall nicht bewiesen, und manche Ursache der Anorgasmie mag selbst für die Reaktion verantwortlich sein. Einige der hier beschriebenen Reaktionen gelten auch für andere sexuelle Störungen.

Literatur: Bergler, E.: The Problem of Frigidity. Psychiatr. Quart. 18, 374–390 (1944); Eicher, W.: Die sexuelle Erlebnisfähigkeit der Frau. Leitfaden für die ärztliche Praxis. 2. Aufl. Stuttgart: G. Fischer (1977); Giese, H.: Die sexuelle Frigidität. In: H. Giese u. V. E. v. Gebsattel (Hrsg.): Psychopathologie der Sexualität. Stuttgart: Enke (1962) S. 374–377; Hitschmann, E. u. E. Bergler: Frigidity in Women. Nervous and mental disease monographs. Series No. 60. New York (1936); Kinsey, A. C. et al.: Das sexuelle Verhalten der Frau. Frankfurt/M.: S. Fischer (1963); Prill, H.-J.: Psychosomatische Gynäkologie. München, Berlin: Urban u. Schwarzenberg (1964); Simon, P.: Rapport sur le comportement sexuel des Francais. Paris: Charron, Jullard (1972); Vogt, H.-J. Orgasmusstörungen beim Mann. Sexualmedizin (1978), in Vorber.

Therapie bei psychogenen Orgasmusstörungen

B. Vogt, Heidelberg

Will man sich als Psychoanalytiker mit der Behandlung psychogener Orgasmusstörungen befassen, scheint es sinnvoll und zum Verständnis hilfreich zu sein, zunächst skizzenhaft ein paar Worte über die Technik und den psychoanalytischen Prozeß zu sagen.
Bereits zu Beginn unseres Jahrhunderts war es *Freuds* Bemühen, mit Hilfe der psychoanalytischen Behandlung – in der der Patient sich als aktiver und damit auch mitverantwortlicher Partner erlebt – die Konflikte und Störungen, unter denen der Patient leidet, mit diesem gemeinsam zu erleben, zu erkennen, zu verstehen und zu bearbeiten, d. h. also zu beheben. Man könnte etwas schärfer formuliert auch sagen: zu beseitigen. Nur scheint mir dieser Ausdruck für die Arbeit im analytischen Prozeß nicht ganz angemessen, zu forciert. Jedenfalls soll nicht der Eindruck entstehen, daß man mit Hilfe psychoanalytischer Behandlungsmethoden Symptome vertreiben oder gar austreiben könnte. So also auch nicht die Orgasmusstörungen.

Ehe ich kurz auf einige Beispiele aus Behandlungen von Patientinnen und auch Patienten mit Orgasmusstörungen eingehe, möchte ich noch an *Freud*s Behandlungsziel erinnern. Er sagt nämlich: Am Ende der Therapie soll der Patient liebesbzw. genuß- und arbeitsfähig sein. Daß dieses Ziel gar nicht so leicht zu erreichen ist, lehrt uns jeden Tag aufs Neue die mühsame Arbeit mit unseren Patienten, die nicht nur von diesen, sondern auch von ihren Therapeuten eine hohe Einfühlungsbereitschaft, Engagement und vor allem Geduld auf dem Hintergrund einer positiven Lebenseinstellung erfordert. Neben und nach *Freud* ist es u. a. auch *Wilhelm Reich* gewesen, der sich besonders um eine Fortentwicklung psychoanalytischer Techniken bemühte. *Reich* war einer der ersten unter den Psychoanalytikern, der das Verhalten des Patienten im Hier und Jetzt, in der analytischen Stunde, direkt angesprochen hat. Weiter ist hervorzuheben, daß *Reich* sozusagen als Quelle aller psychischen Schwierigkeiten und Störungen die Stauung sexueller Libido sah. Bis an sein Lebensende vertrat er, ohne sich hierin von Meinungen anderer beeinflussen zu lassen, die Auffassung, daß nur die eindeutig genitale Abfuhr von Spannung zur wirklichen Entspannung führen und damit die psychische Gesundheit gewährleisten könne. Daß vielleicht zärtliche, erotische, also eher prägenitale Befriedigungen hierzu auch in der Lage seien, lehnte *Reich* strikt ab. Ausführliche Darstellungen hierzu finden sich in seinem Buch »Die Funktion des Orgasmus«. Lassen Sie mich jetzt kurz auf die Orgasmusstörungen und deren Wurzeln eingehen.

Angst, nicht akzeptiert zu werden

An erster Stelle möchte ich die Angst erwähnen, nicht akzeptiert zu werden. Dies ist kein so seltenes Phänomen – auch bei männlichen Patienten, die bekanntlich wesentlich seltener unter Orgasmusstörungen leiden als Frauen.
Ein Beispiel: Auf Anhieb erinnere ich mich eines recht durchsetzungsfähigen Studenten, der sich um soziale Kontakte offensichtlich mit Erfolg bemühte, politisch aktiv – und nicht wirkungslos – einsetzte, der ein glänzender Redner war und mehrere Freundinnen – gelegentlich auch gleichzeitig – hatte. Womit er sich auch brüsten konnte. Aber wie er offen im Erstgespräch berichtete, litt er unter Orgasmusstörungen.
Wie sich später im Laufe einer über zwei Jahre laufenden Gruppentherapie zeigte, hatte er stets während des sexuellen

Verkehrs – unabhängig von den jeweiligen Partnerinnen – die Befürchtung, vielleicht doch nicht zu einem vollen Orgasmus zu kommen und sich damit als doch nicht voll erlebnisfähig einschätzen, ja verachten zu müssen. (Der enorme Leistungsdruck, unter dem der Patient stand, wird an dieser Stelle deutlich sichtbar.) Was ihn dann in den jeweiligen Situationen so verunsicherte, daß er nach dem Koitus ganz deprimiert und unzufrieden mit sich war. Weit kränkender für ihn aber war, daß die entsprechenden Partnerinnen sich durch sein Verhalten dann aufgefordert fühlten, ihn zu trösten. Dies ließ ihn hinterher wütend werden und veranlaßte ihn, sich nach einem neuen Mädchen umzusehen. Denn er fand es beschämend, von Frauen, die er eigentlich doch nicht ganz akzeptieren konnte, dann noch getröstet zu werden.
Es muß noch erwähnt werden, daß der Patient ein uneheliches Einzelkind einer als stets durch berufliche Arbeit überlastet erlebten Mutter war. Diese mußte ihn früh in einer Kindertagesstätte abgeben und konnte ihn auch nie mit in die Ferien nehmen, weil sie sich von dem Patienten – der ein wildes und aggressives Kind gewesen sein soll – erholen mußte, um dann wieder einigermaßen belastungsfähig zu sein.
Die nicht geringe Wut, die der Patient damals auf seine als schwach und auch ihm wenig zugewandt erlebte Mutter gehabt haben muß, ging im ersten Abschnitt der Therapie auf die Gruppe und besonders auch auf mich als weibliche Therapeutin nieder. Er fand alles unzureichend, sowohl den Einsatz der Gruppenmitglieder als auch den meinen, alles war viel zu gering. Er forderte Marathon- und vor allem auch Diskussionssitzungen. Einmal gelang es ihm, im Anschluß an eine Gruppenstunde die anderen dazu zu bringen, weitere drei Stunden – ohne Therapeuten – mit ihm (gewissermaßen als vielleicht besseren Therapeuten) zu arbeiten. Dabei ging er, wie sich später herausstellte, aktiv auf jedes Gruppenmitglied zu und verlangte, daß hier und jetzt alle Schwierigkeiten, Konflikte und Gefühle geäußert werden müßten. Offenbar konnte sich gegen diesen enormen Leistungsdruck des Patienten kaum einer wehren. Aber auch dem Patienten mit der Orgasmusstörung, um den es hier geht, brachte diese Marathonsitzung nicht das, was er erhofft hatte, denn noch am gleichen Abend erlebte er sich bei seiner Freundin im Sexualkontakt als nicht voll orgasmusfähig.
Im Verlauf der Behandlung, in der der Patient sich dann zunehmend über all seine Ängste und Befürchtungen, nämlich von der Gruppe und von mir nicht akzeptiert zu werden, äußern konnte, wurde er ruhiger und verzichtete auch zur

sichtbaren Entlastung der Gruppe auf seinen Leistungsdruck. Er konnte es dann sogar zulassen, daß die Gruppe einmal über mehrere Minuten schwieg. Weiter vermochte er auch fast gelassen zu reagieren, als die anderen hin und wieder das Bedürfnis äußerten, sich endlich einmal in ihrem Sessel schweigend und vor sich hin phantasierend auszuruhen.
Solche Erlebnismöglichkeiten waren für den Patienten – wie er am Ende der Gruppenbehandlung berichtete – bis dahin so gut wie nie vorhanden gewesen. Er hatte es bisher einfach nicht gewagt, frei von Leistungsdruck oder irgendwelcher Aktion oder Diskussion sich in eine zwischenmenschliche Situation einzulassen. In der letzten Stunde berichtete er auch, daß es ihm seit einigen Wochen tatsächlich möglich sei, auch einmal allein zu sein – ohne unruhig zu werden – und einfach vor sich hinzuphantasieren. Er hatte also die Fähigkeit zum Alleinsein (im Sinn von *Winnicott*) entwickeln können. Die Orgasmusstörung war inzwischen allmählich verschwunden. Ich hatte das Empfinden, der Patient erlebte sich jetzt akzeptiert und konnte u. a. deshalb auf seinen anfangs aggressiv und forciert anmutenden »Aktivitätszwang« verzichten.

Angst vor Kontrollverlust und Unvollkommenheit

Als weitere Wurzeln für Orgasmusstörungen sind noch zu nennen: die Angst vor Kontrollverlust, d. h. also die Angst, sich in den Primärprozeß, wo ES, Zeitlosigkeit und Phantasie freien Lauf und Raum haben (um nicht zu sagen: regieren), einzulassen. Es kommt bei den Patienten dann die Befürchtung auf, in solchen unstrukturierten Situationen vielleicht verrückt zu werden. Diese Ängste scheinen mir besonders häufig bei den Magersüchtigen, aber auch bei Borderline-Patienten aufzutreten. Auch die Angst vor eigenen aggressiven Durchbrüchen ist nicht selten. Es kommen dann z. B. Vorstellungen auf, man könnte im Orgasmus den Partner erwürgen, d. h. einfach umbringen. Ich erinnere mich an dieser Stelle eines solchen Patienten, der auch unter einer zwangsneurotischen Symptomatik litt.
Eine weitere Wurzel der Orgasmusstörung kann die Befürchtung sein, dem Partner nicht zu genügen. Dies kommt häufig bei Frauen, aber gar nicht so selten auch bei Männern vor. Sicher spielt die frühe Mutter-Kind-Beziehung hier eine wesentliche Rolle. Doch aus zeitlichen Gründen ist es nicht mög-

lich, auf diesen an sich sehr wichtigen Punkt näher einzugehen. Speziell zu den Orgasmusstörungen der weiblichen Patientinnen ist zu sagen, daß die Angst und Unsicherheit einflößende Vorstellung sehr verbreitet ist, keinen vollen genitalen Orgasmus erleben zu können. (Auch hier scheint sich ein gewisser Leistungsdruck mit einzuschleichen!) In diesem Zusammenhang sei an *Freuds* inzwischen – besonders durch den Einfluß von *Masters* u. *Johnson* – überwundene Vorstellung von dem wesentlichen Unterschied zwischen klitoridalem und vaginalem Orgasmus erinnert.

Ich erlebte es in Behandlungen mit solchen Patientinnen, die an Orgasmusstörungen litten, als hilfreich und fördernd, wenn wir uns im Laufe der Therapie zunächst einmal gemeinsam die Masturbationsphantasien ansahen und diese zu verstehen suchten, besonders auch auf dem Hintergrund der persönlichen Entwicklung der Betroffenen. Wichtig erscheint mir auch, daß die Patientinnen eine offene und freie Beziehung zu ihrem eigenen Körper und speziell vor allem zu ihrem eigenen (weiblichen) Genitale entwickeln konnten. Sie berichteten dann oft von neu erlebten Möglichkeiten, sich durch digitale Manipulationen selbst zum Orgasmus zu bringen. In einem weiteren Schritt war es ihnen dann meist möglich, sich während der Masturbation den geliebten Partner vorzustellen. Aber auch hier erlebten sie ganz real die Möglichkeit, daß der Orgasmus nicht nur im Kontakt mit und für den Partner entstehen kann. Dies scheint für das Erleben dieser weiblichen Patienten von großer Wichtigkeit zu sein.

Wesentlich ist noch, daß im Laufe einer Behandlung, soll die Orgasmusstörung verschwinden, die Selbstwertproblematik der betroffenen Patientinnen (die nicht unbedingt mit der Bearbeitung des Penisneides beginnen sollte!) gemeinsam mit dem Patienten erlebt, verstanden und bearbeitet werden kann. Gerade bei der Orgasmusstörung der Frau scheint es von zentraler Bedeutung, daß die weibliche Patientin heute sich nicht wie zu *Freuds* Zeiten etwa nur als ein Wesen erlebt, das von der Natur unzureichend ausgestattet wurde, nämlich um mit *Freud* zu sprechen: ohne Penis und noch dazu mit einem schwachen Über-Ich.

Im Laufe der Jahre läßt sich in den Behandlungen der Patientinnen erleben, wie häufig und differenziert die Möglichkeiten, Eigenständigkeit zu erlangen, bei sozial gebundenen wie auch sozial ungebundenen Patientinnen reflektiert werden.

Nicht vergessen werden sollte auch der gesamte ungeheure Leistungsdruck, unter dem nicht nur die Männer, sondern auch die Frauen oft durch Doppelbelastung in Ehe, Familie und Beruf stehen. Zweifelsohne kann die Orgasmusfähigkeit – sowohl bei dem Mann als auch bei der Frau – durch viele Konflikte und Belastungen beeinträchtigt werden.

Eines sollte abschließend aber besonders hervorgehoben werden: Erst wenn ein gewisses Maß an positiver Selbsteinschätzung und Fähigkeit zur Gelassenheit erreicht ist, wird es möglich sein, sich voll orgasmusfähig zu erleben. Diese Möglichkeit und Fähigkeit sollte neben seiner Fähigkeit zur Deutung der Therapeut durch seine eigene Person – d. h. vor allem auch averbal – vermitteln können.

Literatur: Balint, M.: Psychotherapeutische Techniken in der Medizin. München: Kindler (1970); Casseguet-Smirgel, J.: Psychoanalyse der weiblichen Sexualität. Frankfurt: Suhrkamp (1974); Deutsch, H.: Die Psychologie der Frau. (1944), 2. Aufl. Bern: Huber (1959); Eicher, W.: Die sexuelle Erlebnisfähigkeit und die Sexualstörungen der Frau. Ein Leitfaden für die ärztliche Praxis. Stuttgart: Fischer ᛏ1977); Freud, S.: Einige psychische Folgen des anatomischen Geschlechtsunterschiedes. GW XIV (1925); – : Über die weibliche Sexualität. GW XIV (1931); Gillespie, W.: Freuds Ansichten über die weibliche Sexualität. Psyche 29, 789–804 (1975); Mitscherlich-Nielsen, M.: Psychoanalyse und weibliche Sexualität. Psyche 29, 769–788 (1975); Masters, W.H. u. V.E. Johnson: Die sexuelle Reaktion. Frankfurt: Akademische Verlagsanstalt (1967); – u. –: Anorgasmie und Impotenz. Frankfurt: Goverts, Krüger u. Stahlberg (1973); Reich, W.: Funktion des Orgasmus. (Orgone Inst. Press Inc., 1942, 1948, 1961), Köln, Berlin: Kiepenheuer u. Witsch (1969); Winnicott, D. W.: Vom Spiel zur Kreativität. Konzepte der Humanwissenschaften. Stuttgart: Klett (1973)

Orgasmusstörungen bei der Kontrazeption

V. Frick, Tübingen

Psychische Nebenwirkungen – und dazu zählen auch die Störungen der Orgasmusfähigkeit – sind bislang bei allen kontrazeptiven Methoden aufgetreten. Läßt sich bei der hormonellen Kontrazeption immerhin noch eine pharmakologische Einwirkung auf das affektive Erleben annehmen, so scheint an der Tatsache, daß auch bei allen anderen Maßnahmen psychische Begleiterscheinungen vorkommen, deutlich zu werden, daß diese primär mit der psychologischen Bedeutung der Verhütung und wahrscheinlich erst sekundär mit der gewählten Methode in Zusammenhang stehen.

Molinski (1971) hat dies sinngemäß etwa folgendermaßen ausgedrückt: Wenn neurotische Mechanismen und unbewußte Konflikte für die Frau oder das Paar eine wesentliche Rolle spielen, kann die gewählte kontrazeptive Methode eine nicht mehr bewußte Bedeutung gewinnen, die ihre Akzeptabilität und Verträglichkeit zu beeinflussen vermag. Besonders mag dies auf das sexuelle Erleben zutreffen, das aufgrund einiger Sozialisationsfaktoren immer noch eng mit den Einstellungen zu Schwangerschaft und Mutterschaft verbunden ist.

So erstaunt es also auch nicht, daß die meisten einschlägigen Studien über eine allgemeine Verbesserung der sexuellen

Empfindungsfähigkeit bei sicherer Kontrazeption berichten. Der Wegfall von Angst vor ungewollter Schwangerschaft gibt eine plausible Erklärung.

Auch wenn die Angaben über die Häufigkeit gestörter Orgasmusfähigkeit offensichtlich in Abhängigkeit von der angewandten Untersuchungsmethode schwanken – sie bewegen sich zwischen 6 und 35 % –, so besteht doch Einigkeit darüber, daß sich im Grunde genommen die sexuelle Erlebnisfähigkeit unter sicherer Kontrazeption generell nicht verschiebt (*Petersen*, 1969). Demnach ist auch das allgemein prozentual selten beobachtete Auftreten von Libido- und Orgasmusstörungen unter Kontrazeption in erster Linie ein Problem der Einzelberatung in der Praxis, das angesichts der zunehmenden »Pillenmüdigkeit« und des verstärkten Wunsches nach definitiven Maßnahmen wie der Sterilisation allerdings zunehmend Bedeutung gewinnt.

Alibi für Beziehungskonflikte

Dem praktisch tätigen Arzt sind Klagen über verändertes sexuelles Bedürfnis, Abnahme von Erregungs- und Empfindungsfähigkeit z. B. unter der Einnahme der Pille nur zu gut bekannt. Sie werden allerdings nicht selten auf die pharmakologische Wirkung der Hormone zurückgeführt, die – wenn auch vorhanden – sich zumindest zusätzlich als bequemes Erklärungsalibi auch sonst bestehender Schwierigkeiten und Beziehungskonflikte geradezu anbietet.

Sexuelles Verlangen und Orgasmusfähigkeit können in unterschiedlicher Weise abnehmen:
● Die Libido läßt bis zum völligen Desinteresse an sexueller Betätigung nach; die Orgasmusfähigkeit ist jedoch erhalten, wenn es zum sexuellen Kontakt kommt.
● Das sexuelle Verlangen bleibt zwar erhalten, findet jedoch keine entsprechende Befriedigung im Orgasmus.
● Es kommt zum gleichzeitigen Verlust von sexuellem Verlangen und Orgasmusfähigkeit.

Die Störungen des sexuellen Verlangens und Erlebens treten in offensichtlicher Abhängigkeit von der Sicherheit der gewählten Methode auf. Sowohl Unsicherheit als auch Sicherheit der Methode können subjektive Störungsfaktoren sein.

Nach neueren Daten (zit. nach *Oeter*, 1975) wenden nur knapp 50 % der 16- bis 22jährigen Mädchen, die Geschlechtsverkehr haben und eine Schwangerschaftsverhütung wünschen, eine so sichere Kontrazeption wie die Pille an. Von den Frauen zwischen 23 und 29 Jahren sind es 60 %, von den 30- bis 39jährigen Frauen nur noch 40 %. Zur Zeit beenden 40 % aller Frauen die Einnahme der Pille, obwohl kein Kinderwunsch besteht. Diese Zahlen verdeutlichen, daß immer noch in einem hohen Prozentsatz jegliche Kontrazeption unterbleibt oder auf fragwürdige Methoden wie z. B. den Coitus interruptus zurückgegriffen wird.

In der Praxis fällt auf, daß abgesehen von jenen Frauen, die aufgrund ihrer sozialen Situation nur mangelhaft über sichere Verhütung informiert sind, sich auch solche Frauen auf Methoden wie Knaus-Ogino verlassen, die ihre sexuellen Erlebnisschwierigkeiten im Sinn einer Anorgasmie hinter der Beherrschung verstecken können, welche die Unsicherheit der Methode ihnen abverlangt. Sie machen – wie *Molinski* (1971) sagt – damit aus der Not eine Tugend.

Beim Coitus interruptus dagegen – eine leider immer noch weit verbreitete Verhütungspraktik – findet sich nach eigener Beobachtung aus dem klinischen Alltag eine fast regelhafte Störung der Orgasmusfähigkeit. Abgesehen davon, daß die unterbrochene Stimulation physiologisch eine ausreichende Erregungszunahme unterbindet, führt diese Technik häufig zu schwerer psychischer Enttäuschung. Denn das Zurückziehen wird als ein Sich-Zurückziehen, als Verlust und gleichzeitiges Verlassenwerden im Augenblick großer Intimität und Hingabe gewertet. Obendrein wird es von Frauen noch als ein persönliches Versagen umgedeutet. Es kann deshalb ein wichtiger und das Selbstgefühl in entscheidender Weise stärkender Hinweis sein, daß es sich hier um eine unselige Technik handelt, die man durchaus als für beide Partner psychisch grausam bezeichnen kann, da sie jeder Hingabe entgegenwirkt.

Die Ergebnisse zahlreicher Studien (*Eicher*, 1972; *Prill*, 1968; *Petersen*, 1969) über die Auswirkung von Ovulationshemmern auf das sexuelle Bedürfnis und Empfinden haben die Erfahrung bestätigt, daß Frauen mit einer ungestörten Einstellung zur Sexualität (d. h. mit sexueller Genußfähigkeit und Freudigkeit, die sich, soweit es ihre psychosoziale Situation erlaubt, auch in ihrer Praxis widerspiegelt) keine Störungen ihrer Orgasmusfähigkeit erleben. Gleichzeitig liegen jedoch auch ernst zu nehmende Untersuchungsergebnisse über eine abnehmende Libido unter gestagenreichen Kombinationspräparaten vor (*Petersen*, 1969). Bei der Verwendung gestagenarmer Sequenzpräparate konnte deshalb auch häufig zunächst eine Verbesserung beobachtet werden. Dies sollte deshalb als potentielle therapeutische Intervention stets auch in Betracht gezogen werden. Bei psychisch bedingter Abnahme der Libido- und Orgasmusfähigkeit läßt dieser möglicherweise auch suggestiv mitbedingte Effekt früher oder später nicht selten wieder nach, so daß ein weiterer oder häufiger Wechsel von Präparaten sinnlos wird. Es liegt nahe, gerade bei diesen Frauen die auftretende Unverträglichkeit sicherer Kontrazeption mit ihrem weiblichen Rollenverständnis in Zusammenhang zu bringen.

Rollenkonflikt der Frau

Sichere Kontrazeption bedeutet bewußte Ausschaltung von Schwangerschaft und Mutterschaft, bedeutet zumindest rationale Akzeptierung einer Sexualität, die nicht mehr an die generative Funktion gebunden ist. Rationale Bejahung schließt die emotionale Bejahung jedoch keinesfalls zwingend ein. Im Gegenteil wissen wir aus der Psychosomatik, auf welche Weise abgewehrte Triebimpulse, wie in unserem Fall z. B. der unbewußte Wunsch nach Mutterschaft, somatisiert oder in den psychischen Bereich verlagert werden können. So drückt sich in der Klage über den Libidoverlust oder den Verlust der Orgasmusfähigkeit während der Kontrazeption beides aus: der Wunsch, Sexualität zu erleben und zu genießen und die dagegen gerichtete Kraft sicherer Kontrazeption, d. h. die Verhütung von Mutterschaft mit all ihren psychischen Implikationen. *Molinski* (1971) hat die typischen Ängste und Konflikte beschrieben, die nach seiner Erfahrung Frauen mit der Einnahme von Hormonen verbinden: die Furcht, in der eigenen Identität durch die Hormone beeinträchtigt zu werden, bei gleichzeitig verunsicherter Selbstbehauptung zuviel Eigenverantwortung und Macht übernehmen zu müssen, die Furcht, genital nicht in Ordnung zu sein, d. h. die Sicherheit ständig möglicher Konzeptionsfähigkeit zu verlieren, und schließlich vor allem die Furcht, die mit den Verunsicherungen auf den Gebieten der Zärtlichkeit und Hingabe als unerläßliche Voraussetzungen oder Bedingungen ungestörten sexuellen Erlebens verbunden ist. Gerade Frauen mit dieser zuletzt genannten Angst kann unsichere Kontrazeption ein Alibi in die Hand geben, sich zurückzuhalten, sich nicht hingeben zu müssen, sich mit dem Argument der Konzeptionsfurcht vor dem angsterregenden Verkehr zu schützen.

Bei Störungen der Zärtlichkeit und Hingabe rückt deshalb auch so deutlich die Partnerbeziehung in den Vordergrund. Denn letztlich vollzieht sich die Störung ja nicht in der Frau allein, sondern in ihrer Beziehung mit dem Partner, die in ihr günstigstenfalls ein angstfreies Sich-Überlassenkönnen ermöglicht oder dieses schlimmstenfalls verhindert. Zwar ist die Frau diejenige, die die hormonale Kontrazeption anwendet, und meist fühlt sie sich deshalb auch allein verantwortlich für die Störungen, die sie an sich beobachtet – Kontrazeption wird jedoch überwiegend aus dem Motiv einer Partnerinteraktion praktiziert, so daß in der Beratung vor allem auch dieser Aspekt, also die spezielle Bedeutung der Kontrazeption in der Beziehung, berücksichtigt werden sollte.

Oeter u. *Wilken* (1976) haben in einem medizin-soziologischen Beitrag zum kontrazeptiven Verhalten zahlreiche Hinweise dafür gegeben, daß ein traditionelles weibliches Rollenverständnis beider Geschlechter korreliert
● mit dem Versagen sicherer kontrazeptiver Methoden,
● mit der Häufigkeit und der Art von Nebenwirkungen – dies gilt besonders für die Ovulationshemmer
● sowie einer primären Ablehnung jeglicher Kontrazeption vor dem späteren Eintreten unerwünschter Schwangerschaften.

So stellte *Rainwater* (zit. *Oeter* u. *Wilken*, 1976) z. B. fest, daß in partnerschaftlich orientierten Beziehungen ohne traditionelle Rollenaufteilung zwischen Mann und Frau und mit einer intensiven Kommunikation der Partner gerade über sexuelle Fragen ein hohes Maß an Sicherheit und Verträglichkeit der Schwangerschaftsverhütung garantiert ist. Damit korrespondiert auch ein positiver Einfluß auf ein angstfreies, emotional bejahtes sexuelles Erleben.

In eigenen Untersuchungen (*Keßler*, 1974; *Frick, Keßler* u. *Pferdmenges*, 1973; *Pferdmenges*, 1976) haben wir einen sozialpsychologischen Erklärungsversuch für die Nebenwirkungen der Pille empirisch an zwei Kollektiven junger Arbeiterinnen und Studentinnen überprüft. Dabei konnten wir feststellen, daß traditionell orientierte Frauen mit geringerer Schulbildung und konservativer Einstellung zur weiblichen Rolle (sie sahen z. B. ihre wichtigste Funktion in der Mutterrolle und die unwichtigste in einer beruflichen Tätigkeit) insgesamt mehr negative Nebenwirkungen unter Ovulationshemmern hatten als ein Vergleichskollektiv von progressiv eingestellten Frauen mit höherer Schulbildung und erklärtem Anspruch nach Gleichberechtigung und Selbstverwirklichung, der Unabhängigkeit infolge beruflicher Ausbildung und Tätigkeit zentral beinhaltete. Für die Frauen mit konservativer Einstellung zur weiblichen Rolle bedeutet die Einnahme von Ovulationshemmern offensichtlich ein Aufschieben einer wesentlichen Zielvorstellung, nämlich des Wunsches nach Mutterschaft.

Eine Abnahme der Orgasmusfähigkeit zeigte sich in unseren Studien ausschließlich bei Frauen mit auch sonst gehäuft auftretenden Nebenwirkungen und einer gestörten sexuellen Erlebnisfähigkeit bereits vor der hormonalen Kontrazeption. In Übereinstimmung mit anderen Untersuchungen verschiedener Autoren läßt sich festhalten, daß die Orgasmusfähigkeit unter der Pille zunimmt, wenn die Frauen die Möglichkeit zu einer angstfreien sexuellen Praxis haben und diese auch leben und bejahen. Die Orgasmusfähigkeit kann jedoch bei solchen Frauen abnehmen, bei denen sichere Kontrazeption, d. h. die eigenverantwortliche Trennung von Sexualität und Mutterschaft die sexuelle Hingabefähigkeit stört, weil diese eigentlich im psychischen Erleben mit dem Wunsch nach Mutterschaft verknüpft ist und diese Möglichkeit offenlassen will.

Als letztes sei die Sterilisation als definitive oder chirurgische Kontrazeption (*Petersen*, 1977) erwähnt. In einer ausgezeichneten Übersicht hat *Petersen* (1977) in der Zeitschrift *Sexualmedizin* die Ergebnisse bisher vorliegender Studien zusammengetragen und Bedingungen wie Auswirkungen dieser aktuellen Methode kritisch diskutiert. Übereinstimmend kommen verschiedene Untersucher zu dem Schluß, daß diese Methode zu einem hohen Prozentsatz die sexuelle Partnerbeziehung verbessert. Vorausgesetzt, die Maßnahme ist Folge eines in Übereinstimmung mit dem Partner reiflich abgewogenen Entschlusses nach erfülltem Kinderwunsch und die Entscheidung wird ohne äußeren Zwang gefällt. Der Eingriff sollte also nicht in Verbindung mit einer Sectio, im Wochenbett oder mit einer gleichzeitigen Interruptio, sondern im Intervall durchgeführt werden.

In einem größeren Kollektiv von rund 700 Frauen, die wir

zusammen mit der Univ.-Frauenklinik Gießen nach dem Eingriff befragt haben (*Kunz, Bailer* u. *Frick*, 1973), registrierten etwa 30 % aller Frauen nach Sterilisation ein zunehmendes sexuelles Bedürfnis; bei nur etwa 5 % kam es zu einer Abnahme der Libido.

Bedeutung für die Partnerschaft

Libido- und Orgasmusfähigkeit spiegeln auch im Zusammenhang mit Kontrazeption nahezu immer die Partnerbeziehung wider. Es war mein Anliegen, zu zeigen, daß auftretende Störungen deshalb nur unter Einbeziehung der Frage geklärt werden können, welche Bedeutung sichere oder unsichere Kontrazeption für die Partner und ihre Beziehung haben.

Literatur: Drähne, A., V. Frick u. S. Kunz: Die psychische Verarbeitung der Sterilisation – eine prospektive Studie. Deutscher Gynäkologen-Kongreß, Hamburg 28. 9. – 1. 10. 1976; Eicher, W.: Libido- und Orgasmusstörungen unter Ovulationshemmern. Münchner Med. Wschr. 29/30, 1286–1289 (1972); Frick, V., S. Keßler u. J. Pferdmenges: Psychologische Aspekte der Nebenwirkungen oraler Kontrazeptiva. Arch. f. Gynäk. 214, 252–253 (1973); –: Libidoverlust u. Frigidität unter Ovulationshemmern aus psychologischer Sicht. Fortschr. d. Med. 92, 1161–1164 (1974); Herzberg, B.: Kontrazeptive Kontinuität und Libido. Sexualmedizin 3, 465–468 (1974); Imle, Ch.: Motivation für Ablehnung von Ovulationshemmern. Diss., Würzburg, 1968; Keßler, S.: Psychosoziale Aspekte der Nebenwirkungen von Ovulationshemmern. Diss., Tübingen, 1974; Kunz, S., P. Bailer u. V. Frick: Die psychische Verarbeitung der Tubensterilisation als definitive Kontrazeptionsmethode. Geburtsh. u. Frauenheilk. 36, 68–72 (1976); Molinski, H.: Zur Akzeptabilität kontrazeptiver Methoden. Allgemeinmed. 15, 799–806 (1971); –: Ovulationshemmer und das Erleben von Macht und Ohnmacht. Z. Psychosom. Med. Psychoanal. 13, 212–215 (1967); Oeter, K.: Psychosoziale Bedingungen der Schwangerschaftsverhütung – Ein Medizin-Soziologischer Beitrag zum kontrazeptiven Verhalten. Kölner Zeitschr. f. Soziol. u. Sozial-Psychol. 27, 224–240 (1975); – u. M. Wilken: Was Studien über kontrazeptives Verhalten beinhalten sollten. Sexualmedizin 5, 110–116 (1976); Petersen, P.: Psychiatrische und psychologische Aspekte der Familienplanung bei oraler Kontrazeption. Stuttgart: Thieme (1969); –: Die seelische Verarbeitung der chirurgischen Kontrazeption bei Mann und Frau. Münch. Med. Wschr. 118 (1976); –: Chirurgische Kontrazeption der Frau und die seelischen Folgen. Sexualmedizin 6, I: 13–21, II: 100–110, III: 204–215, IV: 295–296 (1977); Pferdmenges, J.: Physische und psychische Nebenwirkungen bei oraler Kontrazeption. Diss., Tübingen, 1976; Prill, H. J.: Motivation und Einstellung der Frau zur Kontrazeption. In: Kepp, R. u. H. Koester (Hrsg.): Empfängnisverhütung aus Verantwortung. Stuttgart: Thieme (1968); – u. R. Heister: Stimmungsveränderungen unter Ovulationshemmern. Med. Klinik 66, 192–194 (1971)

Diskussion:
Orgasmusstörungen bei Mann und Frau

Leitung: K. Richter, München

v. Weidenbach, München: Wenn ich Herrn *Vogt* richtig verstanden habe, setzt die Ejakulation einen Orgasmus voraus. Ist die Ejakulation das Ende des Orgasmus? Auf der anderen Seite haben Sie eine Anejakulation mit Anorgasmie in Ihrem Vortrag gleichgesetzt.

Vogt, München: Ich sehe die Ejakulation nicht als Ende des Orgasmus an. Sie ist physiologisch vollkommen davon getrennt. Sowohl Orgasmus als auch Ejakulation sind nach *Masters* u. *Johnson* genau definiert. Bei der Ejaculatio praecox läuft die Ejakulation physiologisch ungestört ab. Die Ursache für den vorzeitigen Samenerguß liegt darin, daß der Orgasmus eher abläuft als erwünscht. Wenn ich in meinem Vortrag den Begriff Anejakulation benutzt habe, so war dies im Sinne von *Geboes*, *Steeno* u. *de Moor*, die damit einen Zustand bei Männern meinten, die niemals eine Ejakulation und einen Orgasmus gehabt haben. Die Schwierigkeit, den Orgasmus selbst zu definieren, hatten schon *Kinsey* u. Mitarbeiter 1948 beschrieben. Hier sind es halt zwei Dinge: einmal das emotionale und zum anderen das physiologische Geschehen. Die Physiologie besteht im Zusammenwirken der Gefäße, Nerven und Muskulatur, wobei das bewirkt wird, was als Orgasmus empfunden wird. Es handelt sich um ein Zusammenziehen des Musculus bulbocavernosus, ischiocavernosus und quergestreifter perinealer Muskulatur, in deren Gefolge dann die Ejakulation auftritt.

Springer-Kremser, Wien: Ich habe anfangs den Orgasmus definiert und habe das keineswegs auf ein Geschlecht bezogen. In dieser Definition sind alle Aspekte enthalten. Sie beziehen sich keineswegs nur auf die Frau.

Richter, München: Was die anatomischen Gegebenheiten der Ejakulation anbelangt, so scheint doch ein Unterschied bei beiden Geschlechtern zu bestehen: Nach Rektumoperationen oder nach Resektion des Nervus hypogastricus oder Störungen in entsprechender Höhe des Rückenmarkes unterbleibt die Ejakulation des Mannes. Bei der Operation nach *Cotte* resezieren wir den Nervus hypogastricus präsakral und haben dabei aber keine Störungen in der Liebesfähigkeit der Frau feststellen können.

Vogt: Bei Operationen mit ausgedehnten Eingriffen am Darm, insbesondere bei Rektum- und Sigmaresektionen, kommt es sehr häufig zu Verletzungen und Beschädigungen von Nerven in unterschiedlicher

Höhe. Wenn nun keine Ejakulation mehr gelingt trotz vorhandener Orgasmusfähigkeit, würden wir das als Ejaculatio deficiens bezeichnen. Werden tiefer liegende Nerven geschädigt, kommt es darüber hinaus auch zu Erektionsstörungen bis zur absoluten Impotentia erectionis. Dann ist auch ein Orgasmus nicht mehr möglich und dementsprechend auch keine Ejakulation. Es entsteht also ein Unterschied durch die Höhe des Traumas.

Springer-Kremser: Ich glaube, es kommt hier noch etwas hinzu. Man muß unterscheiden zwischen dem Reflexbogen, der über das Rückenmark abläuft, einerseits und dem, was auch afferent ins Großhirn geht. Letztlich ist – was ich auch in meinem Vortrag gesagt habe – der Orgasmus auch eine Frage der Wahrnehmungen. Was ich subjektiv darunter empfinde, ist also keineswegs identisch mit dem, was an Kontraktionen und vegetativen Symptomen abläuft.

Richter: Man sollte aber doch festhalten, daß auf die Resektion des Nervus praesacralis beide Geschlechter verschieden reagieren: beim Mann kommt es zu einer Störung, bei der Frau offensichtlich nicht.

Frick, Tübingen: Mir scheint, daß die physiologische Seite viel klarer ist als die emotionale. Man muß sich fragen, was ist eigenes Orgasmuserleben und was ist Orgasmusklischee, oder anders gesagt, fremdbestimmtes, vermeintliches Orgasmuserleben. Dann wird man feststellen, wie schwierig es ist, sprachlich zu beschreiben, was Orgasmus emotional überhaupt ist. Es fehlen hiervon die rein sprachlichen Möglichkeiten, wie es überhaupt sehr schwierig ist, das eigene Erleben zu beschreiben. Wenn man Frauen fragt, die nicht zum Orgasmus kommen, was sie erleben, so sagen sie viel weniger als die anderen, sie sprechen viel bescheidener, aber irgendwo auch viel einfühlbarer. Sie sagen: Ich fühle mich wohlig, warm und zufrieden, es ist ein gutes Gefühl und in diesem Moment ist mir alles egal, oder so ähnlich. Die anderen dagegen schildern ganz ungeheure Dinge, woraus man sieht, daß die Definition des Orgasmus vom emotionalen Aspekt her bislang überhaupt nicht klar ist. Angefangen bei *Lady Chatterley*, stammt alles, was über den Orgasmus der Frau geschrieben wird, in erster Linie von Männern. Wenn man im übrigen Männer über ihren Orgasmus befragt, so geht es denen auch ganz ähnlich, denn sie können das auch nur sehr schwer beschreiben.

Richter: Sie haben sehr schön die emotionale Seite des Orgasmus, das Subjektive, beleuchtet, aber was die objektive Seite anbelangt, gibt es noch eine Menge interessanter Messungen. So hat erst vor kurzem *Fox* neuere Ergebnisse zur Koitalphysiologie in der Zeitschrift *Sexualmedizin* veröffentlicht. Neben den kardio-respiratorischen Schwankungen wurden die intravaginalen und intrauterinen Druckveränderungen registriert, was mit Hilfe einer radiotelemetrisch arbeitenden Vaginal- bzw. Uterinkapsel gelang. So konnte mit Sendern die Reaktion beim Orgasmus aufgezeichnet werden; der Orgasmus der betreffenden Frau konnte objektiviert werden anhand der aufgezeichneten Kurven.

Eicher, München: Beim Transsexuellen, der seine männlichen Genitalien verloren hat und bei dem eine Neo-Vagina geschaffen wurde, sind sicher alle Nerven durch die Entfernung der Glans und der Corpora cavernosa des Penis entfernt, so daß hier ein reflexhafter, vom Genitale ausgehender Ablauf über die entsprechenden Nerven nicht mehr möglich ist. Dennoch gibt es Transsexuelle, die bei der Kohabitation in ihrer Neovagina zu einem Orgasmus kommen können. Es ist also durchaus möglich, daß ein Mensch allein durch die Phantasie, also über die von Frau *Springer* angesprochene Afferenz im Großhirn, über seine Erwartungen und über seinen Erlebnisbereich zu einem Orgasmus kommen kann, ganz gleich, was wir jetzt unter einem Orgasmus verstehen. Es ist auch bekannt, daß nach der Klitoridektomie im Zusammenhang mit einer Vulvektomie aufgrund eines Vulva-Karzinoms dennoch einige Frauen zum Orgasmus kommen können, obwohl hier der ursprüngliche Reflexablauf nicht mehr möglich ist. Man sollte sich also bei der Betrachtung nicht auf sicher wichtige Reflexbahnen und auf die Weiterleitung ins Rückenmark konzentrieren. Das Wesentliche des Orgasmuserlebnisses spielt sich im Großhirn ab.

B. Vogt, Heidelberg: Der Orgasmus ist ein Geschehen im Primärprozeß. Im Orgasmus ist das kontrollierende, beobachtende Ich ausgeschaltet und deshalb ist er, glaube ich, so schwer zu beschreiben. Die Sprache ist ja etwas Sekundärprozeßhaftes. Wenn man nun etwas Primärprozeßhaftes mit der Sprache beschreiben soll, so scheint mir das außerordentlich schwierig. Das ist vergleichbar mit dem Versuch, Prozesse in Worte zu fassen, die sich zwischen Analytiker und Patient im Averbalen abspielen. Wenn die Empathie eine Rolle spielt, so ist das mit einer ganz frühen Mutter-Kind-Beziehung vergleichbar, bei der ja die Sprache auch keine Rolle spielt. Der Orgasmus ist für den erwachsenen Menschen die Gelegenheit, primärprozeßhaft zu erleben. Es wird immer schwierig bleiben, das genau zu beschreiben. Man muß es erleben. Es ist wie ein Traum, den man auch nicht genau schildern kann.

Schaetzing, Starnberg: *Orgao* kommt aus dem Griechischen und heißt *strotzen, schwellen, heftig begehren* – weiter nichts! Es ist nicht identisch, wie heute angenommen wird, mit dem Wollustgefühl. Ich glaube sogar, daß speziell beim männlichen Orgasmus der gedachte Wollustgipfel überhaupt nicht erreicht wird. Dieses Strotzen, heftig Begehren führt ja schließlich von der Lust über das Leid – da haben wir dieses Stöhnen beim Menschen, wo die Leidlust nachher so unerträglich wird, daß er dann explodiert und dafür haben wir die Ejakulation. Es muß in Frage gestellt werden, ob er den eigentlich gedachten Gipfel erreicht.

Kockott, München: Zur Frage des subjektiven Orgasmuserlebens gibt es die Untersuchung von *Masters* u. *Johnson* an ca. 500 Frauen. Sie haben 3 Stufen gefunden, die allerdings wohl nicht in gleicher Stärke von allen Frauen erlebt werden: Einmal handelt es sich um das Gefühl des Stehenbleibens aus einer Erregung heraus, dann um das Gefühl einer Wärme, die durch den ganzen Körper geht, zentriert im Unterleib. Hiermit verbunden, relativ häufig angegeben, ein Gefühl des Pulsierens und Pochens. Zum Schluß das, was tatsächlich am generellsten ist, das angenehm empfundene Nachlassen einer Spannung, welches in ein angenehmes Entspanntsein ausklingt. Das letzte wird eigentlich nach meiner Erfahrung meistens auch beschrieben. Die ersten Punkte werden offensichtlich nicht von allen Frauen so erlebt.

Prill, Bad Godesberg: Ich habe eine kulturanthropologisch interessante Beobachtung bei Mohammedanerinnen aus Äthiopien und Somalia gemacht. Dort finden ja Beschneidungen bei Frauen statt. Ich habe sie intensiv über ihre sexuellen Empfindungen befragt. Dabei war mir auch aufgefallen, worauf Frau *Frick* schon hingewiesen hat, daß sie ganz lokale Gefühle nicht äußern konnten. Solche waren wohl nach der Beschneidung nicht mehr möglich. Es war aber auffällig, daß diese Frauen in ihrer Geborgenheit und ihrem Glücklichsein wahrscheinlich gar nichts entbehren mußten. Eine Dame aus Somalia erklärte mir, sie sei mit ihrem Mann in einem Pornofilm gewesen und hätte sich mit ihrem Mann sehr darüber amüsiert, wie die Europäer ihre sexuellen Gefühle äußerten. So etwas wäre für sie überhaupt nicht nachvollziehbar. Bei der Diskussion des Orgasmuserlebnisses ist bisher ein Bereich völlig ausgespart geblieben, den ich bei meinen Anamnesen als einen wesentlichen Abschnitt erachte. Es handelt sich um die Frage, was ist eigentlich nach dem Geschlechtsverkehr? Ich möchte es das *Après-Gefühl* nennen. Wenn man danach fragt, wird man sehr unterschiedliche Äußerungen erhalten: Phantasien, Glücklichsein, Geborgenheitsgefühl, aber auch Aufspringen, irgend etwas tun wollen, Aktivität. Ich habe immer gefunden, daß dies ein guter diagnostischer Einstieg ist, um zu erfahren, was für Mann und Frau eigentlich der sexuelle Akt bedeutet, z. B. nicht mehr unter Leistungsdruck zu stehen, oder das Gefühl, irgend etwas gemeinsam erlebt zu haben. Bei den Anorgastischen findet man dann Äußerungen wie: Ich bin wieder wahnsinnig enttäuscht. Dann weiß man, daß hier diese Enttäuschung, der sich die Patientin hingibt, behandelt werden muß. Wenn ein Mann sagt: Das war wieder wie kalter Kaffee, und ich bin aufgestanden und habe die Zeitung gelesen, so handelt es sich um einen Orgasmus sine satisfactione, für den es wieder spezielle Ursachen gibt, die man behandeln kann.
In diesem Après-Gefühl liegt also ein gutes diagnostisches und therapeutisches Kriterium. Man sollte den Patienten sagen, daß dies eine Phase ist, in der sie etwas nacherleben können, in der sie ihrer Phantasie freien Lauf lassen können. Natürlich sollte man Frauen speziell für den Orgasmus auch technische Ratschläge geben, aber man sollte sie besonders darauf hinweisen, daß sie aus der Phase danach positive Gefühle entnehmen können. *Matussek* hat unter *sine satisfactione* gemeint, daß eben nur eine ganz schwache Erregung kommt und diese dann wieder abflaut. Herr *Vogt* hat von einem Orgasmus der Nichtlösung gesprochen und ihn mit *sine satisfactione* gleichgesetzt. Es kann aber ja durchaus sein, daß der Mann in eine gewisse Erregung kommt, und diese hört rein psychisch gesehen bald auf. Auf der anderen Seite gibt es sicher eine Erregung, die sich nicht durch die Ejakulation löst, sondern in einer gewissen Spannung bleibt.
Schließlich steht man Vibrationsgeräten mit größter Skepsis gegenüber.

Ich glaube, daß ein genauer Vergleich zwischen Gesprächstherapie alleine und Gesprächstherapie mit Vibrationsgeräten, was den Erfolg anbelangt, aussteht. Es ist nicht erwiesen, daß mit der Kombination schnellere Erfolge erzielt werden können.

Vogt: Ich habe mich bemüht, die Orgasmusstörungen zu unterteilen, einmal in Störungen des emotionalen Erlebens und zum anderen in solche, die mit der Physiologie zu tun haben. Also z. B., daß überhaupt kein Orgasmus erreicht werden kann, d. h. primäre oder sekundäre Anorgasmie auf der einen Seite, und zum anderen, daß der Orgasmus zu früh oder zu spät erreicht wird, was sowohl somatisch als auch emotional bedingt sein kann. Das, was *Matussek, Borelli* u. a. über Orgasmus ohne Lustlösung gesprochen haben oder über Orgasmus mit Störungen im emotionalen Erleben, also fehlender oder geringer Satisfaktion, ist für mein Verständnis in der emotionalen Region angesiedelt. Hier gibt es sicherlich eine ganz breite Palette von Ursachen, die dann entsprechend aufgearbeitet werden muß. Hierzu steht die Anorgasmie, welche ich mit dem Vibrationsgerät behandle, im Gegensatz, was ich in meinem Vortrag versucht habe, deutlich zu machen. Untersuchungen über alleinige Psychotherapie oder einen anderen Weg oder die Behandlung mit dem Vibrationsgerät im Blindversuch gibt es nicht. Ich kann nur sagen, daß meine Patienten, jetzt sind es insgesamt 44, zu mehr als zwei Dritteln zuvor eine Psychotherapie, darunter alle möglichen Arten von Behandlungen einschließlich Analyse und Hormonbehandlungen, durchgemacht haben, ohne daß es überhaupt zu einem Erfolg gekommen ist. Was ich nicht sagen kann, ist, ob es nicht viel mehr andere Männer gibt, die an der gleichen Störung gelitten haben, die aber durch die Psychotherapie alleine geheilt worden sind. Darüber sind uns keine Zahlen bekannt. Ich halte es aber genausogut für möglich, daß diese Patienten entsprechend auch da konditioniert werden können oder nicht. Ich habe betont, daß sie nicht einfach den Apparat ausgehändigt bekommen mit der Aufforderung: »Tu das mal«, sondern daß eine entsprechende psychische Führung erfolgen muß und in manchen Fällen dazu eine fokuszentrierte Gesprächstherapie.

Rechenberger, Düsseldorf: Ich finde es erstaunlich, daß Sie dieselbe Effizienz, d. h. ähnliche Ergebnisse, erzielt haben wie wir in Düsseldorf mit einer völlig anderen Methode, nämlich der zweigleisigen Standardmethode, über die mein morgiges Referat geht. Ich möchte hier aber auf die Rolle und Funktion des Arztes in der Therapie von Orgasmusstörungen eingehen. Herr *Vogt* hat darauf hingewiesen, daß es in einem Fall auch zu einer Heilung kam, indem der Patient den Apparat unbenutzt zurückgab. Als Analytiker fragt man sich: Was ist hier abgelaufen, welche Rolle und Funktion übernimmt der Arzt? Wir haben eine merkwürdige Scheu, unsere Rollenfunktion innerhalb der Therapie zu reflektieren. Das drückt sich im Sprachgebrauch aus. Z. B. ist die Diktion von Herrn *Prill* eine andere gewesen als die von Herrn *Vogt* und anderen Rednern. Ich halte es keineswegs für gleichgültig, sondern ich denke, daß sich darin etwas ausdrückt, etwas, was Frau *Vogt* darzustellen versuchte, indem sie sagt, daß wir uns sehr schwer tun, primärhafte Prozesse in Worte zu übersetzen. Das enthebt uns aber nicht der Notwendigkeit, es dennoch zu versuchen. Wer jemals mit Frauen zu tun hatte, die an einer wahrscheinlich primären Anorgasmie leiden, weiß, wie schwer es überhaupt ist, in der Anamnese herauszubekommen, ob nun überhaupt eine Anorgasmie vorliegt oder nicht. Denn die Frauen befinden sich in einem Zustand, den mir eine sehr nett umschrieben hat, indem sie sagte: Sie reden mit mir, als wäre ich ein Farbenblindgeborener, mit dem man über Farben spricht. Es besteht also die Notwendigkeit, trotz der geschilderten Schwierigkeiten auch an das emotionale Erleben durch Übersetzen in die Sprache hinzukommen.

B. Vogt: Ich glaube, daß wir als Therapeuten eigentlich die Möglichkeit haben, im Laufe der Behandlung zusammen mit dem Patienten uns soweit einzulassen, daß dieser phantasieren kann, daß man ihm auch einen Teil seiner eigenen Phantasiemöglichkeit mit zur Verfügung stellt, so wie das eigentlich in der ganz frühen Kindheit die Mutter für das Kleinkind tut. Dann kommt es darauf an, daß der Therapeut eine entsprechende Einstellung selbst zum Orgasmus hat. Mir ist in Supervisions-Seminaren mit jungen Kollegen aufgefallen, daß oft der Eindruck entstand, daß gewisse weibliche Therapeutinnen gute Möglichkeiten haben, selbst wenn sie in der Ausbildung noch nicht sehr fortgeschritten sind, mit Orgasmusstörungen bei jungen Patientinnen umzugehen. Wir kamen oft auf den Gedanken, ob nicht einfach eine averbale Identifikation möglich ist, indem sich die Patientin mit ihrer Therapeutin, die sie als so positiv erlebt, identifizieren kann, und daß sie eines Tages dann berichtet, daß sie sich vorstellen könne, orgasmusfähig zu sein, daß sie das beschreiben kann und daß sie es dann tatsächlich mit dem Partner draußen erleben kann.

Kronberg, Berlin: Ich bin über die Erfolge von Herrn *Vogt* etwas erstaunt, wenn man bedenkt, daß Sexualstörungen doch eigentlich immer Störungen in der Gesamtpersönlichkeit des Menschen sind. Durch so ein Ab- oder Antrainieren kann doch eigentlich keine Veränderung in der Gesamtpersönlichkeit vonstatten gehen. Da das Leben nicht nur aus Sexualität besteht, sondern auch die Lebensbereiche Arbeit und Gemeinschaft miteinbezieht, und auch dort immer Probleme vorliegen, wenn Sexualprobleme vorhanden sind, weiß nicht, wie man Sexualprobleme als Symptom, sozusagen nur als Spitze des Eisberges, behandeln will, wenn man eigentlich die Persönlichkeit verändern muß, um an die Sexualprobleme heranzukommen.

Vogt: Es ist ganz klar auch meine Meinung, daß durch die Beseitigung des Symptoms nicht alle Probleme des Patienten beseitigt sind. Wichtig ist aber die Feststellung der Patienten, daß sich ihr Selbstwertgefühl schon nach Erreichen des ersten Orgasmus erheblich gefestigt hat. Auch wurden psychologische Lern- und Arbeitsprozesse als effektiv empfunden, wenngleich naturgemäß nicht alle psychischen Schwierigkeiten sofort behoben waren. Wir haben außerdem eine ausgezeichnete Zusammenarbeit mit verschiedenen Psychotherapeuten, wohin ich die Patienten wieder zurücküberweise oder wo ich das Persönlichkeitsbild in gemeinschaftlicher Arbeit weiter bearbeiten lasse.

B. Vogt: Sicher gehört die Sexualität in die Gesamtpersönlichkeit. Es gibt aber Indikationen von Fokaltherapie. Mit wenigen Stunden Therapie, die auch von Analytikern voll anerkannt wird, kann man bei ganz bestimmten Sexualstörungen, z. B. gerade bei Potenzstörungen, wenn die Persönlichkeit davon nicht weiter beeindruckt ist und der Patient gute Ich-Funktionen hat und sonst auch keine weiteren Störungen aufweist, was durchaus der Fall sein kann, gute Erfolge erzielen. Hier kann eine Fokaltherapie von 5 bis 10 Stunden z. B. genügen, um solche Störungen zu beheben. Es ist dann keine lange Analyse erforderlich.

Wendt, Bonn: Ich bin der Beauftragte für Verhaltenstherapie und Sexualtherapie an der Universität Bonn. Wir orientieren uns im Moment an den Therapiekonzepten von *Lo Piccolo.* Hierbei spielt die Masturbation eine wesentliche Rolle und auch das therapeutische Nutzen sexueller Phantasien. Ich möchte Frau *Vogt* fragen, wie sie sexuelle Phantasien Ihrer Patienten und die Masturbation nutzt?

B. Vogt, Heidelberg: Es scheint wichtig zu sein, daß ich sexuelle Phantasien und Masturbation akzeptiere, und daß der Patient oder die Patientin das Gefühl hat, das kommt bei mir an, ich finde das gut. Das ist so wie bei einer Mutter, die von ihrem Kind annimmt, was es ihr bringt. Dann muß ich mit dem Patienten suchen, welche Phantasien das sind, wo sie ihren Ursprung und welchen Stellenwert sie für ihn haben. Dann kann man weiter an den Phantasien arbeiten und kommt ein Stück in die Realität und auch zur Partnerbeziehung. Zu den Onaniephantasien möchte ich mein Beispiel von heute morgen aufgreifen. Mir scheint es wichtig, daß dieser Patient als Kind und Jugendlicher nur nach Vorlagen, also nach Pornoheften oder sehr guten Photographien, hat onanieren können. In Wirklichkeit hat er sich aber nie einen Menschen darunter vorstellen können, weil er in sich eine Abwehr aufgebaut hatte gegen seinen Vater, von dem er nie etwas gehört hatte, und gegen seine schwache Mutter, von der er sich verlassen fühlte. Erst im Laufe der Gruppentherapie war es ihm möglich, sich zunächst einmal Gruppenmitglieder vorzustellen, z. B. ein sehr attraktives nettes Mädchen, das gut auf ihn einging, und später konnte er sich beim Onanieren auch seine Freundin vorstellen. Auch im Sexualakt mußte er nicht ausweichen, wie das bislang der Fall gewesen war, auf diese früher gesehenen Bilder aus pornographischen Schriften. Für die Psychotherapie gibt es eigentlich gar nicht Dürfen und Müssen und Sollen, sondern einfach die Frage, was macht der Patient damit.

Wendt: Bei der Nutzung der Phantasien für die Therapie muß man sich ja nicht unbedingt auf die Phantasie zentrieren, die der Klient jetzt während des Liebeserlebnisses hat. Man kann auch Wunschphantasien nutzbar machen über die Sexualität, die außerhalb dieses Liebeserlebnisses liegen. Man soll die Paare dann dahin bringen, sich gegenseitig ihre Wunschphantasien mitzuteilen und darüber in einen Dialog einzutreten, sie dann möglicherweise zu bearbeiten und als Anregung aufzunehmen, unerfüllte Wünsche sich zuzulassen und gemeinsam danach zu suchen, ob man sie sich nicht auch erfüllen kann.

Bonersheim, Köln: Welche Erfahrungen haben Sie mit anderen Methoden als der bisher geübten Psychotherapie, z. B. mit dem Sensibilitätstraining oder der konzentrativen Therapie zur Entkrampfung?

Springer-Kremser: Beim Vaginismus z. B. oder auch bei der Dyspareunie kombinieren wir Fokaltherapie mit einer systematischen Desensibilisierung. Man läßt den Patienten angstbesetzte Situationen in einer Hierarchie aufschreiben. In der Verhaltenstherapie soll er sich dann eine nach der anderen, zunächst die am wenigsten beängstigende vorstellen.

Eicher: Simultan zur Gesprächspsychotherapie geben wir natürlich technische Hinweise und arbeiten verhaltenstherapeutisch. Wir orientieren uns auch an dem Konzept von *Masters* u. *Johnson*. Hierbei handelt es sich auch um eine Art Desensibilisierung. Es werden angstbesetzte Zonen, wie Frau *Springer-Kremser* eben sagte, vermieden. Die Erwartungsangst wird durch das Schaffen eines sogenannten *Sensate focus*, bei dem die Möglichkeit besteht, sich gegenseitig besser kennenzulernen und Sexualität angstfrei zu erleben, abgebaut. Dies ist keine Psychotherapie im klassischen Sinne, sondern eine Art von Verhaltenstherapie, die neben der konfliktzentrierten Gesprächstherapie abläuft.

Frick: Auch wir wenden bei der Behandlung von Sexualstörungen einige verhaltenstherapeutische Maßnahmen an, und eine für mich unheimlich interessante Erfahrung war, daß beim Entspannungstraining, das Therapeut und Klient beide zusammen machen, häufig sich folgender Effekt einstellte: In dem Sich-gehen-Lassen liegt viel Gemeinsames. Ich lasse mich, auch wenn es nur zehn Minuten sind, z. B. mit einer Frau mit Orgasmusstörungen oder einem Vaginismus sozusagen gehen und fallen, wobei ich manchmal ganz erstaunliche Dinge, die da passierten, völlig nonverbal, erlebte. Mehrmals sagten Frauen ganz interessante Dinge: Eine meinte – wir hatten fast nichts gesprochen, außer dieses Entspannungstraining gemacht –, ich würde aufhören zu arbeiten. Hier tritt das Erlebnis auf, daß der Therapeut gar kein Therapeut mehr ist, sondern der Partner. Hierbei sollte sich der Therapeut hinsichtlich seines eigenen sexuellen Erlebens klar sein oder auch fähig, das zumindest zu reflektieren. Das ist wenig aufwendig. Es kommt auf das Erlebnis für den Patienten an: »Der Therapeut kann sich ja selber fallen lassen, und zwar mit mir zusammen!« Das kann so einen ungeheueren Effekt haben, auch für die Partnerbeziehung, daß die Frauen dann sagen, »zum erstenmal habe ich so ein bißchen Gefühl gehabt, ich war bei mir«, oder »ich habe Ruhe gehabt mit mir«. Es war auch nicht störend, daß der andere dabeisitzt, sondern nützlich und ein gutes Erlebnis.

Richter: Würden Sie auch einen Mann für geeignet halten als Therapeut?

Frick: Ich kann hier nur über meine Erfahrungen berichten. Mit männlichen Patienten habe ich, ehrlich zugegeben, größere Schwierigkeiten als mit Frauen, weil doch scheinbar primär vieles mehr hineinspielt, was vielleicht bei Frauen zunächst einfacher zu überwinden ist. Ich persönlich habe gar keine Schwierigkeiten, das in der Behandlung mit weiblichen Patienten zu tun. Ich gebe zu, daß ich Schwierigkeiten habe, das, was ich jetzt gesagt habe, in der Behandlung von männlichen Sexualstörungen zu tun. Ich mache da nur Gesprächstherapie.

Nadja Badi, o. O.: Soll bei Orgasmusstörungen eines Paares nicht der Mann primär von einer Therapeutin und die Frau von einem Therapeuten gezielt behandelt werden, danach in gemeinsamer Sitzung? Wie machen Sie das, Herr *Eicher?*

Eicher: Das handhabe ich individuell je nach der Persönlichkeit, die ich vor mir habe. Als Frauenarzt sehe ich immer mehr die Frau und bin deshalb daran interessiert, erst eine Basis des Vertrauens mit meiner Patientin herzustellen. Dies gelingt mir besser, wenn ich zunächst mit ihr allein bin. Ich erfahre dann auch Dinge, die ich nicht hören würde, wenn der Mann gleich mit dabei wäre. Erst im weiteren Verlauf strebe ich dann an, daß auch der Mann mit dazukommt. Dann verändert sich manchmal das Bild, das ich von der Patientin habe, völlig. Ich will nicht sagen, daß das häufig ist, aber es kommt doch gelegentlich vor. Erst dann beschäftige ich mich mit dem Paar gemeinsam. Nun treten die Interaktionsprozesse zwischen der Patientin und ihrem Partner vor mir in einer Dreierbeziehung in Aktion. Hier habe ich die Möglichkeit, als Katalysator zu wirken, und die beiden Partner können durch einen Dritten sich gegenseitig besser kennenlernen. Sie sagen Dinge, die sie bisher noch nicht ausgesprochen haben. Es kann so sein, daß die Frau einen gewissen Schutz durch das Da-Sein des Therapeuten empfindet und deshalb ihrem Partner Dinge sagt, die er bisher nicht gehört hat. Es kann auch umgekehrt sein, indem der Partner nun Dinge zur Sprache bringt, weil sie vom Therapeuten induziert, nicht unbedingt direkt angesprochen worden sind. Es entsteht dadurch also eine Kommunikation zwischen den beiden Partnern, die vorher oft nicht möglich war, eben durch diese Dreierbeziehung. Es kann auch, wie dies von *Masters* u. *Johnson* empfohlen wird, in einer Viererbeziehung praktiziert werden. Ich persönlich habe keine Erfahrung damit und strebe es auch nicht an, weil ich entsprechende Erfolge mit meinem Konzept habe.

Springer-Kremser: Ich mache das mit meinem Mann seit Jahren zusammen. Nachdem das Buch von *Masters* u. *Johnson* 1970 erschienen ist, haben wir diese Praktik für eine ambulante Behandlung modifiziert. Das wurde auch in der Zeitschrift *Sexualmedizin* von uns als »symptomatische Spirale« vor zwei Jahren publiziert. Wir sehen als sehr wesentlich an, daß jedes Geschlecht einen gleichgeschlechtlichen Partner hat, da es dadurch einfacher ist bei der Aufklärung und insbesondere bei der Nachinformation. Einem Mann wird von einem Mann eher geglaubt, wie etwas ablaufen und funktionieren kann und soll. Umgekehrt gilt das auch für die Frau. Außerdem kann man sich viel leichter aus ziemlich schwierigen Gegenübertragungs-Situationen heraushalten. Einer der beiden Therapeuten, der nicht so involviert ist im Augenblick im Gespräch, kann die Szene besser beobachten, und daher halten wir es für ziemlich wichtig, daß man es zu viert macht.

Michaelis, Schondorf: Ich habe zwei Fragen aus der Praxis: Können Sie Anhaltspunkte geben, inwieweit ein Nicht-Psychotherapeut Fragen aus diesem Bereich lösen kann?
In der Praxis kommen häufig Probleme auf, wenn Frauen über Anorgasmie klagen, die früher durch Masturbation und auch mit partnerlichen Pettingmethoden den Orgasmus erlebten, aber durch Kohabitationen nicht mehr; kennen Sie die Ursachen und haben Sie evtl. Behandlungsvorschläge?

Rechenberger: Als Faustregel mag etwa folgendes gelten: Meine Erfahrung ist, daß die primäre Anorgasmie sich nicht zur Behandlung durch den Nicht-Psychotherapeuten eignet, sondern in die Hand des Facharztes gehört. Sekundäre Anorgasmie, überhaupt sekundäre funktionelle Sexualstörungen, eignen sich aber durchaus für den Nicht-Psychotherapeuten. Wie das geschehen kann, werde ich Ihnen in meinem morgigen Referat mitteilen.

Eicher: Es sollte eigentlich jeder Arzt, auch der Frauenarzt, gelernt haben, schwere psychische Störungen zu diagnostizieren, z. B. eine Hysterie und psychotische Erkrankungen. Psychopathen zu erkennen, wird dann schon problematischer. Wenn er zu dieser Selektion in der Lage ist, kann er alle Sexualstörungen, die keine hysterischen Symptome sind, oder nicht bei einem psychotischen Patienten oder bei einem Psychopathen bestehen, zunächst einmal behandeln, wenn er sich die entsprechenden Kenntnisse dazu erworben hat.
Zur zweiten Frage: Wir sprechen von koitaler Anorgasmie, wenn Frauen durch Masturbation und Petting orgasmusfähig waren und bei der Kohabitation dann nicht mehr orgasmusfähig sind. Hierfür gibt es die verschiedensten Gründe. Einer davon liegt z. B. darin, daß das Lusterlebnis durch Masturbation oder Petting als Sünde erlebt wird, als etwas Schlechtes oder Schmutziges. Dann vergeht mit der Zeit eben die Empfindung der Lust, wird verdrängt, und wenn es schließlich zum Koitus kommt nach jahrelanger oder jahrzehntelanger Abstinenz, ist die Frau nicht mehr in der Lage, sich der aufwallenden Lust hinzugeben und bleibt dann beim Koitus anorgastisch. Hier liegt eine Störung durch das Über-Ich vor, durch internalisierte Wertvorstellungen, z. B. religiöse Tabus. Ein anderer Punkt ist, daß die Frau durch Masturbation orgasmusfähig ist, sich aber generell dem Mann nicht hingeben kann, daß sie also Identitätsprobleme hat, in ihrem Rollenverständnis gestört ist. Das mag entweder primär bei ihr liegen, an ihrem Rollenverständnis, aber auch primär an ihrem Partner. Wenn ein Mann entsprechend dominierend wirkt oder ein entsprechendes rudimentäres Sexualverhalten an den Tag legt, daß sich seine Partnerin einfach nicht hingeben kann beim Koitus, so kann sie sehr wohl bei der Ipsation orgasmusfähig sein. Auch organische Ursachen können für die koitale Anorgasmie verantwortlich gemacht werden, wie das Herr *Herms* referiert hat. Sie sind aber im Vergleich zu den psychogenen Ursachen selten. Ist die Frau nach der Entbindung zwar noch bei der Masturbation orgasmusfähig, erreicht aber den Höhepunkt beim intravaginalen Koitus nicht mehr, kann es durch die Geburt zu einer Zerreißung der Schwellkörper oder

perivaginalen Muskeln gekommen sein, welche eine schlaffe Scheide und eine Erweiterung des Introitus vaginae zur Folge haben. Häufig liegen jedoch auch latente Partnerkonflikte und soziale Streßsituationen oder Ängste vor weiteren Schwangerschaften vor, so daß die Frau aus diesen Gründen nicht mehr zum Höhepunkt kommt. In allen Fällen, die nicht organisch bedingt sind, ist die konfliktzentrierte Gesprächspsychotherapie die Methode der Wahl.

Richter: Es wäre vielleicht interessant aufzuzeigen, welches die somatischen Symptome einer sexuellen Frustration sind. Für mich als Gynäkologen ist es wichtig, zu wissen, ob ich es mit einer organisch kranken Frau zu tun habe, oder ob der Hase woanders im Pfeffer liegt. Hier ist es wichtig, besondere Symptome zu sehen und eine bestimmte Anamnese zu erheben, weil sonst die Frau operiert oder antibiotisch behandelt wird, von Arzt zu Arzt läuft und ihr niemand hilft, ihr Leiden immer schlimmer wird. Der eine sagt zu ihr, sie habe eine Adnexitis, was sie im übrigen vorher schon gehört hat, oder der andere macht eine Retroflexio oder Retroversio verantwortlich. Dabei hat sie einen chronischen Fluor und weiß, daß sie sehr nervös ist. Sie macht einen unsicheren, ängstlichen Eindruck und blinzelt häufig mit den Augen. Man untersucht sie und findet sie organisch gesund, es besteht ein normaler Tastbefund. Die Blutsenkung und die Leukozyten sind normal. Sie hat einen starken zervikalen Fluor ohne Bakterien. Dann sollte man sie fragen, ob sie jemals einen Orgasmus gehabt hat, wenn sie mit ihrem Mann zusammen ist. Dann stutzt die Frau und realisiert, daß ihr Gegenüber weiß, wo sie der Schuh drückt. Nun kommt das Gespräch von selbst in Gang. Das Problem besteht nur darin, wie ich dieser Frau weiterhelfen kann, da die Anorgasmie und die sexuelle Frustration vielfach doch partnerbedingt sind. Hier sollte meines Erachtens eine Psychotherapie einsetzen. Dabei sind die Möglichkeiten des Frauenarztes wohl begrenzt.

Conrad, München: Es ist eine der vertracktesten Fragen, die man einem Gynäkologen stellen kann. Ihre Beantwortung ist eigentlich Sinn dieses Kongresses. Ich meine, daß es fast unmöglich ist, eine generelle Regel aufzustellen, denn ich kenne kein Symptom, weder in der Gynäkologie noch überhaupt in der ganzen Medizin, hinter dem sich nicht ein sexuelles Problem verbergen kann. Hier kommt es darauf an, daß der Arzt seine Sensibilität schult, um zu spüren und zu erkennen, was hinter dem Fluor und hinter dem Halsweh steckt. Je mehr und je länger der Arzt seinen Patienten kennt, um so leichter tut er sich dabei. Die günstigste Position dabei hat der praktische Arzt. Ein praktischer Arzt, der mein Lehrer gewesen ist, sagte mir: Ich frag' die beiden ganz einfach: »Geht noch was?« Das heißt, er hat zu seinen Patienten den unmittelbarsten Kontakt und spricht mit ihnen wie ein alter Freund.

Springer-Kremser: Ich glaube, daß es für eine Frau überhaupt nicht glaubwürdig ist, wenn sie mit einem organischen Symptom kommt und man irgend etwas hinein-interpretiert. Sie will so verstanden werden, wie sie kommt, d. h. mit dem organischen Symptom akzeptiert werden.

Die einzige Möglichkeit ist, allmählich vorzugehen – das braucht eben leider Zeit, die Schwierigkeit bei dem Umgang mit diesen Symptomen ist der Zeitaufwand – ganz gleich, ob es sich um Pruritus oder zervikale Übersekretion handelt, die Sie angeschnitten haben. Man muß zunächst am Symptom bleiben und kommt vielleicht dann langsam dazu, daß das Symptom irgendeine Bedeutung hat und welche Bedeutung es hat. Man sollte aber m. E. nicht sofort in medias res gehen und die Sexualität anschneiden.

Richter: Da haben Sie vollkommen recht. So macht man das auch in der Praxis. Man erklärt den Frauen, daß es keine Entzündung ist, daß keine Pilze vorhanden sind und auch keine Bakterien. Was kann es also noch sein? So führt man die Patientin selbst darauf. Das gelingt doch mit einiger Erfahrung und mit fortschreitendem Alter um so leichter, weil sich die Patientin gern einer ärztlichen Führung und Autorität anvertraut.

Lüdecke, Friedberg: Professor *Richter* hat eben betont, wie wichtig es für uns niedergelassene Gynäkologen ist, somatische Symptome von einer sexuellen Frustration zu unterscheiden. Ich möchte ein einfaches Hilfsmittel angeben. Wenn eine Patientin kommt und man sich nicht so ganz im klaren darüber ist, macht man nach der Untersuchung einen Eintrag, daß hier also nicht viel fehlt. Dann kann ich mit Gewißheit erwarten, daß sie nach einer bestimmten Zeit wiederkommt mit ähnlichen Symptomen. Dies nehme ich doch als Anlaß, aufzuhorchen und nachzugehen, ob auf dem sexuellen Gebiet etwas nicht stimmt. Nun frage ich nicht so direkt, wie es so mit ihrem Mann geht oder ob es noch läuft, sondern ich stelle die einfachere Frage in den Raum, wie es mit der Familie ist. Dann kann sich die Patientin angesprochen fühlen. Evtl. hat sie ein Kind bei mir geboren oder sie denkt, ich erkundige mich nach ihrer Mutter, oder aber ich bemerke doch sehr oft, daß sie stutzt und also ein trauriges Gesicht aufsetzt. Dann weiß ich, daß da irgend etwas ist, was mit ihrem Mann nicht mehr so läuft, und dann kann man dem nachgehen oder nicht.

v. Weidenbach: Zu der Frage, wo die Grenzen für den Gynäkologen sein sollten, bin ich nicht der Meinung von Herrn *Rechenberger,* daß das Kriterium eine irgendwie geartete schwere Form einer psychosomatisch erkannten Störung ist. Das Kriterium sollte vielmehr die Bereitschaft des Patienten sein. Eine schwere gynäkologische Erkrankung ist die primäre Amenorrhö, wenn wir uns sicher sind, daß sie auf einer psychosomatischen Störung beruht. Ich glaube, daß wir als Gynäkologen doch immer ein bißchen in der Klemme sind, wenn eine Patientin mit schweren Symptomen ankommt und wir nichts finden, mit Sicherheit festzustellen, hier ist organisch nichts. Wann kann man schon bei einer abgelaufenen Adnexitis, die »sicher« keine Beschwerden mehr macht, aber irgendwo noch Narben hat, mit Sicherheit sagen, daß sie der Frau keine Beschwerden mehr macht, besonders wenn die Patientin darauf besteht, daß sie deshalb behandelt wird. Ich meine, daß wir einer Patientin klar sagen können: Wir sollten uns einmal unterhalten, bei Ihnen ist sicher noch einiges da, was Ihnen auf dem Herzen liegt oder was Sie bedrückt. Und wenn die Patientin dann eine Bereitschaft erklärt oder erkennen läßt, daß sie dazu bereit ist, etwas mit einem zu machen, dann sollten wir es probieren.

N. N.: Wie verhält es sich eigentlich beim Mann bezüglich seiner sexuellen Erlebnisfähigkeit? Gibt es nicht Störungen beim kontrazeptiven Verhalten durch seine Einstellung zur Vaterschaft, durch die Möglichkeiten, Vater zu werden, etwas zu erzeugen? Die Frage gilt auch insbesondere für mögliche Phantasien, die auftreten und berichtet werden in der Psychotherapie. Dieser Punkt ist bisher noch nicht zur Sprache gekommen.

Vogt: Bei den von Ihnen angesprochenen Schwierigkeiten handelt es sich beim Mann in aller Regel nicht um Orgasmusstörungen, sondern eher um Erektionsstörungen oder um Ejakulationsstörungen. Deshalb ist es von mir nicht angesprochen worden. Es handelt sich dann um Orgasmusstörungen in der Weise, wie es bisher unter Ejakulationsstörungen subsumiert wurde, also Ejaculatio retardata und Ejaculatio deficiens. Unter einer solchen Thematik würde ich das aufgreifen und darüber auch sprechen.

Frick: In der Sterilisationsberatung und Kontrazeptionsberatung, vor allem aber bei präoperativen Hysterektomie-Gesprächen, habe ich Erfahrungen mit dem männlichen Erleben gemacht. Von daher weiß ich, daß der Mann prinzipiell genauso betroffen ist und daß er zumindest, das gilt ganz besonders für die Sterilisation und für die Hysterektomie, zutiefst beunruhigt sein kann über Veränderungen, die mit Mütterlichkeit und Väterlichkeit sowie Sexualität zusammenhängen. Ein Mann ist natürlich in anderer Weise zunächst, was seine Einstellung zur Väterlichkeit anbelangt, aus diesem Geschehen sehr ausgespart. Soweit ich das aus der Therapie weiß, hat er auch ein ganz tiefes Bedauern darüber, daß er das nicht erleben kann. Die Schwangerschaft an sich und die Beziehung zum Kind muß er erst nach und nach aufbauen. Wenn nun die Kontrazeption oder die operativen Maßnahmen diese Fragen betreffen, so kann ihn das beunruhigen, wenn hier einschneidende Veränderungen gesetzt werden.
Ich weiß von vielen Männern, daß sie ihre Frauen lange Zeit nicht berühren nach der Hysterektomie, wenn sie nicht aufgeklärt sind, weil sie es beunruhigt, daß die Weiblichkeit sozusagen als Bezugspunkt nicht mehr in der Weise wie bisher vorhanden ist. Männer haben mir gegenüber häufig die Phantasie geäußert, daß da ein Loch ist, »in das ich ja dann vorstoße und mich verliere.« Dies ist in übertragener Bedeutung hochinteressant. Irgendwo ist also die Konzeptionsfähigkeit seiner Frau auch für den Mann ein sehr wichtiger Anteil. Wenn die Gebärmutter weg ist, ist da ein großes Loch, welches mir keine Grenzen mehr setzt, mir keinen Halt und keine Orientierung mehr bietet. Das ist eine sehr weit verbreitete Angst und eine ganz tiefe angstvolle Phantasie des Mannes.

Richter: Das ist besonders bei orientalischen Völkern der Fall und hat soziologische Beziehungen, wenn eine Frau keine Kinder mehr bekommen kann. Dann ist sie keine Frau mehr, sondern nur mehr Arbeitstier und nicht einmal das.

Eicher: Ich möchte das, was Frau *Frick* gesagt hat, unterstützen. Manche Sexualstörungen können auf die Dissoziation des Sexualverhaltens vom Reproduktionsverhalten zurückgeführt werden. Vielen Menschen gelingt die Dissoziation nicht oder nur zeitweise, weil sie durch die Gesellschaft so geprägt sind. Es ist aber die Frage, ob das nur ein rein gesellschaftliches Moment und nicht biologisch vorprogrammiert ist. Menschen, denen diese Trennung nicht oder nur passager gelingt, haben wir primär einmal bei Frauen beobachtet, weil wir halt Frauenärzte sind und zunächst dieses Gebiet erforscht haben. Wir sehen aber auch beim Mann gelegentlich Potenzstörungen aufgrund der Kontrazeption, die seine Frau praktiziert, allerdings in geringerem Ausmaß als bei der Frau. Unter den Sexualstörungen beim Mann finden wir die Ejaculatio retardata und die Anorgasmie. Wir sehen es gelegentlich beim Mann, der eigentlich noch Kinderwunsch hat, dessen Frau aber unter einer sicheren Kontrazeption steht, oder dessen Frau keine Kinder mehr haben kann oder mehr haben will.

Lüdecke: In den beiden ersten Vorträgen war angesprochen worden, daß sexuelle Empfindungsstörungen auftreten, wenn die äußeren Bedingungen nicht gegeben sind, d. h. also, wenn die Räumlichkeit beengt ist, wenn die Kinder mit im Schlafzimmer der Eltern sind. Wie soll man sich da verhalten? Ist das eine Conditio sine qua non? Heißt das, daß, wenn diese äußeren Bedingungen eingeengt sind, keine Sexualempfindungen auftreten können? Es ist sicher eine falsche Klischeevorstellung des Laienpublikums, wenn Sexualität etwas sein sollte, was man im dunklen Hinterstübchen machen muß und was keiner miterleben darf. Die Eltern schämen sich, vor ihren heranwachsenden Kindern sexuell aktiv zu sein. Ich mache den Patienten in solchen Fällen klar, da die Situation der Einengung durch den Wohnraum sowieso nicht zu ändern ist, daß sie sich nicht zu genieren brauchen, daß sich die Kinder halt ruhig verhalten müssen und daß die Sexualität in anderen Kulturzentren, noch heute bei ostasiatischen Völkern, aber auch früher in der Antike, einen ganz anderen Stellenwert hatte als heute. Es ist doch auf sehr verschiedene Einflüsse zurückzuführen, wenn die Sexualität so in die Ecke gedrängt worden ist.

Springer-Kremser: Ich glaube, daß ich meine Ausführungen prinzipiell relativiert habe als möglichen Anteil, der etwas mitbedingen kann. Soziogenese ist meistens ein Teilaspekt und nicht der einzige Punkt. Man muß bedenken, daß ein Großteil der Familien so lebt und ein Großteil der Kinder im elterlichen Schlafzimmer sind. Sehr viele haben das ohne gröbere Störungen überstanden und ausgehalten. Ich meine nur, daß man daran denken müßte, daß es Kinder beunruhigen kann. Das Beunruhigtsein der Kinder hat dann wieder Rückwirkungen auf die Mutter. Es ist nämlich durchaus so, daß von Kindern bestimmte Verhaltensweisen umgedeutet werden. Ich meine damit das Stöhnen und die Bewegungen, die sie hören, wenn es finster ist. Sie alle kennen aus der eigenen Kindheit die Gespenster, die man am Vorhang oder auf der Tapete gesehen hat. Wenn das noch mit entsprechenden Geräuschen untermalt ist, die Kinder umdeuten können, so kann sie das ängstigen. Das spüren wiederum sensible Eltern und reagieren entsprechend darauf. Es sollten deshalb Kinder nicht unbedingt im elterlichen Schlafzimmer sein müssen, wenn das möglich ist. Bei dieser Art von Scheinliberalisierung, die meint, die Kinder dabei lassen zu sollen und sie daran gewöhnen zu müssen und dabei denkt, daß alles so in Ordnung wäre, habe ich gewisse Bedenken, und zwar einfach deshalb, weil Kinder nicht die Dinge so wahrnehmen wie Erwachsene und sie umdeuten. Für das Kind ist der Erwachsene auf jeden Fall größer, mächtiger, mitunter auch bedrohlicher. Der Penis des Vaters ist einfach größer als der eigene. Hier kommt das kleine Kind nicht einfach darüber hinweg. Das trifft auch für diese Geschichten vom gemeinsamen Baden zu; man hört es jedenfalls jetzt in der Therapie von Erwachsenen, wie sie das als Kinder erlebt und interpretiert haben. Ich will damit keineswegs behaupten, daß das unbedingt immer neurotisierend wirkt. Aber manchmal erhält es einen bestimmten Stellenwert.

B. Vogt: Für die Praxis wird es im Laufe der folgenden Jahre für den Gynäkologen wichtig sein, nach relativ kurzer Zeit psychosomatische Krankheitsangebote, die in jedem Symptom stecken, aktiv anzusprechen. Ich glaube, es ist doch ein soziologisches Problem, wenn die meisten Patienten denken, man kann nur zum Arzt gehen, wenn man somatische Symptome hat. Ich frage mich, wieweit wir als Ärzte vielleicht ein bißchen dazu mit beitragen, daß so etwas erhalten bleibt. Wir haben doch auch die Möglichkeit, durch unser Verständnis und unsere Einstellung dem Patienten relativ rasch klarzumachen, daß jeder Mensch psychische Probleme haben kann und hat, und daß die Patienten nicht von einem zum anderen Arzt laufen müssen, um wieder Adnexitis oder irgend etwas angeben zu müssen. Ich glaube auch, daß es eine Aufgabe dieses Kongresses sein sollte, daß wir als Ärzte Möglichkeiten finden, in der Technik und Handhabung und dem Verständnis dem Patienten gegenüber das nahezubringen, daß auch psychische Symptome durchaus Krankheitswert haben, daß man sich damit durchaus bei seinem Arzt sehen lassen kann, sei er nun Allgemeinpraktiker, Gynäkologe, Dermatologe, Urologe, Internist oder sonst ein Arzt.

Diabetes mellitus und Sexualstörungen

Internistisch-endokrinologische Aspekte

M. Neubauer, Frankfurt a. M.

Diabetiker leiden häufiger als gesunde Männer an chronischen sexuellen Störungen. Hierauf hat als erster *Rollo* (1798) in seinem Buch über den Diabetes mellitus hingewiesen. Nach den Erfahrungen *Naunyn*s (1906) stellten damals die Sexualstörungen eines der konstantesten Symptome bei den an einer Zuckerkrankheit leidenden Männern dar. Sie kamen sowohl bei den erschöpften, durch die Zuckerkrankheit ausgezehrten Kranken als auch bei den wohlgenährten Diabetikern mit sehr geringer Zuckerausscheidung vor. *Von Noorden* u. *Isaac* (1927) beobachteten, daß sich die diabetischen Sexualstörungen zunächst in einer Herabsetzung des sexuellen Interesses und einem Nachlassen der Erektionsfähigkeit bemerkbar machten, während im späteren Verlauf eine »Verminderung der Hodensekretion und ein völliger Potenzverlust« hinzutraten. Die entscheidende Verbesserung in der Behandlung der Zuckerkrankheit durch die Verwendung von Insulin hat seinerzeit auch zu einer recht optimistischen Einschätzung der Auswirkung dieser Therapie auf die Sexualstörungen geführt. Viele Diabetologen glaubten, daß nunmehr die Sexualstörungen bei den zuckerkranken Männern kaum mehr eine Rolle spielen würden. Leider haben spätere

Untersuchungen gezeigt, daß dieser Optimismus keineswegs berechtigt war. Nach wie vor traten bei zuckerkranken Männern sexuelle Störungen in praktisch unverminderter Häufigkeit auf.

Häufigkeit sexueller Störungen

Verschiedene Autoren haben sich mit der Verbreitung von sexuellen Störungen zuckerkranker Männer befaßt; die Ergebnisse der Studien gibt Abb. 1 wieder. Die Tatsache, daß die Resultate erheblich differieren, mag einerseits auf methodische Unterschiede in der Befragung, andererseits aber auch auf die Anwendung unterschiedlicher Beurteilungskriterien der einzelnen Untersucher zurückzuführen sein. Es läßt sich aus den dargestellten Zahlen ablesen, daß mindestens die Hälfte aller zuckerkranken Männer an sexuellen Störungen leidet. Etwa 70 % der Betroffenen, d. h. etwa 36 % sämtlicher männlicher Diabetiker, weisen als führendes Symptom Erektionsstörungen auf (Montenero u. Donatone, 1962). Demgegenüber haben *Kinsey* et al. (1948) das Vorhandensein von Erektionsstörungen in

Abb. 1: Häufigkeit sexueller Störungen unter zuckerkranken Männern

Autoren	n	% mit Potenzstörungen
v. Noorden u. Isaac, 1927	?	53
Kuhlmey, 1936	60	48
Falta, 1944	?	10
Rubin u. Babbott, 1958	198	55*
Schöffling, 1960	314	51
Montenero u. Donatone, 1962	436	52
Prikhozhan, 1967	350	75
Mayne, 1968	92	36*
Rausch-Stroomann et al., 1970	175	39**
Cibeira et al., 1970	50	26
Neubauer et al., 1971	146	43**
Ellenberg, 1971	200	59
Faerman et al., 1972	299	40***
Barnett et al., 1973	175	49

*nur Erektionsimpotenz, **Altersbegrenzung 20–55 Jahre, ***Altersbegrenzung 18–50 Jahre

der Allgemeinbevölkerung nur bei 1,6 % der Männer aller Altersklassen ermittelt. Somit sind die zuckerkranken Männer etwa 22mal häufiger von Erektionsstörungen betroffen als die männliche Allgemeinbevölkerung.

Betrachtet man das Vorkommen der sexuellen Störungen in den einzelnen Altersstufen, so kann man feststellen, daß von den Männern unter 30 Jahren im Mittel 20 % an sexuellen Störungen leiden. In den folgenden Altersklassen erfolgt eine annähernd lineare Zunahme der sexuellen Störungen, die schließlich bei den Diabetikern über 60 Jahren mit 70 % die größte Morbiditätsrate erreicht.

Das klinische Bild der sexuellen Störungen bei zuckerkranken Männern ist nicht charakteristisch. Die Symptomatik entspricht teilweise oder vollständig den pathologischen Erscheinungen, wie sie bei Störungen der Vita sexualis auf dem Boden anderer funktioneller und organischer Erkrankungen gefunden werden. Dennoch ist eine Unterteilung des Krankheitsbildes möglich. Vor allem auf Grund des Verlaufs können zwei Formen unterschieden werden, nämlich eine passagere und eine chronische. Diese sind hinsichtlich ihrer Prognose und in bezug auf die therapeutischen Möglichkeiten unterschiedlich zu bewerten.

Passagere sexuelle Störungen

Sie treten in engem Zusammenhang mit Stoffwechselentgleisungen, sei es bei der klinischen Manifestation des Diabetes oder bei später interkurrierenden Stoffwechselverschlechterungen, in Erscheinung. Die passageren sexuellen Störungen bilden sich im allgemeinen wieder zurück, nachdem sich die Stoffwechsellage normalisiert hat; sie haben somit eine ausgesprochen gute Prognose. Auffällig bei dieser Form ist, daß wesentlich häufiger Störungen des sexuellen Verlangens angegeben werden. Erektionsstörungen als erstes in Erscheinung tretendes Symptom stehen demgegenüber wesentlich zurück. Der Anteil der passageren Sexualstörungen an dem Gesamtvorkommen von sexuellen Störungen bei zuckerkranken Männern dürfte allerdings nicht mehr als 10 % betragen (Schöffling, 1960; Cooper, 1972), daher spielt diese Form zahlenmäßig nur eine geringe Rolle. Außerdem stehen in der Regel die durch die Stoffwechselentgleisung hervorgerufenen anderen Krankheitserscheinungen so sehr im Vordergrund, daß auch subjektiv die sexuellen Störungen meist weniger eindringlich oder gar nicht registriert werden.

Chronische sexuelle Störungen

Die überwiegende Zahl der Kranken leidet an der chronischen Form der sexuellen Störungen; diese beginnt im allgemeinen schleichend. In etwa 60 % der zuckerkranken Männer verläuft die Erkrankung von Anfang an chronisch-progredient und führt innerhalb von fünf Jahren zu einer kompletten Koitusunfähigkeit (Rubin, 1971). Eine spontane Restitutio ad integrum ist bei der chronischen Form selten. Die Prognose der chronischen sexuellen Störungen ist insgesamt ungünstig. Die überwiegende Zahl der zuckerkranken Männer beobachtet gewöhnlich als erstes Symptom der chronischen sexuellen Störungen ein Nachlassen der Erektionsfähigkeit. Etwa drei Viertel der Diabetiker machen diese Angabe (Montenero u. Donatone, 1962; Neubauer u. Schöffling, 1972). Die Ausprägung der Erektionsstörungen ist trotz beträchtlicher individueller Unterschiede beim einzelnen ziemlich gleichförmig. Ein Teil der Patienten klagt über eine initiale Erektionsschwäche, welche die Immissio des Penis unmöglich machen kann. Andere wiederum geben an, daß die Erschlaffung vorzeitig während des Koitus nach anfänglich ausreichender Erektion eintritt. Bei etwa 36 % der Diabetiker mit sexuellen Störungen ist die Erektion so stark beeinträchtigt, daß die Immissio nicht möglich ist und somit eine völlige Koitusunfähigkeit besteht.

Im Gegensatz zu der Störung der Erektion finden sich solche der Ejakulation selten. Einige wenige Patienten weisen eine Ejaculatio retarda auf. Sie kommen trotz langwährender Friktionen nicht zur Ejakulation und zum Orgasmus. Etwas häufiger treten bei Diabetikern Hypospermien oder eine völlige Aspermie infolge einer retrograden Ejakulation auf. Dabei sind Orgasmus und Satisfaktion im allgemeinen nicht beeinträchtigt.

Sehr viele Patienten konstatieren, daß bei der Manifestation der Erektionsstörungen das sexuelle Verlangen nicht oder kaum gemindert ist. Erst mit der Zeit kommt es bei den meisten von ihnen auch zu einer Abnahme des sexuellen Interesses. Beide, die Erektionsstörung und die Minderung des sexuellen Verlangens, bewirken letzten Endes einen Rückgang sexueller Aktivität. Angaben über die Häufigkeit von isolierten Störungen des sexuellen Verlangens in Form einer permanenten Minderung oder eines kompletten Verlustes schwanken zwischen 16 und 20 % (Bergqvist, 1954; Schöffling, 1960; Montenero u. Donatone, 1962).

Wie bei jeder organisch bedingten Sexualstörung sind auch einige andere Quellen der sexuellen Triebbefriedigung beeinträchtigt. Im Gegensatz zu psychogen bedingten sexuellen Störungen ist die Masturbation für zuckerkranke Männer durch Erektionsstörung belastet. Infolgedessen scheint sie, sofern sie überhaupt möglich ist, von den zuckerkranken Männern mit Sexualstörungen fast kaum vorgenommen zu werden. Pollutionen kommen praktisch nicht vor.

Beziehungen zur Zuckerkrankheit

Die passagere Form der sexuellen Störungen bei zuckerkranken Männern ist mit der Stoffwechselführung eng korreliert. Sie tritt immer dann auf, wenn die Stoffwechsellage schlecht ist und verschwindet bei besserer Einstellung des Diabetes mellitus wieder. Die chronischen sexuellen Störungen betreffen sowohl juvenile Diabetiker als auch Patienten mit einem Diabetes vom Erwachsenentyp. Sie treten unabhängig von der Diabetesdauer auf (Bergqvist, 1954; Schöffling, 1960; Montenero u. Donatone, 1962). Es bestehen auch keine Beziehungen zum Schweregrad der Zuckerkrankheit (Rubin u. Babbott, 1958) und zur Qualität der Stoffwechseleinstellung (Schöffling, 1960; Montenero u. Donatone, 1962). Ferner scheint die Art der antidiabetischen Therapie für das Auftreten der sexuellen Störungen keine Rolle zu spielen (Schöffling, 1960; Montenero u. Donatone, 1962).

Ätiologie und Pathogenese

Zur Frage der Ätiologie und Pathogenese der diabetischen sexuellen Störungen bestand keine einheitliche Meinung. Nachdem *Rundles* (1945) und *Martin* (1953) auf Korrelation zur diabetischen Neuropathie hingewiesen hatten, wurden auch Befunde erhoben, die eine endokrine Ursache der diabetischen sexuellen Störungen wahrscheinlich machten.
Solange es nicht möglich war, Testosteron selbst zu messen, wurden die im Urin ausgeschiedenen 17-Ketosteroide als Maß für die Androgensekretion der Hoden herangezogen. Untersuchungen der 17-Ketosteroidausscheidung von zuckerkranken Männern mit sexuellen Störungen ergaben bei einem großen Teil dieser Patienten erniedrigte Werte (Miller u. Mason, 1945; Villanueva et al., 1964; Lederer et al., 1968). Diese Befunde wurden als Ausdruck eines Androgenmangelzustandes interpretiert. Weiterhin hatten Studien über die Ausscheidung von Gonadotropinen im Harn mit Hilfe biologischer Bestimmungsme-

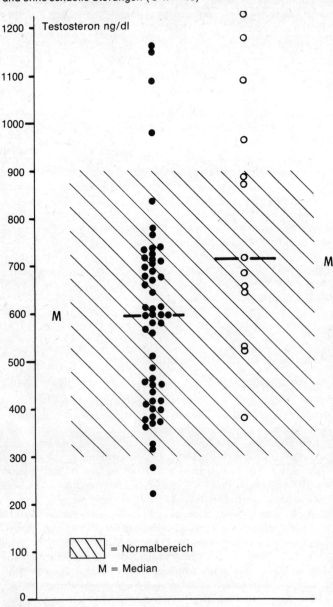

Abb. 2: Morgendliche Plasmatestosteronspiegel zuckerkranker Männer mit sexuellen Störungen (● n = 54) und ohne sexuelle Störungen (○ n = 13)

thoden bei einer relativ hohen Zahl von Diabetikern mit sexuellen Störungen erniedrigte Werte ergeben (Bergqvist, 1954; Drudi u. Dornetti, 1958; Schöffling, 1960; Lederer et al., 1968). Schließlich haben mehrere Autoren bei histologischen Untersuchungen der Hoden von zuckerkranken Männern mit sexuellen Störungen neben Veränderungen im Bereich des tubulären Systems auch auf eine Reduktion der Zahl der Leydigzellen hingewiesen (Schöffling, 1960; Schöffling et al., 1963; Villanueva et al., 1964; Rausch-Stroomann et al., 1970).

Tierexperimentell fanden *Foglia* et al. (1969) an subtotal pankreatektomierten Ratten, daß mit steigendem Schweregrad des so hervorgerufenen Diabetes mellitus neben einem Rückgang der Fertilität zugleich auch eine fortschreitende Atrophie der Hoden und der akzessorischen Geschlechtsdrüsen sowie ein Nachlassen oder völliges Verschwinden des Sexualtriebes auftraten. Ähnliche Erscheinungen wurden auch an spontandiabetischen Tieren beobachtet. Die Verminderung der Leydigzellen bei experimentell- und spontandiabetischen Tieren wurde zumeist auf eine mangelhafte endogene Gonadotropinsekretion zurückgeführt (Smithberg u. Runner, 1957; Lane, 1959; Hellman et al., 1963; Schöffling et al., 1967; Usadel et al., 1970).

Die dargestellten Ergebnisse tierexperimenteller Untersuchungen und endokrinologischer Befunde an zuckerkranken Männern mit sexuellen Störungen fanden ihren Niederschlag in der pathogenetischen Vorstellung, daß die sexuellen Störungen und die Hodenveränderungen des zuckerkranken Mannes Ausdruck eines hypogonadotropen Hypogonadismus seien (Bergqvist, 1954; Drudi u. Dornetti, 1958; Schöffling, 1960). Um diese Hypothese mit Hilfe der in den letzten zehn Jahren wesentlich erweiterten Möglichkeiten der Hormonbestimmungen auf ihre Gültigkeit zu prüfen, haben wir seit 1970 verschiedene klinisch-endokrinologische Untersuchungen durchgeführt.

Kontrollen des Testosteronspiegels im Blut von Diabetikern mit und ohne sexuelle Störungen haben gezeigt, daß beide Gruppen im Durchschnitt normale Werte aufweisen (Abb. 2). Vergleichbare Ergebnisse haben auch andere Untersucher erzielt (Abb. 3). Gelegentlich wurde allerdings auf eine Anhäufung von Testosteron-Werten im unteren Normbereich hingewiesen (Schöffling, 1971; Vermeulen et al., 1971). Die Stimulationsfähigkeit der Testosteron-produzierenden Leydigzellen zuckerkranker Männer mit sexuellen Störungen durch HCG ist auf Grund eigener Untersuchungen bei den meisten von ihnen als normal anzusehen (Abb. 4). Der mittlere Stimulationskoeffizient lag bei unseren Patienten mit 2,6 sogar noch über dem der eugonadalen männlichen Kontrollpersonen. Auch die Konzen-

Abb. 3: Plasmatestosteronwerte zuckerkranker Männer mit sexuellen Störungen

Autoren	Diabetiker mit Sexualstörungen		Diabetiker ohne Sexualstörungen	
	n	Testosteron ng/100 ml	n	Testosteron ng/100 ml
A	40	628 ± 316 (s)	11	522 ± 221 (s)
B	45	762	—	—
C	43	559 ± 35 (sχ)	—	—
D	14	578 ± 234 (s)	8	576 ± 173 (s)
E	?	627 ± 15 (sχ)	?	637 ± 14 (sχ)

A = Rausch-Stroomann et al., 1970
B = Ellenberg, 1971
C = Vermeulen et al., 1971
D = Faerman et al., 1972
E = Kolodny et al., 1974

trationen von Östradiol im Plasma sowie seine Stimulation durch HCG waren bei zuckerkranken Männern mit sexuellen Störungen normal (Neubauer et al., 1973). Die Bestimmung der morgendlichen Spiegel der beiden Gonadotropine LH und FSH ergab für die Mehrzahl der zuckerkranken Männer normale Werte (Abb. 5). Erniedrigte Serumspiegel waren überhaupt nicht nachweisbar, dagegen fanden sich unter den Diabetikern mit sexuellen Störungen rund 23 % der LH-Werte und etwa 46 % der FSH-Werte oberhalb des Normbereichs. Die Diabetiker ohne sexuelle Störungen ließen trotz der geringeren Zahl an Untersuchungen ein ähnliches Verhalten erkennen. Nach Stimulation mit dem LH-RH zeigten die Diabetiker mit sexuellen Störungen im Mittel normale Anstiege (Abb. 6).
Faßt man die Ergebnisse der endokrinologischen Untersuchungen zusammen, muß man feststellen, daß als Ursache der sexuellen Störungen ein hypogonadotroper Hypogonadismus nicht in Frage kommen kann. In Einzelfällen ließen sich eher Hinweise für das Vorliegen eines primären Hypogonadismus nachweisen. Diese fanden sich allerdings sowohl bei den Männern mit als auch bei solchen ohne sexuelle Störungen. Somit dürften diese Hormonveränderungen im allgemeinen nicht die Ursache der sexuellen Störungen darstellen. Hierfür spricht auch der nahezu immer fehlende therapeutische Effekt exogener Testosterongaben.

Abb. 4: Verhalten des Plasmatestosterons im Verlauf des HCG-Stimulationstests an 10 Diabetikern mit sexuellen Störungen

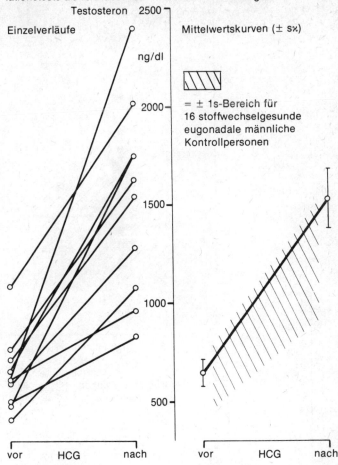

Die Bedeutung diabetischer Gefäßerkrankungen für die Entstehung von sexuellen Störungen kann bislang noch nicht abschließend beurteilt werden. Einige Hinweise sprechen allerdings dafür, daß sie pathogenetisch keine wesentliche Rolle spielen dürften. So ließ sich z. B. keine Korrelation zwischen dem Schweregrad mikroangiopathischer Veränderungen in Ohrläppchenbiopsien und dem Vorliegen von sexuellen Störungen erkennen (Rausch-Stroomann et al., 1970). Ferner fand

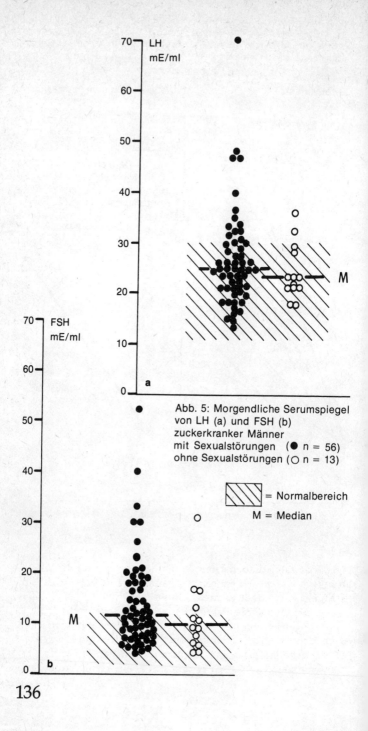

Abb. 5: Morgendliche Serumspiegel von LH (a) und FSH (b) zuckerkranker Männer mit Sexualstörungen (● n = 56) ohne Sexualstörungen (○ n = 13)

▨ = Normalbereich
M = Median

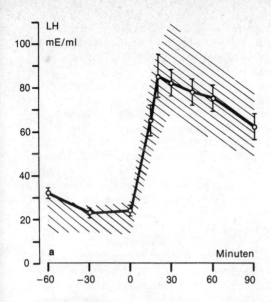

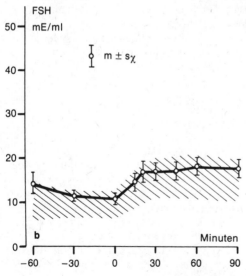

Abb. 6: Verhalten von LH (a) und FSH (b) nach LHRH (100 µg i. v.) an 14 Diabetikern mit Sexualstörungen

= ± 1s-Bereich für 17 stoffwechselgesunde eugonadale männliche Kontrollprobanden

man keine Beziehung zwischen mikroangiopathischen Veränderungen im Bereich der Corpora cavernosa und bestehenden Erektionsstörungen (Faerman et al., 1973).
Wesentlich konkreter sind in letzter Zeit dagegen die Hinweise dafür geworden, daß die sexuellen Störungen aus einer diabetischen Neuropathie des autonomen Nervensystems im Beckenbereich resultieren. Hierauf weist z. B. die hohe Koinzidenz von peripherer Neuropathie und sexuellen Störungen hin. Im Mittel dürften etwa 75 % der zuckerkranken Männer mit einer diabetischen Polyneuropathie zugleich auch an sexuellen Störungen leiden (Neubauer u. Schöffling, 1973, 1974, 1977). Bei Diabetikern ohne klinische Zeichen einer Neuropathie kommen sie dagegen nur bei 12 % vor (Ellenberg, 1971). Umgekehrt waren in 80 bis 85 % der zuckerkranken Männer mit sexuellen Störungen auch Zeichen einer Neuropathie nachweisbar (Yamauchi, 1965; Mayne, 1968; Singhal et al., 1969; Ellenberg, 1971; Neubauer u. Schöffling, 1977). Neurogene Blasenstörungen in Form eines nachlassenden Miktionsdrangs und zystometrischen Veränderungen sind in etwa 80 % der zuckerkranken Männer mit sexuellen Störungen vergesellschaftet (Ellenberg, 1971; Faerman et al., 1971, 1972). Schließlich wurden auch bei histologischen Untersuchungen der Corpora cavernosa penis von autopsierten, zu Lebzeiten sexualgestörten Diabetikern für eine Neuropathie typische morphologische Veränderungen der autonomen Nervenfasern gefunden (Faerman et al., 1974). Angesichts dieser Ergebnisse kann heute kein Zweifel mehr darüber bestehen, daß in der Regel die chronischen sexuellen Störungen von zuckerkranken Männern ursächlich auf eine Neuropathie des autonomen Nervensystems im Beckenbereich zurückgeführt werden müssen. Die Genese der diabetischen Neuropathie indessen ist nach wie vor umstritten.

Diagnose und Differentialdiagnose

Die diabetischen Sexualstörungen lassen sich auf Grund der klinischen Symptomatik leider nicht von Störungen anderer Ätiologie unterscheiden. Da es auch keine anderen diagnostischen Kriterien gibt, mit deren Hilfe eine eindeutige Abgrenzung möglich wäre, wird man in praxi gezwungen sein, bei Sexualstörungen, die in zeitlichem Zusammenhang mit der Zuckerkrankheit auftreten, durch breit angelegte differential-diagnostische Untersuchungen Störungen anderer Ätiologie auszuschließen. Die Diagnose von diabetischen Sexualstörungen kann somit im wesentlichen nur per exclusionem gestellt werden. Verdachtsmomente für passagere diabetische sexuelle Störungen ergeben sich, wenn diese während der Manifestation der Zuckerkrankheit oder bei interkurrenten Stoffwechselentgleisungen auftreten und mit gebesserter Stoffwechsellage wieder verschwinden. Für das Bestehen chronischer diabetischer Sexualstörungen kann z. B. der Nachweis einer Neuropathie und hierbei besonders der einer Blasenfunktionsstörung oder anderer Zeichen einer Neuropathie des autonomen Nervensystems sprechen. Diese können die zentrale Herz- und Kreislaufregulation, den peripheren Vasomotorentonus, die Schweißsekretion, die Pupillenreaktion sowie die Darm- und Blasenfunktion betreffen. Ferner wird der Verdacht auf chronische diabetische Sexualstörungen auch immer dann sehr dringend sein, wenn diese als isolierte Erektionsstörungen ohne wesentliche Beeinträchtigung des sexuellen Verlangens in Erscheinung getreten sind.

Therapie

Für die passagere Form der sexuellen Störungen erübrigen sich, wie bereits erwähnt, im allgemeinen spezielle Behandlungsmaßnahmen, da eine normalisierte Kohlenhydratstoffwechsellage meist auch die sexuellen Störungen behebt.
Die Behandlung der chronischen diabetischen Sexualstörungen ist demgegenüber wesentlich problematischer. Bisher existiert kein spezifisches Behandlungsverfahren. Auch sind keine prophylaktischen Maßnahmen bekannt.
Als wichtigste Aufgabe obliegt dem behandelnden Arzt zunächst, den Patienten und die Partnerin darüber aufzuklären, daß die sexuellen Störungen eine Folgeerkrankung des Diabetes mellitus darstellen. Dadurch kann die Entwicklung belastender Konfliktreaktionen vermieden und auf eine verständnisvolle Kooperation der Partnerin hingewirkt werden. Es ist ferner die Aufgabe des Arztes, zu eruieren, ob und welche außerkoitalen Formen der sexuellen Interaktion von den Partnern akzeptiert werden, um sie auf diese hinzuweisen und damit für ein beide Teile befriedigendes Sexualleben zu sorgen.
Trotz der geringen Aussichten auf eine kurzfristige Wirksamkeit sollte man immer versuchen, eine optimale Stoffwechseleinstellung des Diabetes zu erzielen und das Körpergewicht zu normalisieren. Die früher vielfach geübte Behandlung mit Testosteron oder Kombinationspräparaten von Testosteron und

Choriongonadotropin hat bei der Mehrzahl der Diabetiker mit chronischen Erektionsstörungen versagt. Auch die zusätzliche Gabe von Aphrodisiaka und Tonika ändert die Situation nicht wesentlich.

Von *Ellenberg* (1971) wird vorgeschlagen, bei inkurablen Kranken mit Erektionsstörungen eine operative Prothesierung des Penis mit Hilfe eines Kunststoffimplantats zu erwägen. Hierdurch soll die Immissio ermöglicht und Verbiegungen des Gliedes beim Koitus verhindert werden. In der Zwischenzeit liegen auch in Deutschland begrenzte Erfahrungen mit dieser Behandlungsmethode an Diabetikern vor. Die Resultate werden von den Operateuren überwiegend positiv bewertet. Das Risiko lokaler Komplikationen soll bei Diabetikern offenbar nicht größer sein als unter stoffwechselgesunden Personen.

Literatur: *Bergqvist, J. S.*: The gonadal function in male diabetics. Acta Endocr. (Kbh.) Suppl. 181 (1954); *Cibeira, J., I. Faerman, R. Colinas et al.*: Neurological, clinical and bioelectrical investigations in 105 diabetics. VII. Congr. Internat. Diab. Fed., Buenos Aires, 23. – 28. 8. 1970. Excerpta Med. Found., S. 125; *Cooper, A. J.*: Diagnosis and management of »endocrine impotence«. Brit. Med. J. 2, 34–36 (1972); *Drudi, C. u. F. Dornetti*: Sul comportamento della escrezione gonadotropa nel diabete mellito giovanile. Folia Endocr. (Rom) 11, 706–717 (1958); *Ellenberg, M.*: Impotence in diabetes: the neurologic factor. Ann. Int. Med. 75, 213–219 (1971); *Faerman, I., M. Maler, M. Jadzinsky et al.*: Asymptomatic neurogenic bladder in juvenile diabetics. Diabetologia 7, 168–172 (1971); –, *O. Vilar, M. A. Rivarola et al.*: Impotence and diabetes. Studies of androgenic function in diabetic impotent males. Diabetes 21, 23–30 (1972); –, *L. Glocer, D. Fox et al.*: Impotence and Diabetes. Histological Studies of the Autonomic Nervous Fibers of the Corpora Cavernosa in Impotent Diabetics. 8. Kongr. Internat. Diab. Ges., Brüssel, 15.–20. 7. 1973. Abstr. Excerpta Medica Foundation, Amsterdam 1973, S. 197; *Falta, W.*: Die Zuckerkrankheit. Berlin u. Wien: Urban & Schwarzenberg (1944); *Foglia, V. G., J. M. Rosner, M. Cattaneo de Peralta Ramos et al.*: Sexual disturbances in the male diabetic rat. Hormone Metab. Res. 1, 72–77 (1969); *Hellmann, B., L. Jacobsson u. J. B. Täljedal*: Endocrine activity of the testis in obese-hyperglycaemic mice. Acta Endocr. 44, 20–26 (1963); *Kinsey, A. C., W. B. Pomeroy u. C. E. Martin*: Sexual behavior in the human male. Philadelphia: W. B. Saunders (1948); *Kolodny, R. C., C. B. Kahn, H. H. Goldstein et al.*: Sexual dysfunction in diabetic men. Diabetes 23, 306 (1974); *Kuhlmey, W.*: Sind Diabetes oder extrainsulinäre Glukosurie durch männliche Hormone zu beeinflussen? Dtsch. med. Wschr. 65, 5–8 (1939); *Lane, P. W.*: The pituitary gonad response of genetically obese mice in parabiosis with thin obese siblings. Endocrinology 65, 863–868 (1959); *Lederer, J., J.P. Bataille u. P. Osinski*: Le testicule du diabétique et ses troubles fonctionnels. J. Ann. Diab. de l'Hotel-Dieu Paris 9, 181–196 (1968); *Martin, M. M.*: Diabetic neuropathy. A clinical study of 150 cases. Brain 76, 594–624 (1953); *Mayne, N.*: The short-term prognosis in diabetic neuropathy. Diabetes 17, 270–273 (1968); *Miller, S. u. H. L. Mason*: The excretion of 17-ketosteroids by diabetics. J.

Clin. Endocr. 5, 220–225 (1945); Montenero, P. u. E. Donatone: Diabète et activité sexuelle chez l'homme. Diabète (Le Raincy) 10, 327–335 (1962); Naunyn, B.: Der Diabetes mellitus. Wien: Hölder (1906); Neubauer, M. u. K. Schöffling: Zur Therapie der Potenzstörungen des zuckerkranken Mannes. Urologe B 12, 12–17 (1972); – u. –: Disturbances of reproduction and potency in diabetic men. Lecture Postgrad. Teach. Progr., 8th Congr. Internat. Diab. Fed., Brüssel, 15.–20. 7. 1973; – u. –: Sexualstörungen bei männlichen Diabetikern. In: Diabetologie in Klinik und Praxis. Hrsg.: H. Mehnert, K. Schöffling. Stuttgart: Thieme (1974); – u. –: Zur Neuropathie des autonomen Nervensystems bei Diabetes mellitus. 83. Tgg. Dtsch. Ges. Inn. Med., 17.–21. 4. 1977, Wiesbaden; –, F. Bidlingmaier, K. Demisch u. K. Schöffling: Konzentration von Östrogenen und Testosteron im Blut bei zuckerkranken Männern mit und ohne Störungen der Potentia coeundi. In: Beringer, A.: Diabetes mellitus. Wien-München-Bern: Maudrich (1973); –, K. Demisch, K. Schöffling et al.: Andrologische Untersuchungen, Testosteronspiegel im Plasma und Choriongonadotropin-Belastungen bei Diabetikern mit Potenzstörungen. Verh. Dtsch. Ges. Inn. Med. 77, 1060–1063 (1971); v. Noorden, C. u. S. Isaac: Die Zuckerkrankheit und ihre Behandlung. 8. Aufl., Berlin: Springer (1927); Prikhozhan, V. M.: Impotence in diabetes mellitus. Probl. Endokr. Gormonoter. 13, 37–41 (1967); Rausch-Stroomann, J.-G., R. Petry, J. Mauss et al.: Untersuchungen zum Problem der Fertilität und Potenz bei Diabetikern (morphologische Keimdrüsenuntersuchungen, Spermauntersuchungen, Gefäßstudien, Gonadotropin- und Steroiduntersuchungen). Verh. Dtsch. Ges. Inn. Med. 76, 861–865 (1970); Rollo, J.: John Rollo's Book. Cases of diabetes mellitus. London: C. Dilly (1798); Rubin, A.: 1971, zit. nach Cooper, A. J., 1972; –, D. Babbott: Impotence and diabetes mellitus. JAMA 168, 490–500 (1958); Rundles, R. W.: Diabetic neuropathy. General review with report of 125 cases. Medicine (Baltimore) 24, 111–160 (1945); Schöffling, K.: Störungen der Keimdrüsenfunktion beim männlichen Zuckerkranken. In: Bürger-Prinz, H., H. Giese (Eds.): Beiträge zur Sexualforschung. Stuttgart: Enke Verlag (1960); –: Diabetes mellitus and male gonadal function. Excerpta med. Int. Congr. Ser. 231, 36 (1970); –: K. Federlin, H. Ditschuneit u. E. F. Pfeiffer: Disorders of sexual function in male diabetics. Diabetes 12, 519–527 (1963); –, –, W. Schmitt u. E. F. Pfeiffer: Histometric investigations on the testicular tissue of rats with alloxan diabetes and chinese hamsters with spontaneous diabetes. Acta Endocr. 54, 335–346 (1967); Singhal, K. C., G. K. Rastogi, G. K. Aikat u. P. N. Chnuttani: Testicular histology in diabetics with impotence. Indian J. Pathol. (Bombay) 12, 145–148 (1969); Smithberg, M. u. M. N. Runner: Pregnancy induced in genetically sterile mice. J. Hered. 48, 97–100 (1957); Usadel, K. H., W. Mummert u. K. Schöffling: Histometrische Untersuchungen am Hodengewebe von obob-Mäusen verschiedener Entwicklungsstufen vor und nach Stimulation mit Gonadotropinen. Acta Endocr. (Kbh.) Suppl. 152, 48 (1970); Vermeulen, A., T. Stoîca u. L. Verdonck: The apparent free testosterone concentration, an index of androgenicity. J. Clin. Endocr. 33, 759–767 (1971); Vermeulen, A., G. Garcia, P. Hernández u. E. Cesarman: Diabetes e impotencia sexual. Imagen histológica del testiculo y respuesta hormonal con gonadotrofinas coriónicas. Rev. Invest. Clin. (Mexico) 16, 31–44 (1964); Yamauchi, S.: Clinical studies on impaired male sexual function in diabetes mellitus. Japanese J. Urol. (Tokyo) 56, 715–732 (1965)

Diabetes mellitus und Sexualstörungen

Psychosomatische Aspekte

S. Elhardt, München

Es besteht kein Zweifel, daß die bekanntlich bei Diabetes oft auftretenden Sexualstörungen, sei es in Form eines allgemeinen Libidoverlustes, sei es – bei Männern – in der Form erektiver Impotenz, Folge der organischen Grundkrankheit sein können. Wir kennen dies ja auch bei anderen, vor allem bei konsumierenden Organkrankheiten. Bei Diabetes mellitus kommen plötzliche Potenzstörungen infolge von Stoffwechselentgleisungen vor, es muß aber auch an Folgen einer diabetischen Angiopathie oder Neuropathie gedacht werden, während hormonelle Ausfälle sich offenbar nicht nachweisen lassen. Dennoch bleibt die Frage, ob diese monokausale Interpretation nicht zu sehr vereinfacht, ob also – vor allem bei leichteren oder gut eingestellten Formen des Diabetes – nicht auch oder vielleicht sogar überwiegend psychische Faktoren mitverantwortlich sind, deren psychotherapeutische Angehbarkeit durch eine ausschließlich somatogene Betrachtungsweise übersehen werden kann.

Dafür spricht zunächst einmal, daß in vielen Fällen der Diabetes mellitus selbst als eine psychosomatische Krankheit anzusehen ist. Dies meint nicht, daß er gewissermaßen »rein psychogen« zustande käme. Bekanntlich hat sich in der modernen Psychosomatik ja ein mehrdimensionales Denken, also ein multifaktorielles Modell, durchgesetzt, d. h. die Vorstellung, daß einerseits biologische Faktoren, andererseits psychische und soziokulturelle Determinanten in der Ätiopathogenese in einer oft schwer entwirrbaren Weise zusammenwirken. Wir haben als Psychosomatiker inzwischen auch gelernt, die krankheitsdependenten Folgen, also die somato-psychischen Faktoren, bei der Beurteilung psychischer Auffälligkeiten der Diabetes-Persönlichkeit in Rechnung zu stellen, also z. B. die psychologischen Folgen der oft traumatisch erlebten Mitteilung der Diagnose einer letztlich oft unheilbaren Krankheit, aber auch die chronischen psychologischen Rückwirkungen des Zwangs zum strengen Diät- und Insulinregime.

Immerhin ließ sich – bei aller Vorsicht vor Verallgemeinerungen – jedoch in vielen Fällen beweisen, daß bereits die prämorbide Persönlichkeit des späteren Diabetikers schwere psychoneurotische Verformungen aufwies. Dies ist auch nicht verwunderlich, wissen wir doch, daß bereits zwei Risikofaktoren für die Entwicklung der Zuckerkrankheit selbst als psychosomatische Phänomene anzusehen sind, nämlich einmal die oft vorliegende Freßsucht mit Adipositas im Gefolge, andererseits der Bewegungsmangel. Es ist heute ja unbestritten, daß eine ausgeprägte Freß-Fettsucht in mehr als 90 % der Fälle als eine neurotische Ersatzbefriedigung für Bedürfnisse nach emotionaler Zuwendung, für blockierte Aggressionen oder für eine tabuierte Sexualität anzusehen ist, die durch eine psychogenetisch bedingte Fixierung in der oralen Entwicklungsstufe zur regressiven »Sucht« als Selbsttröstung und Spannungsabfuhr für primär nichtorale Bedürfnisse führt. Ebenso kann der Bewegungsmangel durch frühkindliche Einengung jeder motorisch-expansiven Aktivität bedingt sein, wie wir dies oft bei strukturell depressiven und zwanghaften Persönlichkeitsverformungen finden. Weiter konnten wir in einer früheren Arbeit *(Hose* et al., 1955) zeigen, daß in vielen Fällen die manifeste Auslösung einer latenten Diabetesbereitschaft durch starke seelische Erschütterungen bedingt sein kann, was nur schwer als zeitlich zufälliges Zusammentreffen hinreichend interpretierbar ist. Bereits beim Gesunden führt ja – im Rahmen der Cannonschen Notfallreaktion – ein »Streß« zur Steigerung des Blutzuckerspiegels und zur Glykosurie, was sich freilich beim Abklingen der streßhaften Belastung wieder normalisiert. Eine Fülle weiterer Beobachtungen belegt, wie ein gut eingestellter Diabetes durch schwere seelische Krisen dekompensieren und entgleisen kann, was ebenfalls nicht hinreichend etwa durch unsachgemäßes Diätverhalten des Patienten erklärbar ist, das übrigens oft gar nicht vorliegt (*Hinkle* u. *Wolf*, 1949).

Drei Modellvorstellungen

Umstritten ist dagegen noch die Frage der neurosenstrukturellen Spezifität des Diabetes, d. h. ob bei einer etwaigen prämorbiden psychogenetischen Fixierung in der oralen Entwicklungsphase eine nicht zu bewältigende Konfliktsituation ebenso zu einer Organwahl im entsprechenden somatischen Funktionskreis führt wie bei der Fettsucht, so daß eben gerade eine Ernährungs-Stoffwechselkrankheit und nicht z. B. ein Asthma bronchiale resultiert. Zum Teil in Übereinstimmung mit amerikanischen Autoren haben wir in unserer seinerzeitigen Arbeitsgruppe drei Modellvorstellungen entworfen, nach denen psychosomatische Faktorenverschränkungen denkbar wären, die zum Diabetes führen, ohne daß wir bis heute sagen könnten, daß diese Modelle gesichert wären (*Cremerius, Elhardt* u. *Hose*, 1956):

● Konflikte werden nach einem dem frühkindlichen Erleben entsprechenden oralen Schema »Essen = Liebe«, also nach dem Freßsucht-Fettsucht-Schema, verarbeitet, wodurch es zu einer Dauerhyperglykämie und zur Überbeanspruchung des Inselapparates kommen kann.
● Belastungen verschiedenster Art werden, ebenfalls nach dem oralen Modell »Essen = Liebe«, als mütterlicher Liebesentzug erlebt, also psychologisch-subjektiv als Hungerzustand empfunden, wodurch es korrelationsphysiologisch zu einer Versorgung aus den eigenen Reserven kommt. Dem entspricht, daß der diabetische Stoffwechsel biochemisch mit dem Hungerstoffwechsel vergleichbar sein soll.
● Chronisch schwelende und meist unbewußte Ängste führen über eine chronifizierte Cannonsche Notfallreaktion zu ständiger Kampf- bzw. Fluchtbereitschaft, so daß eine ständige Hyperglykämie wie auch eine chronische adrenerge Bereitstellungsphase zu einer Erschöpfung des Inselapparates führen kann, da es zu keiner normalisierenden Entspannung kommt.

Diese einleitenden Überlegungen zur Psychosomatik des Diabetes sind unentbehrlich, wenn wir uns nun unserem eigentlichen Thema, nämlich den bei Diabetikern auftretenden *Sexualstörungen* zuwenden wollen.

Abwehr von Ängsten

Wir wissen, daß die meisten Sexualfunktionsstörungen des Menschen nicht organisch bedingt, sondern symptomatischer Ausdruck psychischer Konflikte, also Abwehr von Ängsten und Schuldgefühlen sind. Es wäre ganz unwahrscheinlich, wenn diese häufigsten Ursachen durch das Vorhandensein einer organischen Krankheit plötzlich keine Rolle mehr spielen sollten, wenn letztere vom Patienten dann natürlich, auch in subjektiver Überzeugung, entlastend als Alibi verwendet werden kann. In vielen Fällen läßt sich dies auch dadurch belegen, daß Potenzstörungen bereits prämorbid, also oft lange vor dem Auftreten diabetischer Stoffwechselstörungen bestanden haben. Unsere Erfahrungen aus biographisch-tiefenpsychologischen Anamnesen bei Diabetikern haben uns jedenfalls in vielen Fällen von bereits prämorbid vorliegenden Entwicklungsstörungen der *Psychosexualität* und deren prägenitaler Anteile überzeugt, wie wir sie von bestimmten Neurosenstrukturen her kennen *(Elhardt,* 1976).

Bereits *Alexander* (1951) konnte neurosenstrukturell hier besonders ausgeprägte rezeptive Wünsche nach Versorgtsein, eine fordernde infantile Abhängigkeitseinstellung und eine besondere Empfindlichkeit gegenüber Versagungen im oralen Bereich vorfinden. Als Reaktion treten einmal Resignation, Nachlässigkeit, Gleichgültigkeit und Depression, bei anderen eher Protest, Agieren sowie eine Art Spiel mit dem Feuer durch Exzesse auf. Neurosenstrukturell handelt es sich in der Regel um eine Regression auf die oral-rezeptive Position von manchmal suchtartigem Charakter, wobei die projektive Abwehr zu paranoiden Tendenzen und entsprechenden Autarkiewünschen führen kann. Alle diese entwicklungsbedingten Persönlichkeitsverzerrungen färben entsprechend auch den Bereich des sexuellen Erlebens und Verhaltens ein.

Besonders stark ist diese Koppelung oraler und sexueller Erlebnis- und Antriebsqualitäten beim kindlichen Diabetes zu beobachten. *Zierl* (1954) z. B. hat in Untersuchungen diabetischer Kinder feststellen müssen, daß die von außen herangetragene strenge Reglementierung der oralen Bedürfnisse und die ärztlichen und elterlichen Schilderungen, welche schädlichen Folgen für die Gesundheit das Sich-gehen-Lassen in Form von Diätfehlern haben kann, bei vielen Kindern und vor allem bei Pubertierenden in phasenspezifischen sexuellen Entwicklungsschritten zu einer assoziativen Koppelung an die häufigen Onanieschuldgefühle führen, die ja ebenfalls oft eine vermeintliche Bedrohung der Gesundheit zum Inhalt haben. Beides verbindet sich – gewissermaßen als gemeinsamer Nenner – zu der Phantasie einer »Sünde gegen die eigene Substanz«. Diese unbewußt weiterschwelenden Phantasien, in denen die gesundheitsschädlichen Folgen oraler »Diätsünden« wie auch sexueller Betätigung in eins verschmelzen, bedingen neurotische Ängste hinsichtlich eines Verlustes an wertvoller Körpersubstanz und Kraft durch sexuell-aktive Betätigung. Sie können auf diesem Wege zu psychoneurotischen Komponenten des Libidoverlustes und der Erektions- bzw. Ejakulationsstörungen werden. Wenn sexuelle Betätigung mit solchen Beschädigungsängsten unbewußt gekoppelt ist, wird eine Regressionsneigung auf mehr passive und prägenitale Sexualvollzüge als Abwehr der Verlustangst verständlich.

Zwei Beispiele

Hierzu zwei kasuistische Beispiele: In einer insgesamt 460 Stunden umfassenden psychoanalytischen Behandlung eines Diabetikers konnte ich die bereits prämorbid, also noch zur Zeit seiner somatischen Gesundheit, bestehende Störung seiner psychosexuellen Entwicklung deutlich erkennen. Er wies eine enge und äußerst ambivalente Mutterbindung und eine erhebliche Identifikation mit der Mutter auf; die orale Fixierung seiner Psychosexualität mit entsprechender Regressionsneigung auf infantil-rezeptive Bedürfnisse wurde ebenso deutlich wie seine Fixierung in den Bereichen der Partialstrebungen des Zeige- und Schautriebs, durch die es nicht zu dem befürchteten Kraftverlust durch sexuell-aktive Betätigung kommt. Aus der ausführlich veröffentlichten Falldarstellung (*Elhardt*, 1964) möchte ich hier nur erwähnen, daß er sich oft mit einem Zwittergenitale träumte, d. h., er war nicht zu klarer sexueller Identifikation gereift. In Träumen vom Geschlechtsverkehr benutzte er sexuelle Prothesen, meist aber wich er auf die Rolle des Zuschauers aus, indem er andere

Männer mit seiner Frau verkehren ließ, dann jedoch in passivhomosexueller Weise um die Männer im Traum warb. In Realität war er fanatischer Anhänger der Freikörperkultur, wobei der Fanatismus als ein Hinweis darauf verstanden werden konnte, daß FKK für ihn keineswegs eine natürliche Angelegenheit, sondern eine Rationalisierung für die Intensität des »ungefährlichen«, da keine Aktivität erfordernden sexuellen Schaubedürfnisses darstellte. Ähnliche und – wie zu betonen ist – immer biographisch durch entsprechend schwierige Kindheitsentwicklungen einfühlbare und verständliche Retardierungen einer normalen psychosexuellen Entwicklung fanden sich bei unseren zahlreichen Diabetiker-Anamnesen unter tiefenpsychologischen Gesichtspunkten.

Die von unserer Arbeitsgruppe in Bestätigung amerikanischer Befunde festgestellte Koppelung oraler und sexueller Impulse wird auch durch die von *Rudolf* (1970) durchgeführte Untersuchung an einer 24jährigen Diabetikerin bestätigt, die im 20. Lebensjahr an einer Schizophrenie erkrankte: Im achten Lebensjahr bricht bei ihr der Diabetes aus, kurz nachdem sie ein bedeutsames Ereignis hat, in dem orale und sexuelle Impulse sich verbinden. Das etwas adipöse Mädchen erhält von der Mutter Geld, um mit der Straßenbahn zu einer Freundin zu fahren. Sie kauft für das Geld aber Süßigkeiten und geht zu Fuß. Unterwegs begegnet sie einem Mann, der sie mitnimmt und sexuelle Spielereien mit ihr treibt. Die aufgeregten Eltern finden das Kind abends auf der Polizeistation wieder. Das kleine Mädchen wird von den Eltern sehr beschimpft. Sie selbst erlegt sich als Buße auf, keinerlei Süßigkeiten mehr zu essen, als wäre das »orale« und nicht das »sexuelle« Delikt die Ursache der elterlichen Empörung. Später, in der psychotischen Epoche, in der die subjektiven unbewußten Phantasieinhalte offen zum Vorschein kommen, klingt diese Koppelung immer noch nach. Zitat: »Mutter und Großvater haben mich zum Süßessen verführt, die wollten, daß ich ein Kind bekomme. Weil ich immer wieder süß gegessen habe, gesündigt habe, kam dieses Gefühl über mich. Das wäre alles nicht passiert, wenn ich streng Diät gehalten hätte. Dann habe ich ein Abführmittel genommen.« Oder: »Weil ich süß aß, bekam ich Unterleibskrebs.« Die Assoziation: Süßessen – Dickwerden – Schwangersein – Geburt sowie die Phantasie einer Abtreibung durch den Darm sind uns ja als häufige infantile Sexualtheorien, in fixierter Form bei Erwachsenen, aber vor allem aus Äußerungen magersüchtiger Patientinnen, bekannt. Dies Beispiel zeigt, daß auch bei diabetischen Frauen mit solchen unbewußten oral-sexuellen Koppelungen zu rechnen ist, durch die die Sexualität der Diabetikerin mit dem Makel eines Vergehens gegen die Reglementierung des Essens als schuldhaft bedroht erlebt werden kann.

Gratwanderung zwischen zwei Extremen

Therapeutisch sollte daher bei Sexualstörungen von Diabetikern – neben der selbstverständlichen Sorge um eine gute Stoffwechseleinstellung und die manchmal durchgeführte Verabreichung von Sexualhormonen, die oft auch einen stimmungshebenden Effekt hat – keinesfalls die psychische Betreuung oder eine psychotherapeutische Behandlung vergessen werden, auch wenn im Einzelfall die jeweiligen Anteile der somatischen und der psychischen Faktoren kaum abgrenzbar erscheinen. Primär muß dabei daran gedacht werden, daß viele Diabetiker ihre sexuellen Schwierigkeiten dem Arzt verschweigen. Dies hat nicht nur seine Wurzel in der oft bereits aus einer diabetes-überschatteten Kindheit herrührenden Tendenz, die Krankheit und das »Anderssein« möglichst zu verbergen, diesen Makel aber dafür oft mit besonderem Leistungsehrgeiz überkompensieren zu müssen, sondern auch mit den geschilderten neurotischen Schuldgefühlen, an der Sexualstörung irgendwie selbst schuld zu sein und daher depressiv, aber auch dissimulierend zu reagieren. Wenn der Arzt aus diesem Wissen gezielt nach Sexualstörungen fragt und damit dem Patienten kundtut, daß er selbst bereits mit deren Vorhandensein rechnet, so kann dies eine entlastende und befreiende Funktion haben. Entscheidend, freilich die psychotherapeutische Kompetenz des Arztes gelegentlich überfordernd, ist die schmale Gratwanderung in der seelischen Führung des Patienten zwischen den beiden Extremen: wenn er nämlich einerseits jede Sexualstörung als ausschließlich organisch bedingt abtut, so kann er damit dem Patienten eben auch jede Hoffnung auf Besserung unnötigerweise nehmen. Andererseits kann er durch eine ausschließlich auf neurotische Ängste abstellende Begründung der Sexualstörungen den Diabetiker psychisch überfordern und seine Schuldgefühle verstärken.

Wichtig ist auch, dem jeweiligen Partner Verständnis für die sexuellen Probleme des Diabetikers und deren orale Tönung zu vermitteln. Die mehr passiv-narzißtischen Erwartungshaltungen des Befriedigtwerdens sind oft Folge eines überfürsorglichen Erziehungsstils in der Kindheit und einer damit gekoppelten strafenden Einstellung, wenn das Kind gegen diese als Einengung erlebte Fürsorge Widerstand leistet. Besonders stark ist diese Einschränkung gesunder Aktivität aber, wenn der Diabetes bereits in der Kindheit bestand und dann als Diabetesfolge zur Einengung der kindlichen Aktivität durch die Eltern führte. Die späteren krankheitsdependenten psychischen Folgen, nämlich die lebenslange Einschränkung so grundlegender Freiheiten, was und wann man essen will, und das gehorsamsfordernde Eingesperrtsein in die zeitliche Zwangsjacke des Behandlungsregimes, kann bei entsprechender ärztlicher Aufklärung dem jeweiligen Partner sowohl die regressive Tendenz nach passiver Zuwendung im Sinne von Geliebtwerden wie auch die gelegentlichen Protestdurchbrüche von Willkür verständlicher und damit tolerabler werden lassen.

Welche psychotherapeutischen Methoden im engeren Sinn – über das verstehende ärztliche Gespräch hinaus – im Einzelfall noch eingesetzt werden können, ist allgemein nicht zu beantworten. Wie auch sonst bei solchen Überlegungen zur Indikation und Prognose einer Psychotherapie, kommt es auch hier weniger auf die Krankheitsdiagnose als auf Persönlichkeitsfaktoren des Patienten an, z. B. auf Problembewußtsein, Leidensdruck, Einsichtsfähigkeit in psychische und biographische Ursachen, aktive Änderungsbereitschaft durch eigenes Bemühen, aber auch auf die spezifischen Partnerkonflikte usw. Grundsätzlich können daher bei entsprechender Indikation alle psychotherapeutischen Verfahren bis hin zur psychoanalytischen Langzeitbehandlung in Frage kommen. Von vielen Autoren wird auch die Einrichtung von Diabetikergruppen empfohlen, in denen – vergleichbar den bewährten Gruppen bei Herzinfarktpatienten – die krankheitsspezifischen Probleme unter Gleichbetroffenen freimütiger diskutiert werden können, was sowohl die Verleugnungstendenz wie auch die Isoliertheit des einzelnen durch das entstehende Gruppengefühl aufzuheben vermag. Ich verfüge hierüber zwar über keine eigenen Erfahrungen, bin aber überzeugt, daß die Möglichkeit der unbekümmerten Verbalisierung von ansonsten abgewehrten Gefühlen auch ohne tiefergehendes Ansprechen individueller neurotischer Probleme und ohne aufdeckende Deutung des oft brisanten Konfliktmaterials eine wesentliche Hilfe und Ichstärkung zu bringen vermag, vor allem, weil hier ausgehend von den praktischen Problemen der Spritztechnik und der Diätvorschriften sich je nach der Toleranzgrenze des einzelnen in sehr dosierter Weise ein Gespräch über die seelischen Probleme entwickeln kann.

Insgesamt bin ich davon überzeugt, daß durch psychotherapeutische Maßnahmen nicht nur die Stoffwechsellage des Diabetikers stabilisiert, sondern auch die häufig vorliegenden sexuellen Probleme und Störungen zwar freilich oft nicht geheilt, aber gebessert, partnerschaftliche Spannungen entlastet und insgesamt ein gehobeneres Lebensgefühl vermittelt werden können (*Elhardt*, 1956). Dies kann freilich nur geschehen, wenn der Diabetologe nicht nur ein angewandter Biochemiker, sondern auch ein einfühlsamer Arzt ist (*Groen*, 1976), dem die Sexualprobleme des Menschen nicht nur von ihrem somatisch-mechanistischen Aspekt einer Funktion, sondern auch von den differenzierteren emotionalen Erlebnisseiten her vertraut sind, und der sich durch entsprechende Selbsterfahrung aus eigenen Hemmungen so weit gelöst hat, daß er mit seinem Patienten unbefangen über solche Konflikte sprechen kann.

Literatur: Alexander, F.: Psychosomatische Medizin. Berlin: de Gruyter (1951); Cremerius, J., S. Elhardt u. W. Hose: Psychosomatische Konzepte des Diabetes mellitus. Psyche 4, 785–794 (1956); Elhardt, S.: Beitrag der psychosomatischen Medizin zur Therapie des Diabetes. Psyche 12, 55–56 (1956); -: Zur Psychosomatik des Diabetes mellitus. Fortschr. Psychoanalyse Bd. I, Göttingen: Hogrefe (1964); -: Tiefenpsychologie – eine Einführung. 5. Aufl. Stuttgart: Kohlhammer (1976); Groen, J. J.: Die Psychosomatik der Diabetiker. In: Jores, A. (Hrsg.): Praktische Psychosomatik. Bern: Huber (1976); Hinkle, L. F., Fr. u. S. Wolf: Experimental study of life situations, emotions and the occurrence of acidosis in a juvenile diabetic. Am. J. Med. Sci. 217, 130 (1949); Hose, W., J. Cremerius, S. Elhardt u. H. Kilian: Ergebnisse der psychosomatischen Diabetes-Forschung. Psyche 8, 815–840 (1955); Rudolf, G.: Psychodynamische und psychopathologische Aspekte des Diabetes mellitus. Zschr. Psychosom. Med. u. Psa. 16/3, 246–263 (1970); Zierl, W.: Zur seelischen Entwicklung des diabetischen Kindes. Ärztl. Wschr. 9, 974 (1954)

Diskussion:
Diabetes mellitus und Sexualstörungen

Leitung: S. Elhardt, München

Dörte, Gelnhausen: Die psychotherapeutischen Modelle sind sehr schön, aber sie nutzen an der Basis zunächst nichts. Ganz konkret: Gibt es irgendwelche Erfahrungen darüber, daß man bei neuentdeckten Diabetikern irgend eine Art Konditionstraining oder ähnliches durchführen kann, damit eine Erektionsstörung evtl. nicht eintritt? Zum anderen wird es sicher selten sein, daß ein Diabetiker in die Praxis kommt mit der Frage nach einer psychotherapeutischen Behandlung.

Elhardt: Mit einem Konditionstraining im Sinne einer psychotherapeutischen Methode habe ich keine Erfahrung. Ich würde vermuten, daß im Einzelfall jede psychotherapeutische Methode sinnvoll sein kann. Vielleicht kann Herr *Kockott* gleich dazu Stellung nehmen.
Nach meiner Erfahrung suchen Diabetiker Analysen nicht wegen ihres Diabetes auf, sondern wegen anderer neurotischer Probleme, Eheproblemen oder Arbeitsstörungen usw. Der Diabetes selbst bleibt wohl unbeeinflußt, aber es können wesentliche Hilfen gegeben werden in den anderen angeschnittenen Problemen. Anders verhielt es sich bei einer jungen Frau, die ich wegen eines Prädiabetes über 250 Stunden gesehen habe. Die diabetische Stoffwechsellage ist durch die Analyse vollständig verschwunden; auch katamnestisch ist sie frei geblieben von Diabetes. Dies könnte bedeuten, daß in Anfangsstadien des Diabetes analytisch doch etwas erreicht werden kann.

Kockott, München: Bei Diabetikern gibt es ja auch das Problem der auftauchenden Leistungsängste, wenn eine Sexualproblematik angefangen hat, nämlich die Angst vor erneutem Versagen. Diesen Teil der Problematik kann man bei Diabetikern genauso wie bei anderen Patienten in einem gewissen Grade durch verhaltenstherapeutisches oder anderes psychotherapeutisches Vorgehen auffangen. Liegt dagegen eine Organogenese vor, kann man natürlich nur den Anteil auffangen, der bedingt ist durch die Angst vor erneutem Versagen, wie Herr *Neubauer* das schon angedeutet hat. Verhaltenstherapeutisch muß man sehen, ob es irgendwelche Alternativmöglichkeiten des sexuellen Kontaktes gibt.
Zur zweiten Frage von Herrn *Dörte:* Die Zahlen der verschiedenen Autoren über Diabetiker mit Sexualstörungen schwanken außerordentlich. Dies mag auf verschiedene Untersuchungsmethoden zurückzuführen sein. Der wichtigere Grund scheint mir darin zu liegen, daß Diabetiker mit Potenzstörungen seltener einen Arzt konsultieren. In einer entsprechenden Untersuchung haben wir Patienten mit psychischen und andere mit diabetischen Potenzstörungen verglichen und

aufgrund psychologischer Tests herausgefunden, daß Patienten mit psychischen Erektionsstörungen hierdurch wahnsinnig getroffen sind in dem Sinne: »Das ist meine Schuld, daß ich diese Potenzstörungen habe«, Diabetiker die Möglichkeit aber für sich in Anspruch nehmen, bei entsprechenden Störungen sich hinter ihrer Krankheit zu verstecken.

Molinski, Düsseldorf: In Zusammenarbeit mit dem Diabetesforschungsinstitut in Düsseldorf haben wir bei 15 Diabetikern ähnliche Erfahrungen gemacht, wie Herr *Kockott* sie angeführt hat. In keinem einzigen Fall ist es uns gelungen, die Patienten zu einer Psychotherapie zu motivieren. Dies scheint spezifisch für Diabetiker zu sein. Auch wir glauben, daß der Patient die Möglichkeit wahrnimmt, seine Sexualstörungen als somatisch bedingt anzusehen, den Leidensdruck zu verringern und die persönliche Kränkung gering zu halten.

N. N.: Herr *Neubauer* hat mehr über männliche Patienten gesprochen. Ich möchte ihn fragen, wie das bei jungen Diabetikerinnen ist, speziell bei jungen Insulinpflichtigen? Ist auch hier ein Libidoverlust festzustellen oder hat man das nicht statistisch erfassen können?
2. Frage: Ist bei jungen Diabetikerinnen von einer Kontrazeption durch »die Pille« abzuraten oder bestehen keine Gegenanzeigen?

Neubauer, Frankfurt: Über sexuelle Störungen bei Diabetikerinnen ist sehr wenig bekannt. Amerikanische Untersuchungen, welche bei Diabetikerinnen Sexualstörungen in einem Prozentsatz von 30 bis 35% festgestellt haben gegenüber 6% bei Nichtdiabetikerinnen, stehen deutschen Untersuchungen gegenüber, die keinen Unterschied zwischen diesen beiden Gruppen feststellen konnten.
Nun zur »Pille« bei Diabetikerinnen: Es ist bekannt, daß Östrogene den Stoffwechsel verschlechtern können. Denken wir an die Schwangerschaft, die ja auch Kohlenhydratstoffwechselstörungen begünstigt. Diese negativen Aspekte sind durch die neueren Pillen mit weniger Östrogen und insbesondere die Minipille, welche nur Gestagen enthält, deutlich reduziert. Wir verschreiben unseren Patientinnen auf Wunsch durchaus die Pille. Die Kontraindikationen sind selbstverständlich dieselben wie bei anderen Patientinnen. Die Überwachung muß bei Diabetikerinnen noch intensiver sein, da ja Gefäßerkrankungen an sich thrombotische Komplikationen begünstigen können. Bei insulinpflichtigen Diabetikerinnen ist vor allem in der Phase der Menstruation eine gesteigerte Insulinempfindlichkeit zu bedenken. In dieser Phase neigen diese Patientinnen häufig zu hypoglykämischen Schocksituationen, die natürlich auch in der Auslaßphase der Pille eintreten können.

Richter, München: Wie ist es mit der Liebesfähigkeit dieser Frauen?

Neubauer: Hierzu kann ich keine Antwort geben, da hierüber keine Untersuchungen existieren.

Organisch bedingte Erektionsstörungen

H.-J. Vogt u. S. Borelli, München

Erektion ist Potenz, Potenz ist Macht, Vermögen, Können. Dieses Können muß bei jedem Geschlechtsakt bewiesen werden. In Umkehrung: ein Geschlechtsakt ist nur bei einer ausreichenden bis vollständigen Erektion möglich. Dies muß der Mann beweisen. Somit muß er vor jeder Immissio penis eine Vorleistung erbringen. Diese Leistung wird so lange als selbstverständlich angesehen, wie sie nicht als Leistungszwang empfunden wird. Dieser kann von außen herangetragen werden, kann aber auch aus personalen Eigentümlichkeiten mit ihrem ungeheuren Einfluß auf die Gesamtpersönlichkeit resultieren.

Im Verlauf der sexuellen Reaktion des Mannes ist die Erektion am ehesten störanfällig. Störungen der Erektion können obligat oder fakultativ, primär oder sekundär auftreten. Wir unterscheiden:
- ungenügende oder fehlende Erektion bei ungestörter Libido,
- ungenügende oder fehlende Erektion in Gegenwart einer Partnerin,
- Abschwächung oder Verlust der Erektion bei bevorstehender Immissio penis,
- Abschwächung oder Verlust der Erektion während des Koitus.

Jede der angeführten Störungen kann relativ sein, d. h. nur bei einem bestimmten Partner oder unter bestimmten Umständen und in bestimmten Situationen bestehen, sie kann aber auch zur vollständigen Impotentia erectionis führen. Erstmaliges »Versagen« wird von jedem Mann als Schock empfunden. Hieraus resultiert eine innere Unsicherheit und die Angst vor einem neuerlichen Versagen, die sog. Erwartungsangst. Der Kreislauf: *Versagen – Erwartungsangst – Versagen* bedingt, daß der Mann sich nicht mehr vorbehaltslos der sexuellen Begegnung hingeben kann. Er wird durch Selbstbeobachtung, Denken und aktives Wollen die vegetativen Funktionen der sexuellen Reaktion in ihrem reflektorischen Ablauf hemmen bzw. unterbinden.

Aus dem Gesagten ergibt sich, daß ein großer Teil der Erektionsstörungen psychischen Ursprungs sein wird – wie dies für alle Sexualstörungen gilt. Dies bedeutet nun nicht, daß organische Störungen vernachlässigt werden dürften. Die Zahl der organisch bedingten Erektionsstörungen dürfte bei jedem Untersucher je nach Patientengut erheblich schwanken. Während wir in unserem andrologischen Klientel mit 2 bis 5 % rechnen – was in etwa den Zahlen ärztlicher Psychotherapeuten entspricht – kann der Prozentsatz in speziellen Zentren wie z. B. bei Angiologen wesentlich höher sein.

Es gibt kaum eine Erkrankung, welche nicht als Ursache einer Störung der Beischlaffähigkeit angeschuldigt worden ist. Ähnliches gilt auch für Medikamente. Um zu prüfen, ob die geklagten Beschwerden mit dem angeführten Grund ursächlich in Zusammenhang stehen, sollte man sich die Physiologie der Erektion ins Gedächtnis zurückrufen und sehen, wo hier schädigende Faktoren eingreifen können.

Da die Anatomie und Physiologie der Peniserektion ausführlich in der Fachliteratur behandelt ist, dazu nur einige Punkte: Durch entsprechende Stimulierung kommt es zur Vasokongestion der Corpora cavernosa, welche durch die A. pudenda interna und ihre Äste versorgt wird. Die den Blutstau verursachende Dilatation der Arterien des Penis erfolgt über die parasympathischen Nervi splanchnici. Die Erschlaffung des erigierten Penis wird verursacht durch die Sympathikus-gesteuerten Konstriktionen der Penisarterien bzw. -arteriolen. Das entsprechende Reflexzentrum wird in das Sakralmark lokalisiert. Die Beeinflussung durch kortikale Zentren ist offensichtlich. Zur Vasokongestion tritt eine erhöhte Muskelspannung hinzu. Um ein ungestörtes Zusammenspiel der genannten Faktoren zu ermöglichen, bedarf es eines funktionierenden Endokriniums und Stoffwechsels. Somit können Störungen der Erektion bedingt sein durch:

- Krankheiten am Gefäßsystem,
- Krankheiten am Nervensystem,

- Krankheiten der Muskulatur,
- Krankheiten des Endokriniums,
- andere Erkrankungen,
- Medikamente und Drogen.

Am *Gefäßsystem* sind hauptsächlich zu beachten:
Fehlanlagen und Mißbildungen, traumatische Schäden sowie Obstruktion der Aortenbifurkation (Leriche-Syndrom), Gefäßsklerosen, z. B. bei Diabetes mellitus, Veränderungen nach Arteriitis, Thrombose der V. dorsalis penis, Penisphlegmone, Priapismus.

Unter den *neurologischen Störungen* sollen angeführt werden: periphere Neuritiden bzw. Neuropathien, Spina bifida, Verletzungen oder Tumoren im Rückenmark oder im Temporallappenbereich, Schädelbasisfrakturen, multiple Sklerose, Tabes dorsalis, Sympathektomien sowie traumatische oder operative Durchtrennung (z. B. Beckenfraktur, Rektumamputation, Ileus-Op., perineale Prostatektomie), Algopareunien (z. B. bei Hernia incipiens; Prostatitis, Analfissur).
Der Begriff *Algopareunie* (Dyspareunie) ist aus der Frauenheilkunde übernommen. Er bezeichnet Schmerzen beim oder im Anschluß an den Geschlechtsverkehr. Die bekannteste Ursache hierfür ist die Prostatitis bzw. die Prostatopathie mit ihren nicht genau zu lokalisierenden Schmerzen. Am häufigsten treten diese auf während der Ejakulation. Daß Analfissuren besonders beim Orgasmus zu Schmerzen führen können, wird verständlich in dem Wissen, daß der Analring in die muskulären Kontrakturen wärend des Orgasmus einbezogen ist. Eine sog. Hernia incipiens kann dann zu Komplikationen führen, wenn Vernarbungen zu Nervenzerrungen speziell bei gegenseitigen Friktionen bzw. in der Orgasmusphase führen.

Auch *muskuläre Schäden* werden gelegentlich angeführt: Quetschungen oder Zerreißungen der Penis- oder Beckenbodenmuskulatur durch Verletzung oder Unfall.

Von den Krankheiten mit *Beeinträchtigung des hormonellen Status* sind vor allem zu nennen:
Kryptorchismus, Klinefelter-Syndrom, Kastration, HVL-Tumor, Hyper-Hypothyreose, NNR-Tumor, M. Addison und Diabetes mellitus.

Funktionsstörungen anderer Organe wie Allgemeinerkrankungen werden gelegentlich als Ursache von Erektionsschwierigkeiten in Frage kommen. Hierbei handelt es sich vor allem um:

Kreislaufstörungen, Angina pectoris, Herzinfarkt, Leukosen und Leberschäden.

Da *Medikamente*, die wegen organischer Erkrankungen verordnet werden, zu Erektionsstörungen führen können, sollen hier die wichtigsten Medikamentengruppen angeführt werden. Die Medikamente einzeln aufzuführen, ist einerseits unübersichtlich, kann andererseits nicht vollständig sein, da ein negativer Einfluß auf die Erektionsfähigkeit für zahllose Medikamente angegeben wird. Am häufigsten werden genannt:
Amphetamine, Antihistaminika, Antihypertensiva, Atropin und Psychopharmaka.
Bei vielen der als auslösender Faktor einer Erektionsstörung angeschuldigten Medikamente handelt es sich eher darum, daß die Grunderkrankung, welche die medikamentöse Behandlung erforderlich machte, die Ursache für das Versagen ist. Andererseits kann auch die bisher verdrängte Erkenntnis, daß man an einer behandlungsbedürftigen Erkrankung leidet, zu Versagungszuständen in sexualibus führen.

Angefügt werden sollen hier *Alkohol und andere Suchtmittel*, da diese zwar das Verlangen steigern, jedoch das Vollenden erschweren (Volksmund).

Die Kenntnis der großen Zahl der aufgeführten Faktoren sollte zumindest dazu führen, daß Patienten mit Erektionsstörungen nicht ohne klinische Untersuchung in Psychotherapie genommen werden. Von der therapeutischen Effizienz her ist dies ebenfalls nicht anzuraten, da psychotherapeutische Maßnahmen ungleich zeit- und kostenaufwendiger sind. So kann die Inspektion des Körpers und die Palpation des Genitales eine Reihe von relevanten Krankheiten, wie z. B. Kryptorchismus, Hodenhypoplasie bis hin zum V. a., ein Klinefelter-Syndrom, Mißbildungen, Zustand nach Verletzungen oder Infektionskrankheiten, aufdecken. Orientierende Laboruntersuchungen sind ebenfalls anzuraten. So kann eine Erektionsstörung erstes Zeichen einer Leukämie sein. Auch Androgenmangelzustände lassen sich meist schnell erkennen.
Unser Standardprogramm umfaßt neben der körperlichen Inspektion und der Palpation des Genitales: Blutdruckmessung, BKS, Blutzucker, Leberstatus, Kreatinin, Testosteron, Lues-Suchtest.
Natürlich wird dies nicht schematisch gehandhabt, sondern nach der orientierenden Exploration und dem klinischen Befund dem Einzelfall angepaßt oder auch darauf verzichtet. In manchen Fällen empfiehlt sich die Anfertigung eines Spermio-

gramms, da zum einem aus der masturbatorischen Potenz, zum anderen aus Menge und Zusammensetzung des Ejakulats einschließlich der Fruktose wertvolle Anhaltspunkte gewonnen werden können.

Das Erkennen organischer Krankheiten darf nicht dazu verführen, diese als alleinige Ursache der von dem Patienten geklagten Potenzbeschwerden anzusehen. Es ergibt sich vielmehr die Notwendigkeit, die Relevanz der pathologischen Organbefunde in ihrer Wirkung auf die Potentia coeundi zu untersuchen. Wenn auch der Beginn von Potenzstörungen im speziellen Fall mit dem Auftreten eines organischen Leidens zusammenfällt, so folgt doch anschließend eine Verselbständigung der durch die Potenzstörungen bedingten psychischen Störungen sowie eine psychogene Fixierung. Dieses Neben- und Miteinander zu erkennen, kann wertvoll für den therapeutischen Ansatz und entscheidend für den therapeutischen Erfolg sein.

Soziogenese und Psychogenese von Erektionsstörungen

I. Angermann, Kiel

Die Erektion, die empfindlichste Funktion der männlichen Sexualität, reagiert besonders sensibel auf Störfaktoren *inter*psychischer und *intra*psychischer Art. Eine scharfe Abgrenzung zwischen Soziogenese und Psychogenese der Erektionsstörungen jedoch ist nicht möglich. Psychogenese ist zugleich auch Soziogenese, denn der intrapsychische Konflikt, der jeder psychischen Störung zugrunde liegt, ist ursprünglich immer ein interpsychischer Konflikt gewesen, d. h. ein Konflikt zwischen dem Individuum und den entscheidenden Personen des sozialen Umfeldes in der frühen Kindheit.

Sexualität als »Ware«

Die Liberalisierungstendenzen in den letzten Jahrzehnten mit ihrem Versuch, sexuelle Verbote und Tabus aufzuheben, haben zwar eine angstfreiere Sexualität möglich gemacht, jedoch auch eine Vielzahl neuer Probleme und Verstärkermechanismen für sexuelle Störungen geschaffen. Gleichzeitig hat die hohe gesellschaftliche Bewertung von Orgasmusfähigkeit und Potenz offensichtlich ein intensiveres Bewußtwerden der Störungen in diesem Bereich hervorgerufen und damit auch eine Zunahme des Bedürfnisses nach Therapie.

In den letzten Jahrzehnten ist insbesondere durch die Massenmedien, durch die »Unterhaltungs- und Reklameindustrie« die Sexualität in die gesamte Konsum- und Freizeitkultur integriert worden. Sie hat selbst Konsumcharakter angenommen (»Wegwerfbeziehung«) und ist zur marktgängigen Ware geworden. Die Aufforderung zum Konsum, die Reklame, ist von libidinösen Komponenten durchzogen. Durch Synchronisierung der Sexualität mit dem Leistungsprinzip wird die Sexualität zum Paradoxon. Sie wird prestige- und leistungsbetont. Ein Männlichkeitsideal, das durch Jungsein, Fitsein und »Hochfrequenzsexualität« geprägt ist, kann zu einem Potenzzwang führen, der aus einer passageren, relativ belanglosen Erektionsschwäche über die Erwartungsangst eine komplette Impotenz macht. In diesem Zusammenhang sei an den »Casanova jusqu' au bord du lit« erinnert, dem Mann, der eine Vielzahl von Eroberungen macht, bei dem aber die Schwellenangst am Rand des Bettes zum Versagen führt.

Besonders bei älteren Männern, die in ihrer Jugend noch eine sexual-tabuierende Atmosphäre erlebt haben, kann sich das Umschlagen der gefühlsmäßig tief verankerten antisexuellen Einstellung in eine Leistungssexualität, die vom »Potenzidol« getragen wird, als Erektionsstörung auswirken. Hinzu kommt verstärkend das soziokulturelle Vorurteil, im Alter werde der Mann impotent, so daß sich dann im Sinne der »sich selbsterfüllenden Prophezeiung« die befürchtete Erektionsstörung auch tatsächlich einstellt. Dabei ist nach *Kinsey* das Tempo der Verringerung der sexuellen Leistung bei alten Männern nicht größer als bei denen der jüngeren Gruppe.

Potenz und Selbstwertgefühl

Durch die zuverlässigeren Kontrazeptionsmöglichkeiten, die Liberalisierungstendenzen und durch den zunehmenden Leistungsdruck sind die Sexualerwartungen von Mann und Frau gestiegen. Dabei kann der Eustreß der Sexualität unter dem Leistungsdruck in Dysstreß umschlagen, wobei die Intaktheit der sexuellen Funktionsabläufe bedroht ist. *Masters* u. *Johnson* betrachten deshalb in ihrem verhaltenstherapeutischen Programm die Beseitigung des Leistungsdrucks als einen entscheidenden Therapieschritt.

Eine voll funktionierende Potenz ist bekanntlich ein wichtiger Faktor für die Bestätigung des männlichen Selbstwertgefühls:

»Wenn der kleine Mann nicht steht, steht der große Mann auch nicht.« B. *Grunberger* spricht vom Phallus als dem Repräsentanten der narzißtischen Integrität. Nach H. E. *Richter* ist das Männlichkeitsklischee unserer Gesellschaft gekennzeichnet durch die Attribute überkompensatorische Superpotenz, Aktivität, Kühnheit, Dominanz, emotionelle Stabilität und Ehrgeiz. Der Mann verhalte sich so, als ob ihm nur als Träger einer »fabelhaften Potenz« sein Selbstwertgefühl garantiert sei.

Unsere heutige Gesellschaftsstruktur hat das Ideal des phallisch exhibitionistischen Narzißten *(Kohut)* geprägt. Narzißtisch gestörte Persönlichkeiten mit höchsten narzißtischen Erwartungen und Selbstforderungen werden jedes auch nur einmalige Abweichen von diesem Leitbild, z. B. im Nichterfüllen der Potenzerwartung, als schwere narzißtische Wunde erleben, die dann im Sinne eines Circulus vitiosus zu einer endgültigen Erektionsstörung führen kann.

Die narzißtische Komponente der Erektion ist gewissermaßen archaisch-phylogenetisch vorgegeben: Bei den Anthropoiden hat die Genitalpräsentation im Imponierverhalten, insbesondere bei der Abgrenzung des Reviers, eine wichtige Funktion. Interessante parallele Verhaltensweisen sind auch beim Menschen festzustellen: Einige Papuastämme betonen ihre Männlichkeit mit künstlichen Mitteln; auf manchen Männertrachten Europas wird die Genitalregion noch heute durch dekorative Stickereien hervorgehoben. Im heutigen Japan sind phallische Schutzamulette in Gebrauch.

Die moderne Gesellschaft fordert vom Mann ein ständiges Wachsein, eine »Wachbesessenheit« *(Hellpach)*, eine angespannte distributive Aufmerksamkeit sowie sofortiges Reagieren. Aus der Verhaltensforschung ist bekannt, daß diese »Alarmbereitschaft« als Reaktion auf eine feindliche Umwelt bestimmte vegetative Funktionen wie Verdauung und Fortpflanzung zeitweilig außer Kraft setzt. In Übertragung dieser Erfahrungen auf den Menschen ist *Alex Comfort* der Meinung, daß unsere Gesellschaft, die von ihren Mitgliedern ständig fordert, darauf gefaßt zu sein, zu fliehen oder zu kämpfen, mit einer Zunahme der Potenzstörungen zu rechnen hat.

Ekklesiogene Einflüsse

Die Einflüsse der Kirche, die Jahrhunderte hindurch das sexuelle Verhalten bestimmt haben, sind auch in unserer Zeit nicht zu unterschätzen. *Comfort* meint: »Die Sexualität zu einem

Problem gemacht zu haben, ist die größte negative Leistung des Christentums.« Die Leugnung der eigenständigen Funktion, die einseitige Betrachtungsweise der Sexualität nur unter dem Aspekt des Zeugungsaktes und das Wecken von Schuldgefühlen bei sexuellem Lusterleben ist in viele, zum Teil heute noch existierende Tabus, sexuelle Probleme und Störungen eingegangen.

Alle diese soziogenetischen Einflüsse werden in den seltensten Fällen als alleinige Störfaktoren wirksam; sie sind immer auf dem Hintergrund einer gestörten psychischen Entwicklung zu betrachten oder wie *Schmidt* sagt: »Von den Psychoanalytikern bis zu den Behavioristen herrscht darüber Einmütigkeit, daß ... Triebschicksale oder habits wahrscheinlich ein Produkt individueller und kollektiver Erfahrungen sind, das Ergebnis persönlicher Erlebnisse und gesellschaftlicher Existenzbedingungen.«

Die analytische Betrachtungsweise

Ein breiter Zugang zum Verständnis der psychogenetischen Faktoren läßt sich herstellen, wenn man von der Instanzentheorie *Freuds* ausgeht und die frühkindliche Triebentwicklung betrachtet. Dabei lassen sich unter dem Aspekt der analytischen Neurosenlehre genetisch nach der Stufe der Fixation bzw. Regression von Libido und Aggression Störungen mit oralen, mit analen und phallischen Mechanismen unterscheiden oder mit *Bergler* ausgedrückt: »Es handelt sich um pathologische Hemmungen, die aus dem unbewußten Festhalten infantiler, mit dem Ödipuskomplex oder präödipalen Erlebnissen verlöteten Wünschen resultieren.«

Bei einer Potenzstörung, die sich auf eine gestörte orale Entwicklung zurückführen läßt, werden im unbewußten Erleben des Patienten Gefühle, Impulse und vor allem symbiotische Verschmelzungstendenzen dieser frühen Phase aktualisiert. Gleichzeitig jedoch kommt es aber auch zur Abwehr dieser Tendenzen und zu Ängsten, die dann im Symptom der Erektionsstörung ihren Niederschlag finden können. So stellen sich beim sexuellen Kontakt mit der Frau Verschmelzungsängste ein, Angst vor Symbiose und Selbstaufgabe. Hingabe und sexuelle Vereinigung können für einen solchen Patienten die Gefahr eines Verlustes der Ich-Grenzen und der Identität heraufbeschwören.

Bei Erektionsstörungen, die auf dem Boden einer gestörten analen Phase entstanden sind, liegt die Problematik im Thema »aktiv und passiv sein«. Während der analen Phase durchläuft ja der Aggressionstrieb eine wichtige Entwicklung, die in vielfältiger Weise gestört werden kann. Bei der entsprechenden Potenzstörung wird der Koitus als rein aggressiver, destruktiver Akt erlebt, mit, wie *Alexander* sagt, »der Phantasie, daß der Penis ein mächtiges, zerstörerisches Organ ist, das der geliebten Frau nicht wiedergutzumachenden Schaden zufügen kann«. Aus unbewußter Angst vor der eigenen Aggressivität wird der aggressive Anteil aus dem normalerweise vorhandenen Triebgemisch Aggression-Sexualität verdrängt. Nach *Freud* jedoch haben die Veränderungen im Mischungsverhältnis dieser Triebe »die greifbarsten Folgen. Ein stärkerer Zusatz der sexuellen Aggression führt vom Liebhaber zum Lustmörder, eine starke Herabsetzung des aggressiven Faktors macht ihn scheu und impotent«.

Bei Potenzstörungen aufgrund einer unbewältigten phallischödipalen Thematik (erektive Impotenz vom hysterischen Typus nach *Bergler*) finden wir eine unbewußte Aktualisierung der an den Ödipuskomplex gebundenen Wünsche und Ängste, wie Inzesttabu, Vaterhaß und Kastrationsangst. Bei der einfachsten, aber auch umfassendsten Form kommt es infolge einer unbewußten Übertragung der Mutterimago auf alle Frauen zu einer absoluten Impotenz. Nach *Bergler* ergibt die Analyse dieser Fälle eine phallische Kastrationsangst, etwa mit der Vorstellung einer Vagina dentata oder der Phantasie, den väterlichen kastrierenden Penis in der Vagina anzutreffen, Angst vor einem Abgezwickt- oder Abgeschnürtwerden des Gliedes, wobei diese unter Umständen nur latenten Kastrationsängste durch äußere schockartig wirkende Ereignisse, wie z. B. Operationen, aktiviert und zu Erektionsstörungen führen können. Häufig treten Potenzstörungen auf dem Hintergrund einer latenten Homosexualität auf. Wir finden dann in der Vorgeschichte des Patienten den sogenannten negativen Ödipuskomplex, d. h. eine Ablehnung der Identifikation mit dem Vater und eine Ausbildung der Triebentwicklung im ödipalen Dreieck wie beim Mädchen. Der Koitusversuch mit der Frau bedeutet dann unbewußt Abwehr und Flucht vor der eigenen Homosexualität, nicht aber die Abfuhr der genitalen Wünsche. Da die Geschlechtsrollenidentifikation weiblich erfolgt ist, erlebt sich der Patient gewissermaßen penislos, kastriert und infolgedessen impotent.

Bei einer dritten Form der Erektionsstörung kommt es zu einer Spaltung der zärtlichen von der sinnlichen Komponente. Nach

Freud gibt es »neurotische Menschen, die, wo sie lieben, nicht begehren, wo sie begehren, nicht lieben können«. Auch hier besteht eine ödipale Fixierung an die Mutter und zwar in der Form, daß die nicht durch das Inzesttabu tangierten zärtlichen Impulse bei einer idealisierten Frau, einer Mutterimago, ausgelebt werden, während die erektive Potenz dieser Frau gegenüber versagt und nur bei einem sogenannten psychisch erniedrigten Sexualobjekt, z. B. einer Prostituierten, voll funktionstüchtig ist. Es handelt sich hierbei um Idealisierung und zugleich auch Verachtung der Frau – Gefühlstönungen, die nicht auf eine Person vereinigt werden können. Im soziokulturellen Bereich hat es immer wieder Tendenzen gegeben, diese Störung in sublimierter Form zu integrieren, so in der Madonnenverehrung oder besonders ausgeprägt im Minnekult des Mittelalters. *Taylor* schreibt in der »Kulturgeschichte der Sexualität«, die Troubadoure wären wahrscheinlich von Impotenz befallen worden, wenn die Herrin von ihnen einen realen näheren Kontakt gefordert hätte. Und *Rilke* bemerkt, daß sie wohl nichts so sehr gefürchtet hätten, wie den Erfolg ihres Werbens. So finden sich in ihren Gesängen dann auch Aussagen wie »der versteht nichts von der Liebe, der seine Herrin ganz zu besitzen wünscht«.

Aus der Reihe der sogenannten fakultativen Impotenzformen, bei denen der Patient nur unter ganz bestimmten Bedingungen potent sein kann, sollen an dieser Stelle nur einige erwähnt werden. So besteht z. B. bei der neurotischen Eheangst die spezifische Bedingung darin, daß das Sexualobjekt nicht die Ehefrau des Betreffenden sein darf, weil es sonst in der unbewußten Vorstellungswelt des Patienten zu einer Identifizierung mit der eigenen Mutter kommen kann. Das bedeutet Aktualisierung des Inzesttabus mit gleichzeitiger Kastrationsangst.

Beim Symptomenkomplex des »geschädigten Dritten« handelt es sich darum, daß der betreffende Mann nur bei der Frau potent ist, die bereits mit einem anderen Mann liiert ist. Im Hintergrund steht der Vater als geschädigter Dritter, und diese Rache am Vater ist Lustbedingung. Noch ein Aspekt scheint dabei wichtig zu sein: Die Frau dient in diesem Fall als Brücke zwischen zwei Männern und kann somit latente homosexuelle Wünsche in einer nicht abgewehrten Form aktivieren. Zu diesem Symptomenkomplex gehört nach *Freud* die sogenannte Dirnenliebe mit gleichzeitigen Rettungsphantasien, etwa der Vorstellung, eine Prostituierte von ihrer Tätigkeit abzubringen und sie zu heiraten. Es handelt sich hierbei um die »Rettung der Mutter vor dem als grausam phantasierten Vater«, wie er in der Urszene der frühen Kindheit erlebt wird.

Eine weitere spezifische Bedingung besteht in der Forderung, daß das Sexualobjekt keine Virgo intacta sein darf, anderenfalls stellen sich Erektionsstörungen ein. Sicherlich werden hier unbewußt eigene Kastrationsängste in die Frau projiziert, wobei die Defloration auf einer tieferen Ebene als Kastration erlebt wird.

Die soziokulturellen Faktoren, die die Pathogenese der Erektionsstörungen beeinflussen, müssen auf dem Hintergrund der prägenden Erlebnisse und Störfaktoren der frühen Kindheit betrachtet werden. Am Beispiel der Masturbation lassen sich die sehr komplexen Zusammenhänge und Wechselbeziehungen von soziogenetischen und psychogenetischen Faktoren erkennen: War man früher der Meinung, daß die Onanie zu Potenzstörung führen müßte, nicht nur, wie *Tissot* es sah, wegen der unausbleiblichen Zerrüttung des Nervensystems, sondern vor allem auch, weil dem Mann nur eine quantitativ begrenzte Menge Samen zur Verfügung stehe *(Krafft-Ebing)*, so wurde später die Auffassung vertreten, daß das soziokulturelle Vorurteil und Tabu der Onanie zu Schuldgefühlen und diese wiederum zu Erektionsstörungen führen müßten. *Ferenczi, Federn* und *Reich* fanden aber schließlich, daß der eigentliche Inhalt der Schuldgefühle unbewußt ist, fast immer aus Inzestphantasien stammt und in einem unbewußten Verschiebungsprozeß auf den onanistischen Akt bezogen wird.

Soziogenese und Psychogenese dürfen bei der Verursachung von Erektionsstörungen nicht isoliert betrachtet werden. Sie sind einander ergänzende Faktoren. Dieser Aspekt muß auch bei den therapeutischen Bemühungen mit berücksichtigt werden.

Medikamentöse und operative Therapie bei Erektionsstörungen

H.-J. Vogt, München

Als Ziel einer jeden Behandlung wird angestrebt, die krankheitsauslösende Ursache zu beseitigen. Das bedeutet, daß wir einem Patienten, der uns mit dem Wunsch nach einer Androgenspritze bzw. entsprechenden Tabletten aufsucht, nicht ohne weiteres nachgeben dürfen. Es besteht vielmehr die Verpflichtung zur Ursachenforschung, um so gegebenenfalls eine gezielte Therapie einleiten zu können.
Wenn wir wissen, daß ein Großteil der Erektionsstörungen psychisch bedingt ist, entbindet uns dieses Wissen nicht davon, eventuelle organische Ursachen abzuklären. Leider ist es oftmals so, daß sogar schwerwiegende Krankheiten von einem Patienten nicht erkannt oder nicht richtig gedeutet werden. In diesen Fällen ist auch von einer gründlichen Anamnese keine ausreichende Information vom Patienten zu erwarten. Uns hat es sich bewährt, neben der körperlichen Untersuchung und der Blutdruckmessung ein Minimalprogramm an laboratoriumstechnischen Untersuchungen durchzuführen (*Vogt* u. *Borelli*, 1977). Wird eine organische Ursache erkannt, steht zunächst die Behandlung dieser Krankheit nach den medizinischen Regeln im Vordergrund.
Im Sinn einer prophylaktischen Medizin, im Sinn der Arbeits- und Zeitersparnis für Patient und Arzt und somit der Wirtschaftlichkeit unseres Behandlungsregimes empfiehlt sich die-

ses Vorgehen, um so aufwendige psychotherapeutische Bemühungen bei organisch bedingten Erektionsstörungen zumindest einmal primär zu vermeiden. Ob eine begleitende oder später einsetzende Psychotherapie notwendig ist, entscheidet sich am Einzelfall. Hierbei muß berücksichtigt werden, ob gegebenenfalls eine Dauerheilung nicht möglich oder eine Defektheilung zu erwarten ist. So ist z. B. bei Erektionsstörungen, welche durch einen Diabetes mellitus bedingt sind, trotz guter medikamentöser Einstellung eine Besserung kaum zu erhoffen (*Neubauer*, 1977).

Wo liegen nun – abgesehen von Allgemeinerkrankungen – Chancen für eine medikamentöse Behandlung von Erektionsstörungen? Hier ist in erster Linie an Androgen-Mangelzustände zu denken, wie wir sie bei HVL- bzw. Leydigzell-Insuffizienz vorliegen haben. Vor Einleitung einer Androgenbehandlung sollte man immer daran denken, daß vor allem bei einer länger dauernden Medikation ein Prostatakarzinom aktiviert werden kann. Eine rektal-digitale Kontrolle in vierteljährlichen Abständen ist dringend anzuraten. Testosteron-Depot-Präparate sind Mittel der Wahl für die Androgen-Dauersubstitution, für welche nach Erreichen von Normwerten in aller Regel 250 mg im Monat ausreichen. Testosteron-Kristallimplantate (*Frick* u. Mitarb., 1974) befinden sich noch im Stadium der Erprobung. Ist eine länger dauernde Androgenmedikation geplant, ist Mestrolon (Proviron®) zu empfehlen, da bei einer Dosierung bis zu 100 mg/die eine Hemmwirkung auf die Hypophyse nicht zu erwarten ist. Die Behandlung kann z. B. mit 3x25 mg/die für zwei bis vier Wochen eingeleitet werden; anschließend kann die Dosis auf 10 mg/die reduziert werden.

Will man eine negative Nachschwankung nach Absetzen eines Androgens vermeiden, sollte ein Gonadotropin zugesetzt werden. Als kurmäßig anzuwendendes Präparat hat sich hier besonders Testicomb® bewährt, von welchem innerhalb von sechs Wochen zwölf Injektionen verabreicht werden.

Bei einer Leydigzell-Insuffizienz kann von einer alleinigen Gabe von Gonadotropinen ebenfalls ein entsprechender Erfolg erwartet werden. Wir verordnen 2x/Wo. je 1 Injektion Pregnesin® 2500 über sechs Wochen. Die so induzierte Eigenproduktion von testikulären Androgenen behält ihre Wirkung oft über Monate. Interessanterweise haben wir bisher noch kein Prostatakarzinom unter dieser Therapie gesehen, ohne daß aus dieser Tatsache bei unserer relativ geringen Fallzahl ein voreiliger Schluß gezogen werden soll.

Androgene Wirkung entfalten auch Anabolika, die bei allgemein schlechtem Gesundheitszustand gern gegeben werden.

Auch andere Roboranzien können eine gute Wirkung auf die Erektionsfähigkeit ausüben, wie dies ja auch von Klimakuren bekannt ist.
Wenn ich hier die auf dem freien Markt erhältlichen Aphrodisiaka anfüge, so deshalb, weil zahlreiche Männer auf sie schwören. Wir wissen ja, daß der Glaube Berge versetzen kann. Der Arzt kann sich diesen Mythos durch Verordnung eines Placebos zunutze machen, welchem er das Mäntelchen der neuesten Errungenschaft aus Amerika umhängt. Hier weiß man zumindest, daß keine körperlichen Schäden auftreten können wie bei zahlreichen sog. Aphrodisiaka, von denen vor allem Leberschädigungen beschrieben sind. Ohne große Nebenwirkungen ist Yohimbin, das vor allem in Zäpfchenform als Ichtho-Himbin® guten Nutzen entfaltet. Es wird kurmäßig über vier bis acht Wochen verordnet. Wegen des vermehrten Blutangebots im kleinen Becken kann 1 Supp. 20 Minuten bis zwei Stunden vor einem geplanten Geschlechtsverkehr hilfreich wirken. Yohimbin-Präparate sollten bei ausgeprägter Hypotonie, bei chronischen Herzkrankheiten sowie bei chronisch-entzündlichen Erkrankungen im Genital- bzw. Abdominalbereich nicht verordnet werden. Von Kombinationspräparaten von Mesterolon und Yohimbin in Verbindung mit Tocopherol, welchem als Roborans Strychnin zugesetzt ist, ist im Grenzbereich von Androgen-Mangelsituationen eine positive Wirkung zu erwarten.
Während man bestimmten Psychopharmaka wie Dopamin und PCPA (Parachlorphenylalanin) eine stimulierende Wirkung auf die Libido – zumindest bei Ratten – zumißt, ist ähnliches speziell für die Erektion nicht bekannt. Will man allerdings eine übersteigerte Sexualität – z. B. eine Masturbationssucht – dämpfen, so hat sich Cyproteronacetat, besonders in Kombination mit einer begleitenden Psychotherapie, bewährt.
Inwieweit die in jüngster Zeit mitgeteilten erhöhten Prolaktinspiegel bei Männern mit »Potenzstörungen« Ausdruck organischer Störungen und somit einer eventuellen Behandlung mit einem Prolaktinantagonisten (Bromergocryptin = CB–154) zugänglich sind, muß noch abgeklärt werden.
Zusammenfassend kann gesagt werden, daß eine medikamentöse Behandlung von Erektionsstörungen bei Androgenmangel notwendig ist, in Grenzsituationen sinnvoll sein kann, im übrigen aber als Teilaspekt der Psychotherapie im Sinne der psychischen Führung anzusehen ist und hier auch gelegentlich ergänzend eingesetzt werden kann.
Die operative Therapie bei Erektionsstörungen beschränkt sich in unserem Fachgebiet auf kleinere Eingriffe wie eine Zirkumzision bei primärer oder sekundärer Phimose oder eine Z-Plastik

bei einem Frenulum breve. Bei einer durch Algopareunie verursachten Störung der Erektionsfähigkeit obliegt uns die Aufgabe, die Ursache aufzudecken. Wird diese in einer »weichen Leiste« oder einer Analfissur erkannt, muß vom Chirurgen eine Herniotomie bzw. Fissurektomie vorgenommen werden. Liegt eine Impotentia erectionis aufgrund einer irreparablen Schädigung am Penis, den zugehörigen Gefäßen oder Nerven vor, kann nur noch die Implantation einer Prothese helfen. 1976 hat *Kelâmi* über seine Erfahrungen mit der *Small-Carrion*-Prothese berichtet, welche 1973 in den USA inauguriert wurde. Nach seiner Meinung wird diese Prothese die bisherigen Systeme von *Tudoriu*, *Pearman* oder *Scott* ablösen, da der Zugang infrapubisch erfolgt. Somit muß nicht mehr am Penis selbst operiert werden, was von manchen Männern psychisch nicht verkraftet wurde.

Um die Rekonstruktion bzw. den Ersatz von Gefäßen bei Obstruktion der Aortenbifurkation oder der Sklerosierung bzw. Obliteration der den Penis versorgenden Gefäße hat sich in Deutschland besonders *Loose* (1970) verdient gemacht. Die heutige Gefäßchirurgie ist derart fortgeschritten, daß entsprechende Patienten durchaus einer solchen Operation zugeführt werden sollten.

Insgesamt ist das Feld der operativen Behandlung von Erektionsstörungen schmal. Bei entsprechender Indikation sind die Erfolge besonders bei einer intensiven psychotherapeutischen Vor- und Nachsorge jedoch gut.

Literatur: Borelli, S.: Potenz und Potenzstörungen des Mannes. Berlin: Brüder Hartmann (1971); Frick, J., M. Marberger u. H. Marberger: Stereoidtherapie mit Silastic-Implantaten. Gute therapeutische Resultate bei Karzinom, Hypogonadismus und Subfertilität. Sexualmedizin 3, 554–557 (1974); Kelâmi, A.: Die heutige Behandlung der erektilen Impotenz. In: Eicher, W. u. H.-J. Vogt: Praktische Sexualmedizin. Wiesbaden: Verlag Medical Tribune (1977); Loose, K. E.: Zirkulationsbedingte männliche Potenzstörungen. Diagnostik und Therapie. Münch. med. Wschr. 112, 405–412 (1970); Neubauer, M.: Diabetes mellitus und Sexualstörungen. Internistisch-endokrinologische Aspekte. In: Eicher, W. u. H.-J. Vogt: Praktische Sexualmedizin II. Wiesbaden: Verlag Medical Tribune (1978); Vogt, H.-J.: Sexuelle Funktionsstörungen des Mannes. Therapiewoche 27, 733–739 (1977); – u. S. Borelli: Organisch bedingte Erektionsstörungen. In: Eicher, W. u. H.-J. Vogt: Praktische Sexualmedizin 77. Wiesbaden: Verlag Medical Tribune (1978)

Praxisbezogene Psychotherapie bei Erektionsstörungen

H.-G. Rechenberger, Düsseldorf

Für die Therapie psychogener Erektionsstörungen unterscheiden wir zwei Formen, nämlich einen primären und einen sekundären Defekt. Unter primären Erektionsstörungen verstehen wir solche, bei denen es infolge der Störung bisher noch nie oder seltener als dreimal zu befriedigenden Kohabitationen gekommen ist. Diese primären Störungen sind, falls rein funktionell, äußerst selten. Wir haben sie in der Ambulanz unserer Klinik und in der konsiliarischen Tätigkeit in der Andrologie der Univ.-Hautklinik Düsseldorf (Direktor: Prof. *Greither*) während acht Jahren nur dreimal gesehen. Diese primären Erektionsstörungen gehören m. E. in die Hand des Fachpsychotherapeuten bzw. des Psychoanalytikers. Weil sie für den niedergelassenen Arzt ohne praktische Bedeutung sind, sollen sie nicht weiter berücksichtigt werden.

Anders verhält es sich mit den sekundären Erektionsstörungen. Hier ist es früher mit dem gleichen oder einem anderen Partner bereits zu befriedigenden Kohabitationen gekommen. Die Therapie dieser Störungen kann m. E. durchaus vom niedergelassenen Arzt geleistet werden, sofern er sich für psychische Prozesse, insbesondere Interaktionsabläufe, interessiert und sich nicht lediglich als Organtechniker begreift.

Das Erstgespräch

Ich hebe auf »befriedigende Kohabitationen« ab und definiere sekundäre psychogene Erektionsstörungen als Interaktionsstörungen. Denn bei diesen beiden Überlegungen setzt unsere Therapie an:

Es ist dem Patienten einsichtig zu machen, daß es sich *nicht* um eine isolierte Störung an einem Organ, dem männlichen Geschlechtsorgan, handelt. Bei der Masturbation, die diese sekundär Gestörten ausnahmslos betreiben, wird das Glied ebenso steif wie bei früheren Kohabitationen. Es handelt sich vielmehr um eine Störung, die immer zwei Personen betrifft: unseren Patienten und seine (potentielle) Partnerin. Daraus ergibt sich die erste Handlungsanweisung in einem Erstgespräch: Zur Therapie der funktionellen sekundären Erektionsstörung haben sich beide Partner einzufinden. Eine Behandlung des Symptomträgers allein lehne ich ab, weil sie ineffizient ist. Diese Auffassung haben wir früher nicht vertreten. Auch wir haben vor Jahren den Symptomträger allein behandelt, allerdings oft mit geringem Erfolg. Erst seit wir *beide* Partner behandeln, sind unsere therapeutischen Erfolge gestiegen.

Die zweite Anweisung

Können beide Partner die Forderung akzeptieren, daß beide therapiert werden müssen, so ist ihnen zu verdeutlichen, daß zwar einer von ihnen, der männliche Teil nämlich, durch das Symptom in besonders auffälliger Weise gestört ist, beide aber für das Fortbestehen der Störung verantwortlich sind. Die Interaktion, insbesondere die sexuelle Interaktion, zwischen beiden ist gestört, nicht ein einzelnes Organ oder der Symptomträger!

Daraus leitet sich die zweite Handlungsanweisung ab: Die Suche nach dem Schuldigen muß ebenso aufgegeben werden wie der alleinige Versuch einer Änderung der bisherigen Kohabitationstechnik. Als ob durch technische Anweisungen *allein* sich eine bessere Interaktion, auch auf sexuellem Gebiet, erreichen ließe! Schon bei der ersten Begegnung mit dem Patientenpaar sprechen wir allerdings ein dreimonatiges Kohabitationsverbot aus. Dieses Verbot soll den Circulus vitiosus unterbrechen, der sich durch die negativen Erwartungen infolge unbefriedigender Vorerfahrungen einstellt. Außerdem soll damit ein eventueller Leistungsdruck bzw. -zwang gemildert werden.

Hat der Therapeut den Eindruck und das Gefühl, daß bei der Erörterung dieser Bedingungen für eine Therapie i. e. S. ein

---

Sechs Thesen zur Behandlung funktioneller Sexualstörungen

1
Psychisch reife Erwachsene ohne wesentliche neurotische Behinderungen sind zu beiderseitig befriedigenden Partnerbeziehungen auf Zeit oder auf Dauer befähigt.

2
Störungen in Partnerbeziehungen haben ihre Wurzel in intrapersonellen und/oder in interpersonellen Konflikten.

3
Störungen in den Sexualbeziehungen können nicht losgelöst von der übrigen Person betrachtet (und behandelt) werden.

4
»Die therapeutische Potenz ist eine Funktion der Gegenübertragung« (Loch). Das gilt auch für die Therapie von Ehepaaren.

5
Beziehungsstörungen sind Symptome unreifer Objektbeziehungen. – Technische Handlungsanweisungen beseitigen möglicherweise (vorübergehend) das Symptom, sie ändern nichts am Grundkonflikt.

6
Der Grundkonflikt stellt sich (infolge des Wiederholungszwanges) sozusagen »von selbst« in der therapeutischen Situation ein (szenische Funktion des Ichs nach Argelander), wenn der Therapeut sich abwartend verhält.

Motto:
»Mit dem Grundkonflikt gehe als Therapeut um!«

(nach H.-G. Rechenberger)

Konsensus zwischen allen drei Personen (nämlich dem Therapeuten und dem Patientenpaar) besteht, so erfolgt der Übergang zur nunmehr *zwei*gleisigen Therapie.

Die zweigleisige Standardtherapie

Technisch sieht diese zweigleisige Standardtherapie – wie wir sie bezeichnen – bei uns folgendermaßen aus: Wir bieten dem Patientenpaar an, daß wir uns etwa neun- bis zwölfmal in zweiwöchentlichen Abständen für je eine halbe Stunde treffen. Am Ende jeder dieser Begegnungen erhalten die Patienten konkrete Handlungsanweisungen, die sich auf die Erfahrungen von *Masters* u. *Johnson*, angegeben in dem Buch »Impotenz und Anorgasmie«, stützen. Zu Beginn der nächsten Begegnung berichtet das Paar dann über die Ausführung dieser Handlungsanweisungen, über die Häufigkeit und vor allem über dabei auftretende Schwierigkeiten. Dabei ist folgender Hinweis – auch an das Patientenpaar – wichtig: Diese Therapiemethode beruht auf dem Prinzip: Aus Fehlern und Schwierigkeiten lernen. Beim Besprechen der Schwierigkeiten soll, möglichst unmerklich für die Patienten, auf Kommunikations- und Interaktionsstile und auf daraus resultierende Schwierigkeiten übergegangen werden. Der zweite Teil einer jeweiligen Begegnung ist der tiefenpsychologisch orientierten Konfliktbesprechung gewidmet.

Mit Hilfe dieser Technik besteht die Chance, daß beide Partner – in Gegenwart des sich als Katalysator verstehenden Therapeuten – allmählich zu einer konfliktärmeren Partnerbeziehung hinfinden, die dann oft (in mehr als 2/3 aller der von uns beobachteten Fälle) zur Aufhebung der Erektionsstörung führt und damit beiderseits befriedigende Sexualbegegnungen ermöglicht.

Gestuft und dosiert

Nun noch einige Worte zu den Einzelheiten, insbesondere zu den Schwierigkeiten dieser zweigleisigen Standardtechnik: Die Handlungsanweisungen sollen gestuft und dosiert gegeben werden. Über wechselseitige Körperberührung wird bei beiden Partnern eine Wahrnehmungserweiterung intendiert.

Dazu ist notwendig und wichtig, daß jeweils nur ein Partner tätig wird und der andere Rückmeldungen gibt. Anfänglich hat diese wechselseitige Berührung bei gleichzeitiger Rückmeldung der Empfindungen des anderen die genitalen Zonen auszusparen. Erst wenn die erste Stufe zur beiderseitigen Befriedigung durchlebt worden ist, können in die folgende Handlungsanweisung die genitalen Zonen eingeschlossen werden. In weiteren Stufen soll auf mutuelle Masturbation und schließlich auf die Immissio penis bei ausdrücklichem Verzicht auf Friktionsbewegungen übergegangen werden. Der bei und nach der Immissio penis auftretende Spannungszustand ist später bei beiden Partnern manuell und evtl. mutuell zu beenden.

Noch ein Hinweis: Ich beziehe mich hier ausdrücklich allein auf Erektionsstörungen. (Bei anderen funktionellen Sexualstörungen muß anders vorgegangen werden.) Die Frau hat stets die Rückenlage, also die sog. Missionarsstellung, einzunehmen. Der Grund dafür ist, daß sich der erektionsgestörte Mann häufig bewußt, vorbewußt oder unbewußt vor der Frau schlechthin oder vor seiner Partnerin fürchtet. In dieser Form einer Kurztherapie funktioneller Erektionsstörungen ist es jedoch nicht ratsam, diese Furcht vom Therapeuten aus direkt anzusprechen.

Es ist wichtig, dabei zu betonen, daß jede Stufe erst angegangen werden kann, wenn die vorherige Stufe angst- und schamarm und unter ausreichender Rückmeldung seitens des Partners bewältigt worden ist. Auf seiten des Therapeuten ist eine leicht ermutigende, vielleicht auch suggestive Haltung therapieförderlich. Gleichzeitig muß bei der Schilderung darauf geachtet werden, daß nicht der Eindruck entsteht, der Therapeut sei voyeuristisch-neugierig. Der Therapeut hat sich selbst auch in dieser Richtung immer erneut zu überprüfen. Wie wir an anderer Stelle angegeben haben, sind solche voyeuristische Tendenzen beim Therapeuten am besten durch eigene gute bzw. befriedigende Sexualbeziehungen zu vermeiden.

Neurose zu zweit

Wie bereits eingangs erwähnt, soll eine fokussierende Konfliktbearbeitung den zweiten Teil jeder Begegnung zeitlich

Praxisbezogene Psychotherapie bei Erektionsstörungen

1. Unter **therapeutischen** Aspekten ist eine (funktionelle) Erektionsstörung eine **Beziehungs**störung, so wie jede andere (funktionelle) Sexualstörung.

2. Der Symptomträger **und sein Partner** müssen erkennen, daß nicht einer von ihnen »schuld« am Symptom ist, sondern daß ihre Beziehung gestört ist.

3. (Funktionelle) Erektionsstörungen i. e. S. gibt es nicht! Unter Selbstbefriedigung wird (meist) das Glied ebenso steif, wie es gelegentlich (morgens) spontan geschieht.

4. Erektionsschwäche ist also zu beziehen auf .... (z. B. Angst vor der Immissio penis, vor dem Koitus, vor dem Partner, vor der Hergabe usw.)

5. Deshalb: Zur Entängstigung und um Leistungszwang zu vermeiden, **zunächst** Kohabitationsverbot für mindestens drei Monate.

6. Statt dessen: Zärtlichkeitsaustausch der Partner mit feed-back. (Schmusen!)

7. Stufenweises Vorgehen über Körperberührung durch den Partner (zunächst unter Aussparung der erogenen Zonen, später unter Einschluß dieser), Übergang zu mutueller Onanie.

8. Erst danach (nach 2 bis 3 Monaten!) Immissio penis **ohne** Koitus-Bewegungen.

9. Meist erfolgt danach Übergang zum Koitus sozusagen »von selbst«.

Zusätzlich:
Mit Beginn des Zärtlichkeitsaustauschs (hier Punkt 6) sollen sexuelle Wünsche einander mitgeteilt werden. – Die auftauchenden Probleme sollen (beide Partner anwesend!) mit dem Therapeuten besprochen werden, wobei der Therapeut unter **Verzicht auf Beratung** offen bleibt. Die Aufgabe des Therapeuten in diesen Gesprächen ist neben Offenheit das »Infragestellen der Beziehung« mit dem Ziel, Übereinstimmungen (suggestiv) zu fördern.
Die Gespräche (Fokusbearbeitung der Beziehungsstörung) stehen neben dem »Trainingsprogramm« gleichwertig in der Therapie.
In der Regel, d. h. bei zwei Drittel aller Patientenpaare, genügen sechs bis zwölf Sitzungen von je 20 Minuten Dauer, um befriedigende Sexualbeziehungen herzustellen und das Symptom zum Verschwinden zu bringen.

(Handzettel; H.-G. Rechenberger)

ausfüllen. Ausgehend von den Schwierigkeiten bei der Durchführung der Handlungsanweisungen wird versucht, einen paarspezifischen Konflikt (etwa im Sinn der Kollusion von *Willi*) herauszuarbeiten. Beispielsweise ist durch den Therapeuten festzustellen, daß ein Partner vorwurfsvoll dem anderen begegnet, während der andere sich entsprechend unterwerfend verhält. Wir können ein solches Verhalten auch eine »Neurose zu zweit« nennen. Das Symptom wird dann dadurch unterhalten, daß beide aus dieser Kollusion nicht herausfinden.

Ist dieser konflikthafte Interaktionsstil erst einmal aufgedeckt und von beiden Partnern als (wahrscheinlich) symptomstiftend anerkannt worden, so frage ich das Paar, ob es sich erinnern könne, daß und ob sie beide auch außerhalb der Sexualität in dieser Weise miteinander umgehen. Ich ermuntere beide Patienten, für solche gestörten Interaktionen konkrete Beispiele anzugeben. Niemals lasse ich mich dazu verleiten, Ratschläge für bessere Interaktionen zu erteilen. Zunächst genügt es vielmehr, solange für diesen konflikthaften Interaktionsstil Beispiele aus dem Alltag des Paares zu sammeln, bis auf allen Seiten (bei dem Therapeuten und bei dem Patientenpaar) der Eindruck entsteht, daß schmerzliche Einsichten gewonnen worden sind, etwa nach dem Motto: Wir sind Gefangene unseres krankmachenden Beziehungsstils.

Von der Frustration zur Analyse

Falls ausreichend Zeit zur Verfügung steht, d. h., falls mehr als neun Begegnungen vorgesehen sind, kann bei der Suche nach Beispielen auch auf die psychogenetische Bedingtheit der einzelnen Interaktionsstile verwiesen werden. Meist wird dazu die Zeit nicht ausreichen, so daß mehr im »Hier und Jetzt« der Arzt-Patientenpaar-Beziehung gearbeitet werden muß. Das bedeutet: Auch in Gegenwart des Therapeuten verhalten sich beide Partner unbewußt entsprechend ihrem gewohnten Interaktionsstil. Wird dieses in der Begegnung deutlich, so ist vom Therapeuten die Interaktion zwischen beiden zu unterbrechen und auf den Wiederholungscharakter des wechselseitigen Verhaltens hinzuweisen.

Diese Therapieform ist für alle drei Beteiligten außerordentlich frustrierend. Für den Therapeuten, weil er auf schnelle Besserung und auf naheliegende Ratschläge zur Behebung der Konflikte bei den Patienten verzichten muß, und für die Patienten, weil diese immer wieder – infolge des Wiederholungszwangs – gegen die Mauer ihrer eigenen Abwehr anrennen. Erst nach mehreren Begegnungen kann dazu übergegangen werden, das Paar aufzufordern, einmal zu phantasieren, wie andere Paare ähnliche Schwierigkeiten überwinden. Dieser Aufforderung begegnen die Patienten zumeist mit wortreichen Erklärungen, warum sie ihren eigenen (symptomunterhaltenden) Interaktionsstil bevorzugen. Diskussion darüber suche ich zu vermeiden, da dann argumentiert statt analysiert wird. Ich übergehe diese Einwände und bleibe bei meiner Forderung, sich doch gemeinsam einmal vorzustellen, wie andere Paare ähnliche Konflikte lösen. Meine eigene Stellungnahme zu diesen phantasierten Lösungsvorschlägen lasse ich nicht erkennen. – Einzelheiten und technische Hinweise für diese Art von Paar-Kurztherapie finden sich in meinem Buch »Kurzpsychotherapie in der ärztlichen Praxis«.

Unsere Therapie ist sicherlich noch nicht optimal. Die Ergebnisse sind jedoch deutlich besser als bei der alleinigen Behandlung des Symptomträgers. Erst nachträglich haben wir bei der Lektüre des Buches von *Masters* u. *Johnson:* »Spaß an der Ehe« festgestellt, daß diese beiden kompetenten Sexualtherapeuten offensichtlich ebenfalls im Laufe der Jahre von einer technischen Aufarbeitung funktioneller Sexualstörungen zu einer Behandlung der Konflikte übergegangen sind. Allerdings ist mir nicht bekannt, ob diese Änderung bedeutet, daß diese Sexualtherapeuten jetzt ebenfalls zweigleisig vorgehen.

Zum Schluß sei noch der Hinweis auf ein Buch gestattet, dessen intensive Lektüre ich allen meinen funktionell Sexualgestörten empfehle – *Comfort:* »Spaß am Sex«.

Verhaltenstherapie bei Erektionsstörungen

G. Kockott, München

Gestatten Sie mir einige Vorbemerkungen: Wenn ein Patient ein Sexualproblem berichtet, sollte der zu Rate gezogene Arzt sich nicht als erstes die Frage stellen, »zu welchem Psychotherapeuten überweise ich den Patienten«, sondern er sollte sich zunächst fragen, »ist eine Psychotherapie überhaupt indiziert«. Es wäre also zunächst zu klären, ob eine Psychogenese der berichteten Sexualproblematik wahrscheinlich zu machen ist. Dazu schlagen wir ein differentialdiagnostisches Vorgehen vor, das über die Beantwortung von vier Fragen die orientierende Diagnostik wesentlich voranbringt (Abb. 1). Zunächst ist zu klären, ob eine funktionelle Sexualstörung oder eine sexuelle Deviation vorliegt. Im Fall einer funktionellen Sexualstörung ist nunmehr mit Fragen nach der Häufigkeit sexuellen Verlangens (Frage 1), nach dem subjektiven Vergleich der Stärke des sexuellen Verlangens zu Gleichaltrigen (Frage 2) und der Frage nach Veränderungen des sexuellen Verlangens (Frage 3) zu klären, ob ein Libidomangel besteht. Ist die Libidostärke unauffällig, so ist am ehesten an eine psychisch bedingte Sexualstörung zu denken, seltener an Sexualstörungen im Rahmen eines Partnerkonflikts oder einer sexuellen Deviation. Auch die Kohabitationsstörungen der Diabetiker und der Patienten mit peripheren Durchblutungsstörungen gehören hierzu: erhaltene Libido bei gestörter Sexualfunktion. Ist dagegen die Libido herabgesetzt, ist nunmehr über das zeitliche Verhältnis des Auftretens von Libidostörung und Sexualstörung (Frage 4) zu klären, ob ein primärer Libidomangel (Libidostörung tritt vor dem Auftreten von sexuellen Funktionsstörungen auf) oder ein sekundärer Libidomangel (Libidomangel entwickelt sich als Folge einer funktionellen Sexualstörung) besteht. Ist die Libido primär herabgesetzt, so wird es sich am ehesten um eine Sexualstörung im Zusammenhang mit anderen Erkrankungen handeln. Insbesondere ist an eine psychiatrische Erkrankung (Depression), körperliche Erkrankung oder an Nebeneffekte von Pharmaka zu denken. Der sekundäre Libidoverlust kann sich im Laufe der Zeit bei allen Sexualstörungen entwickeln. Er ist als Vermeidungsverhalten aufgrund der Kohabitationsstörung zu interpretieren.

Hat dieser differentialdiagnostische Prozeß die Wahrscheinlichkeit einer psychisch bedingten Sexualstörung sehr nahe gelegt, dann muß nun geklärt werden, ob die Problematik einer spezifischen Psychotherapie bedarf. Das ist nach unserer Erfahrung durchaus nicht immer nötig. Viele Sexualstörungen sind bedingt durch:
- Unwissenheit,
- Hemmung, sich gegenseitig sexuelle Wünsche mitzuteilen,
- ungünstige äußere Verhältnisse,
- kleinere Konflikte.

Hier kann auch der nicht speziell psychotherapeutisch ausgebildete Arzt mit einigen klärenden Gesprächen viel erreichen. Ergeben diese Besprechungen, daß größere Probleme bestehen, dann ist meistens die Überweisung zum Psychotherapeuten indiziert. Für die weitere Therapie hat dann bereits der Arzt, der die ersten Gespräche führte, viel nützliche Vorarbeit geleistet.

Verhaltenstherapie

Die Verhaltenstherapie ist inzwischen soweit bekannt geworden, daß auf ihr grundsätzliches Vorgehen und ihren theoretischen Hintergrund nicht mehr eingegangen werden muß. Sie ist keine Ansammlung von verschiedenen Techniken, wie oft behauptet wird, die wie ein Kochbuch für das Symptom A die Technik A und für das Symptom B die Therapiemethode B verschreiben kann, sondern je nach der Notwendigkeit des Einzelfalles wird ein individueller Therapieplan aufgestellt und zur Durchführung der Therapie greift man auf verschiedene bewährte Behandlungsverfahren der Verhaltenstherapie zurück.

Flußdiagramm

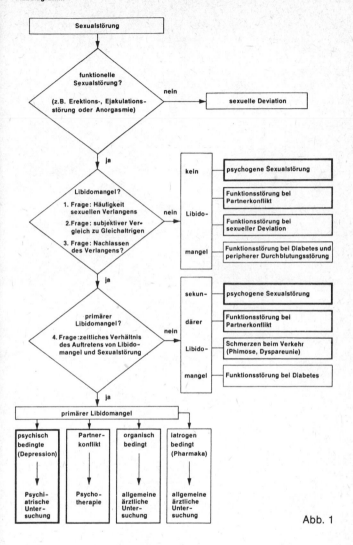

Abb. 1

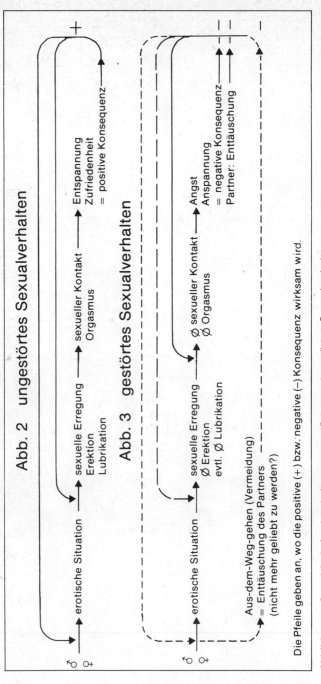

Abbildungen 2 und 3: Aufrechterhaltung ungestörten und gestörten Sexualverhaltens

Um unser therapeutisches Vorgehen bei Erektionsstörungen zu erklären, haben wir ein Schema entwickelt, das den Vorteil hat, auch dem Patienten verständlich zu sein. Wir können daran sehr gut erklären, warum wir zur Behandlung möglichst immer auch die Mitarbeit des Partners benötigen (Abb. 2).

In erotischen Situationen läuft eine lange Verhaltenskette ab. Grob vereinfacht, beginnt das ungestörte Sexualverhalten mit Signalen gegenseitiger Zuneigung. Hieraus kann sich eine sexuelle Erregung mit dem Wunsch nach Körperkontakt entwickeln. Petting steigert die sexuelle Erregung weiter, schließlich kommt es zum Koitus mit Orgasmus und einem Gefühl zufriedener Entspannung. Die Verhaltenskette wird also mit einer angenehmen Situation, einer positiven Konsequenz, beendet. Aus der Lerntheorie wissen wir, daß Verhaltensweisen, die mit einer positiven Konsequenz enden, die Tendenz haben, sich zu wiederholen. Somit bleibt das ungestörte Sexualverhalten aufrechterhalten.

Auch die Verhaltenskette beim gestörten Sexualverhalten (Abb. 3) beginnt vereinfacht mit Zeichen gegenseitiger Zuneigung, aus denen sich der Wunsch nach Körperkontakt entwickelt. Stagniert jedoch während des Pettings die sexuelle Erregung aus den verschiedensten Gründen, so kann sich eine Erektionsstörung entwickeln. Der Koitus wird erschwert oder kommt nicht zustande. Die Verhaltenskette endet mit einer Enttäuschung, mit Angstgefühlen und Anspannung, d. h. mit einer negativen Konsequenz. In weiteren erotischen Situationen wirkt die Erinnerung an diese negative Konsequenz hemmend. Die sexuellen Enttäuschungen werden in Anwesenheit des Partners erlebt, der dadurch ebenfalls enttäuscht wird. Das wiederum steigert die Angst des Patienten vor erneutem Versagen. Um solchen Erlebnissen aus dem Weg zu gehen, wird Sexualverhalten zunehmend gemieden. Der Partner wiederum mag diesen Rückzug falsch interpretieren und glauben, nicht mehr geliebt zu werden. So können aus sexuellen Störungen erhebliche sekundäre Partnerprobleme entstehen.

In diesem Schema sind wir bewußt auf Faktoren eingegangen, die eine funktionelle Sexualstörung bestimmen und bestehen lassen, denn an diesen aufrechterhaltenden Faktoren setzt das verhaltenstherapeutische Vorgehen an. Hierzu sind im wesentlichen drei Schritte notwendig:

● Die Therapie muß den vorhandenen Partner einschließen.
● Die Verhaltenskette soll frühzeitig unterbrochen werden, damit als erster Schritt Zärtlichkeit wieder angstfrei erlebt werden kann. Deshalb wird dem Paar zu Beginn der Behandlung geraten, zunächst den Koitus zu meiden.

● Unter dem Schutz des Koitusverbots wird mit systematischer Desensibilisierung in der Vorstellung und mit kleinen Schritten in der Realität die sexuelle Verhaltenskette wieder aufgebaut. Dieser stufenweise Wiederaufbau ist das Grundprinzip der Behandlung. Dabei bedient man sich zunächst der sog. sensorischen Fokussierung. Die Partner sind entspannt und entkleidet. In der Therapiesitzung war vorher gemeinsam bestimmt worden, welcher Partner damit beginnt, den Körper des anderen zu streicheln und zu stimulieren und ihm angenehme sensuelle Empfindungen zu bereiten. Zu diesem Zeitpunkt werden die Genitalbereiche noch nicht stimuliert. Außerdem wird ausdrücklich davon abgeraten, eine Ejakulation herbeizuführen. Der »Empfänger« muß nur darauf achten, daß der »Spender« keine unangenehmen Reizungen vornimmt. Er soll dem aktiven Partner helfen, angenehme Formen des Streichelns zu finden, braucht dabei aber keine lustvollen Reaktionen zu erkennen zu geben. Der aktive Partner soll dabei selbst bemerken, welches Vergnügen es ihm macht, den Partner zu berühren. Durch diese sensorische Fokussierung können die häufig vorhandenen Leistungsängste weitgehend vermindert werden, da das Ziel nicht der Orgasmus ist. Durch die Offenheit für sensorische Erlebnisse und nicht durch zielfixiertes Handeln gestört, können befriedigende erotische Beziehungen sich langsam entwickeln. Jetzt werden schrittweise weitere Körperbereiche in die sensorische Fokussierung mit hineingenommen, bis sich wieder angstfrei übliches Petting entwickeln kann.

Danach wird die manuelle Teasing-Technik eingeführt. Wenn sich im Verlauf der sensorischen Fokussierung bereits Spontanerektionen eingestellt haben, wird dem Patienten empfohlen, einige Experimente mit der Erektionsfähigkeit zu machen. Dazu erfolgt ein längere Zeit wiederholter Wechsel zwischen manueller Stimulierung der Genitalien des Mannes bis zur Erektion und Entspannungspausen, in denen die Erektion zurückgeht. Dadurch soll der Mann die Sicherheit zurückgewinnen, daß Erektionen entstehen. Zuletzt wird die koitale Teasing-Technik angewandt: Die Frau hockt sich über den Partner und stimuliert den Penis. Wenn sich eine Erektion eingestellt hat, soll sie den Penis in die Vagina einführen. Die Immissio soll von der Frau kontrolliert werden, so daß der Mann unauffällig der Verantwortung enthoben wird, dies tun zu müssen. Das wird einige Male wiederholt, bis der Mann sicher geworden ist und die Immissio einige Male gelang. Danach kann das Sexualverhalten schrittweise aktiver gestaltet werden, wobei es anfänglich günstiger sein kann, wenn diese Aktivität noch von der Partnerin ausgeht.

Mit diesem therapeutischen Vorgehen haben wir bisher mehr als 40 Paare behandelt. Die Erfolgsrate liegt auch ein bis drei Jahre nach Therapieabschluß bei rund 75 %.

Behandlung ohne Partner

Wenn ein Partner vorhanden ist, muß er in die Behandlung einbezogen werden. Sind Patient oder Partner dazu nicht bereit, so muß eine Partnerschaftsproblematik angenommen werden, ohne deren Einbezug in die Therapie die Sexualstörung überhaupt nicht angegangen werden kann. Die Zahl der Patienten ohne verfügbaren Partner ist jedoch groß. Meistens sind bei ihnen bereits einige Partnerschaften auseinandergegangen, und sie trauen sich wegen der Sexualstörung nicht, eine neue Partnerschaft einzugehen. Für diese Patientengruppe besteht bisher kein realistisches Therapieangebot in der Verhaltenstherapie.

Wir haben inzwischen Vorstellungen über eine Behandlung entwickelt und wollen uns dabei den bereits erprobten positiven Effekt einer Behandlung in Gruppen zunutze machen. Alle Patienten mit Sexualstörungen benötigen Informationen und Klarstellungen über die Physiologie sexueller Abläufe, über derzeit übliches Sexualverhalten usw. Fast immer bestehen auch Partnerprobleme, die besprochen werden müssen. Das haben wir bei Paaren in Form von Diskussionen in Gruppen getan. In diese Gruppen könnten Patienten ohne Partner miteinbezogen werden. Sie könnten dabei Verhaltensfehler erkennen, die sie in bisherigen Partnerschaften begangen haben, und Veränderungen anstreben.

In einem zweiten Teil der Behandlung könnte mit den Patienten ohne Partner wiederum in der Gruppe ein Masturbationstraining durchgeführt werden, in das die spezifischen Störungsvariablen eines Patienten in Form einer Störungsphantasie hineingenommen werden. Ob eine solche Therapie erfolgreich sein kann, muß sich aber erst noch zeigen.

Weiterführende Literatur: Blöschl, L.: Grundlagen und Methoden der Verhaltenstherapie. Bern: Huber (1970); Kockott, G.: Sexuelle Störungen. Verhaltensanalyse und -modifikation. Fortschritte der Klinischen Psychologie, Bd. 10. München, Berlin, Wien: Urban & Schwarzenberg (1977); Kraiker, Ch. (Hrsg.): Handbuch der Verhaltenstherapie. München: Kindler (1974); Mandel, K. H., A. Mandel u. H. Rosenthal: Einübung der Liebesfähigkeit. München: J. Pfeiffer (1975); Masters, W. H. u. V. E. Johnson: Impotenz und Anorgasmie. Hamburg: Goverts, Krüger u. Stahlberg (1973)

Paartherapie bei Erektionsstörungen

P. Vogel, München

Ist von Erektionsstörungen die Rede, herrscht für mein Gefühl meist ein diagnostischer und therapeutischer Optimismus vor, der nicht zuletzt darin begründet sein mag, daß es sich für die einzelnen Untersucher oft bloß um eine »funktionelle Störung« handelt. Ich meine, gerade bei sexuellen Störungen bzw. Symptomen ist die Grenze zwischen einer bloßen Funktionsstörung, die nur vorübergehend bestehen kann, und einer echten psychosomatischen Symptombildung, die eher die Tendenz zu einer Chronifizierung zeigt, nur schwerlich zu ziehen.
Nach langjähriger Erfahrung mit Patienten, die solche Symptome aufwiesen, neige ich eher dazu, Funktionsstörungen der Erektion doch als tiefergehende psychosomatische Symptome anzusehen. Dies mag daran liegen, daß die Patienten, die uns überwiesen wurden, schon in andrologischen Ambulanzen gründlich untersucht und »aufklärerisch bzw. sexualhygienisch« beraten worden waren. Die Patienten waren – und das ist sehr wichtig – auf ein tiefenpsychologisches Gespräch mehr

oder weniger vorbereitet. Der zweite Grund liegt darin, daß wir gründliche psychoanalytische Interviews führten. Den oft gehörten Einwand gegen alle Psychologien »Was man hineinfragt, bekommt man auch heraus« möchte ich hier zurückweisen, weil die Patienten von sich aus über ihre Konflikte und Schwierigkeiten berichten, ohne daß sie gezielt danach gefragt werden müssen.

Immer eine Beziehungsstörung

Im Laufe der letzten Jahre haben wir fast einhundert Patienten mit Erektionsstörungen tiefenpsychologisch untersucht. In psychoanalytischen Interviews wurden symptomauslösende Konfliktsituationen und prämorbide Persönlichkeit, d. h. frühkindliches Konflikterleben und damit Hinweise auf die Psychogenese festgehalten. Dabei zeigte sich, daß die Erektionsstörungen nicht nur eine sexuelle Beziehung beeinträchtigen bzw. sie unmöglich machen, sondern daß sie Ausdruck einer – in der jeweiligen Struktur unterschiedlichen – Persönlichkeitsstörung sind. Noch mehr: Entsprechend dieser Persönlichkeitsstörung sind auch die Beziehungen insgesamt gestört, welche die Patienten mit ihren Partnerinnen unterhalten. Gestörte Beziehungen sind, wie wohl jeder schon erfahren hat, durch Konflikte gekennzeichnet.

Phallisch-sexuelle Konflikte

Wir fanden im wesentlichen zwei Gruppen von charakteristischen Beziehungsstörungen bzw. Konfliktsituationen:
Bei der einen Gruppe handelte es sich um phallisch-sexuelle Konflikte. Vom Erleben her, kann man sagen, sind diese relativ nahe am Symptom. Sie sind in erster Linie durch sexuelles Leistungsstreben und sexuelle Versagensängste bestimmt. Als Beispiel sei ein Mann angeführt, der sich und seiner Partnerin seine phallische Leistungsfähigkeit ständig beweisen wollte. Auch im Interview betonte der Patient mehrmals, daß er ein ganzer Mann sei, er hätte ja sonst nicht zweiunddreißig Dreitausender Gipfel in den Alpen besteigen können. Hier wird das Hochhinaus, das Erigierenwollen in seinem Erleben deutlich. Das Motto einer solchen Beziehungsart wäre etwa: Wer nur auf den Gipfel aus ist, muß Angst haben, hinabzufallen.

Konflikte präödipaler Natur

Gegen diese phallische Beziehungsstörung läßt sich eine andere absetzen, deren Konflikte präödipaler Natur sind. Es sind einmal *narzißtisch-schizoide Beziehungsstörungen*, in denen der Wunsch nach Nähe und Abhängigkeit, Geborgenheit und Wärme massive Ängste und Ambivalenzkonflikte erzeugt, die abgewehrt werden müssen. Diese Partnerbeziehungen funktionieren dadurch, daß die Männer narzißtisch kompensieren und sich eine Partnerin suchen, die sie bewundert. Sie dekompensieren, d. h. sie bilden dann ein Symptom, wenn die Partnerin aufhört, sie zu bewundern. Darüber wird später noch mehr auszuführen sein.

Eine andere Beziehungsart wird beherrscht durch *übergroße orale, passive Verwöhnungswünsche und deren Abwehrdynamik*, die vor Enttäuschungen schützen soll. Solche Männer kompensieren, indem sie sich von der oralen Passivität unabhängig und sich selbst ausschließlich zum aktiven Geber und die Partnerin zur schwachen Nehmerin machen. Das funktioniert so lange, bis die Partnerin selbst aktiv wird und nun vom Mann als fordernd erlebt wird. Das Symptom der Erektionsstörung wäre in einer solchen Beziehungsstörung ein passives Sichverweigern.

Es läßt sich eine dritte Beziehungsart präödipaler Natur finden, die durch *anal-sadistische Konflikte* gekennzeichnet ist. In diesen Konflikten geht es vorwiegend um Macht und Besitz, aber auch um Leistungsansprüche. Diese Beziehungsstörung scheint die dominierende zu sein; sie fand sich in Einzeluntersuchungen zu etwa vierzig Prozent, bei Paaren noch häufiger. Die möglichen Gründe hierfür werden später ersichtlich. Auch hier könnte man ein Motto angeben: Wer auf dem Thron sitzt, kann vor lauter Herrschaftsbedürfnis oft nicht lieben.

Das Kollusionsmodell

Damit konnten wir die sexuellen Funktionsstörungen des Mannes als in der Persönlichkeit und auch in der Beziehung zu Partnern verankert auffassen. Um nun diese Störungen genauer, gewissermaßen »in vivo« untersuchen zu können, sind wir dazu übergegangen, wenn möglich nicht nur den Symptomträger, sondern auch dessen Partnerin ins Erstgespräch bzw. in die Therapie mit einzubeziehen. Wir führen Paar- und nicht Familien-Gespräche bzw. -Therapie durch, weil die Störung sich

in erster Linie in der Beziehung zwischen Mann und Frau äußert. Dabei orientieren wir uns in Diagnostik und Therapie an dem von *Jürg Willi* entwickelten »Kollusionsmodell« (colludere – heimlich zusammen spielen).
Ich sprach bisher über die Beziehungsstörung, als ob die Partnerin imaginär dabei wäre. Mit Hilfe des Kollusionsmodells läßt sich die individuelle Störung in relativ einfacher Weise auf die Paardynamik übertragen. Es läßt sich nämlich die Frage beantworten: Warum wählt ein späterer Symptomträger mit seiner für ihn charakteristischen Persönlichkeit eine entsprechende Partnerin, mit der er über längere Zeit zusammenleben kann? Die Paarbeziehung bzw. die Ehe hat viele psychologische Parallelen zur frühkindlichen Eltern-Kind-Beziehung und wird von dieser auch wesentlich geprägt. In den ersten Lebensmonaten und -jahren wird das Kind in die Elemente intimer menschlicher Beziehungen eingeführt. Das Kind ist dabei auf die Familie bezogen. Mit der Paarbindung, noch viel mehr mit der Heirat, treten die Partner wieder in ein ähnliches Beziehungsverhältnis ein. Sie tun das nun in einer anderen Position: nicht mehr als Kinder, aber meist auch nicht als reife Erwachsene. Entsprechend ist vieles in der Paarbeziehung ambivalent; einerseits auf Regression und kindlichen Nachholbedarf, andererseits auf Progression zu erwachsenem Verhalten angelegt (Willi).
Was ich vorher mit Kompensation und Dekompensation ausdrückte, läßt sich nun näher bestimmen. Ein Mann, der seine eigenen kindlichen, regressiven Wünsche, die ihn beziehungsunsicher machen, mit einer Pseudo-Ich-Stärke progressiv kompensiert, wird sich eine Partnerin suchen, die ihn darin bestätigt. Sie kann das nur erfüllen, wenn sie ihrerseits ihre progressive »erwachsene« Seite unterdrückt und – oft nicht ungern – im Dienst des partnerschaftlichen Gleichgewichts eine regressive Position einnimmt. Dieser beidseitige Verdrängungsvorgang – der eine verdrängt seine regressiven, der andere seine progressiven Anteile – führt nun zu einem instabilen Pseudo-Gleichgewicht, das immer ein Pulverfäßchen unter der Oberfläche bereithält. Drängen nun die enttäuschten, weil nicht ausgelebten Anteile ins Bewußtsein, ist die scheinbare, oberflächliche Harmonie aus dem Gleichgewicht geraten. Was vorher akzeptiert oder bewundert war, wird nun zum Objekt des gegenseitigen Vorwurfs, weil die Positionen, auf die beide Partner bisher angewiesen waren, nicht mehr eingehalten werden können.
Diese neurotische Verstrickung des pseudo-progressiven mit einem pseudo-regressiven Partner beschreibt Jürg Willi als Kollusion. Das Paar trägt seine Konflikte nun meist in der unablässigen Variation eines fast immer gleichbleibenden Themas

aus. Alltägliche Begebenheiten führen zu Streit und zu Vorwürfen, wobei Melodie und Rhythmus dieser Auseinandersetzungen immer dieselben sind. Man kann daher von einer meist eng umschriebenen Grundthematik sprechen, die den Ehekonflikt kennzeichnet und das betreffende Paar beunruhigt. Diese den Partnern gemeinsame Grundthematik bildet nach Willi ein »gemeinsames Unbewußtes«.

Ein Beispiel

Obwohl wir noch nicht über genügend große Zahlen verfügen, um statistisch bewiesene Aussagen machen zu können, möchte ich doch eine Erfahrung herausstellen: Bei fast allen Paaren, bei jüngeren genauso wie bei älteren, spielt die anal-sadistische Komponente innerhalb der Beziehung eine große Rolle, in der ein Partner an einer sexuellen Funktionsstörung erkrankt ist. Das heißt, die Kollusion bzw. kollusive Verschränkung ist charakterisiert durch Macht, Besitz und Herrschaft. Das sind Qualitäten, die psychoanalytisch dem analen Erleben zugeordnet werden.
Als Beispiel möchte ich ein Ehepaar anführen, das zusammen zur Beratung kam, weil die Erektionsstörung des Mannes seit etwa zwei Jahren bestand und die Ehe dadurch belastet war. Das Symptom war nach und nach aufgetreten, als die Ehefrau begann, ihr Abitur nachzumachen und ein Studium aufzunehmen. Vorher war sie, wie die Frau im Anmeldebogen schrieb, mit drei Kindern und Haushalt beschäftigt. Sie hatte sich außerdem dem beruflichen Werdegang ihres Mannes, der innerhalb einer Beamtenhierarchie stark von Ehrgeiz und Prestige getragen war, untergeordnet. Als sie nun selbst ihren Beruf auszuüben begann, wurde das Symptom ihres Mannes dauerhaft.
In den ersten Gesprächen trat die Frau nun in ihrer neuen Sicherheit recht überlegen und distanziert auf und stellte ihren Mann als den »Kranken« heraus, indem sie ihn zur Hauptperson machte. Der Mann war seinerseits in der Position des Angegriffenen und von seinem Symptom her der Unterlegene, was seine Frau unverhohlen auszunutzen verstand. Ebenso stolz war sie, daß sie seit ihrer Berufsausübung erstmals Orgasmen erleben konnte.
Das ist einmal eine Auslösesituation für das Symptom des Mannes, stellt aber gleichzeitig in der Interaktion des Ehepaares eine Umkehr der polarisierten Rollen und eine Änderung im Selbstwertgefühl der Partner dar. Denn die Beziehung war wirklich

umgekehrt: der Mann war sexuell stark fordernd, möglichst mehrmals am Tag, und dominierte seine Frau nicht zuletzt mit dem Vorwurf, sie sei frigide und ihre Abneigung des Sexuellen sei nicht normal. Seiner Überlegenheit gab er auch Ausdruck, indem er die Hausfrauentätigkeit und Aufzucht der Kinder gegenüber seiner wirtschaftlichen Potenz als viel geringer darstellte. Er hatte sich eine Rolle aufgebaut, in der er der ausschließlich Versorgende und die Frau die Versorgte war. Seine eigenen Verwöhnungswünsche hatte er verdrängt. Sie kamen lediglich als Vorwürfe, daß seine Frau sich zu wenig um ihn kümmere, ans Tageslicht. Die Frau hatte ihrerseits ihre progressiven Tendenzen über lange Jahre verdrängt, sich ganz in die regressive Position der Unterlegenen begeben. Somit wäre die kollusive Verschränkung in dieser Ehe dargestellt. In der Therapie war es diese Dynamik, die in erster Linie zu bearbeiten war.

Positionskampf der Geschlechter

Es stellt sich natürlich hier die Frage: Ist eine solche kollusive Verschränkung bedingt durch die traditionelle Rollenfunktion des Mannes? Ist diese Machtausübung eine kompensatorische Lösung von Unzulänglichkeit, von narzißtischen Defekten? Oder ist die Machtposition des Mannes eine Antwort auf emanzipatorische Bestrebungen der Frau, die für den Mann eine Bedrohung seiner scheinbar vorgegebenen Oben-Position bedeuten? Ich glaube, alle drei Komponenten spielen mit. Daß gerade bei Ehepaaren, bei denen ein Partner an einer sexuellen Funktionsstörung erkrankt, die Konflikte auf der Machtebene ausgetragen werden, braucht uns nicht zu wundern, wenn man die Begriffe Potenz und Impotenz auf ihrem sprachlichen Hintergrund betrachtet. Sie leiten sich nämlich vom lateinischen »potentia« ab, was zu übersetzen ist mit: Vermögen, Kraft, Macht, Gewalt, Einfluß und Oberherrschaft.
Die Häufigkeit dieser intimen Machtverstrickungen sagt eigentlich nichts anderes, als daß wir noch weit entfernt sind, Konflikte, die aus regressiven bzw. progressiven Rollenverhalten entstehen, anders als mit Macht lösen zu wollen.
Die Therapie dauert sehr lange; sie kann je nach Art der kollusiven Verstrickung bis zu zwei Jahren währen. Es gilt, wie in jeder analytischen Psychotherapie, unbewußte individuelle und unbewußte partnerschaftliche interaktionelle Anteile so bewußt zu machen, daß die Partner eine wirkliche Auseinandersetzung mit ihrer gegenseitigen Individualität beginnen können.

Diskussion:
Erektionsstörungen

Leitung: H. Walther, Pforzheim

P. Kluge, Siegen: Erfreulich ist, daß in den letzten drei Vorträgen übereinstimmend bei der Behandlung der Erektionsstörungen auf eine intakte Partnerbeziehung Wert gelegt wurde. Meine Frau und ich betreiben seit 1967 Ehepaargruppenpsychotherapie und können daher aus dieser Erfahrung diese Tatsache nur unterstreichen. Zu dem Vorschlag, Einzelpatienten in eine Ehepaargruppe mit einzubeziehen, möchte ich sagen, daß wir dies durchaus gelegentlich praktizieren, wenn bei einem Paar der Partner an der Gruppenarbeit nicht teilnehmen kann, z.B. durch berufliche Verpflichtungen. Diese Methode ist durchaus erfolgreich. Ich könnte mir auch vorstellen, daß Patienten ohne Partner an einer Gruppe teilnehmen; nur befürchte ich die Diskrepanz, daß ein Paar seine Beziehungen offenlegt, ohne daß der Einzelpatient mit entsprechenden Erfahrungen auftreten kann.

Molinski, Düsseldorf: Frau *Angermann* sagt, sie könne Soziogenese und Psychogenese nicht immer voneinander trennen. Nach meiner Meinung sind sie nie voneinander zu trennen, sondern Soziogenese wirkt nur, wenn die sozialen Verhältnisse in das Erleben eintreten, also immer nur über Psychogenese. Wenn wir trotzdem diese beiden Dinge voneinander unterscheiden, dann deshalb, weil es Wirkfaktoren gibt, die über den Wirkfaktor des einzelnen hinausgehen. Somit wäre als Gegensatz zur Soziogenese nicht die Psychogenese, sondern die individuelle interaktionelle Genese zu sehen. Der Soziogenese billigen wir eine gewisse Eigenständigkeit zu, weil sie uns insbesondere in Hinblick auf die psychosozial orientierte Sprechstunde interessiert.
Herr *Rechenberger* hat uns seine zweigleisige Therapie des Übens einerseits und der tiefenpsychologischen Konfliktberatung andererseits vorgetragen. Ich möchte ihn fragen, weshalb er nicht die Möglichkeit einer Kombination dieser beiden Methoden wahrnimmt. Die kombinierte Methode bietet ja gerade den ungeheuren Vorteil, im fokussierten Üben die interaktionalen Faktoren konzentriert zu fassen. Wir haben mit fünf Kollegen seit dem letzten Kongreß eine größere Anzahl von Fällen mit dieser kombinierten Methode, die eben diese beiden Aspekte der Deskription des Verhaltens beim Üben zusammenfaßt, behandelt und erstaunlich gute Ergebnisse erzielt.

Rechenberger, Düsseldorf: Wir haben den ungeheuren Druck der vielen sexuell gestörten Patienten und haben dem kein festes Schema der Behandlung entgegenzusetzen. Deshalb hat Herr *Molinski* recht, wenn er mir vorwirft, daß ich vielleicht allzu zweigleisig fahre. Wir sind jedoch im Stadium des Probierens. Selbstverständlich haben wir auch mit Gruppen experimentiert, aber zur Zeit halten wir das für die effizienteste Therapie, was ich referiert habe.

Wiederholt, München: Seit fünf Jahren behandle ich sexuell Kriminelle in einer Strafanstalt. Ich finde es gut, daß in den Vorträgen die Partnerbezogenheit und die Kausalität durch den Partner so hervorgehoben worden ist. Bei jüngeren schizoiden Kriminellen fällt oft auf, daß latente Störungen erst manifest werden, wenn ein Kind erscheint.
Diagramme mit Orgasmus, dann Lustgewinn und Befriedigung sind sehr schön, doch wenn dann neun Monate später ein Kind kommt, bringt dies unter Umständen die eigentliche Problematik zum Vorschein. Oft treten sexuelle Störungen dann auf, wenn Eltern nicht mehr mit den Problemen fertig werden, welche Kinder mit sich bringen. Ich darf deshalb die Frage aufwerfen, wie eigentlich die Problematik, die aus Kindererziehung und Kinderbetreuung entsteht, therapeutisch angegangen werden kann.
Herr *Kockott* sprach von den Schwierigkeiten mit Patienten, die keine Partner haben. Wie ist es mit den Leuten, wie sie oft unter Kriminellen zu finden sind, die überhaupt noch nie einen Partner gehabt haben und die extreme Ängste haben, überhaupt Kontakte zu knüpfen, und dies über Jahre oder Jahrzehnte?

Vogel, München: Bei schizoiden Menschen kann es immer wieder zu Sexual- oder Eheschwierigkeiten kommen, wenn ein Kind da ist. Hier sollte man zunächst die Beziehungsart dieser Menschen anschauen. Meist handelt es sich darum, daß ein großer Nachholbedarf – kindlicher Nachholbedarf – in puncto Zärtlichkeit, Zuwendung – und zwar ausschließlicher Zuwendung – besteht. Ein Kind wird als Rivale angesehen. Der Mann fühlt sich plötzlich ganz ausgeschlossen aus der Dyade, die er bisher mit seiner Frau gehabt hat und weitgehend leben konnte. Er fühlt sich plötzlich abgelehnt. Dies führt zu einer Wiederholung der eigenen Kindheitssituation, in der sein Nachholbedarf begründet ist.

Kockott, München: Die spezielle Gruppe der Männer, welche noch nie einen Partner gehabt haben, ist möglicherweise viel größer als wir sie sehen. Dies mag daran liegen, daß diese Männer sich mit ihrer Problematik so einigeln, daß sie nicht einmal in der Lage sind, jemanden zur Beratung oder zur Frage der Therapie aufzusuchen. In einigen wenigen Fällen haben wir eine sehr aufwendige Kombination verschiedener therapeutischer Möglichkeiten angewandt, die man psychodynamisch orientierte Psychotherapien nennen könnte. In einem entsprechenden Fall haben wir zunächst in der Klinik eine Art Rollenspiel durchprobiert in der Weise, daß jemand vom Personal bereit war, den anzusprechenden Part zu spielen. Dann hat ein Therapeut dem Patienten im Englischen Garten sozusagen wie ein Freund vorgemacht, wie man ein Mädchen anspricht, welches allein auf einer Bank sitzt. Im nächsten Schritt hat der Therapeut einem fremden Mädchen die Situation erklärt und sie gebeten mitzuhelfen. So haben wir stufenweise eine Art Desensibilisierungsprogramm durchgeführt, wie man es in der Verhaltenstherapie auch bei Phobien macht.

Springer-Kremser, Wien: Ich vermisse in der Aufstellung von Herrn *Vogt* über die ätiologischen Faktoren der Erektionsstörungen das Schädelhirntrauma, welches in der Praxis immer häufiger als Ursache von Potenzstörungen angegeben wird, welche sich auch in einem pathologischen EEG nachweisen lassen. Zum anderen erwähnen Sie, daß medikamentöse Therapie bei nicht ausgesprochenem Androgenmangel als Teilaspekt der Psychotherapie angesehen werden kann. Psychotherapie ist jedoch der Versuch einer Beeinflussung mit lernbaren Techniken auf einer theoretischen Basis. Man muß also genau wissen, was und warum man etwas tut. Deshalb sollte man kein Mittel anwenden, von welchem man von vornherein weiß, daß es sowieso nichts hilft.

Frau *Angermann* hat die frühkindliche Entwicklung in den Vordergrund gestellt. Doch auch in der Adoleszenz passiert sehr viel, und zwar im Hinblick auf die Ich-Stärkung und die Ablösung von den frühen Objektbeziehungen. Auch die Partnerbeziehung kommt hinzu. Hierbei zeigt sich dann, ob das, was frühkindlich vorprogrammiert ist, zum Tragen kommt oder nicht.

Angermann, Kiel: Wegen der Kürze der Zeit wurden die frühkindlichen Faktoren in den Vordergrund gestellt. Selbstverständlich beeinflussen die späteren Faktoren das Gesamtverhalten des Menschen.

Vogt, München: Wie im Vorspann erwähnt, sind nur die häufigsten Krankheiten in der Aufstellung der organisch bedingten Erektionsstörungen angeführt. Die hier aufgeführte Temporallappenschädigung dürfte wohl unter den Schädelhirntraumen die häufigste Ursache für Erektionsstörungen sein. Bei der Gabe von Medikamenten als Teilaspekt einer Psychotherapie sollte man zwei Dinge bedenken: Zum einen kann man ganz bewußt Medikamente oder ein Placebopräparat mit einbeziehen in die Psychotherapie – man muß nur genau wissen, was man tut, das andere ist weniger im Sinne einer Psychotherapie zu sehen, sondern im Rahmen einer psychischen Führung. Gelegentlich kann man auch hierzu gezwungen sein, wenn z. B. ein Patient fordernd in die Praxis kommt, unter Umständen mit der Drohung, sich umzubringen, man im Moment jedoch aus zeitlichen oder anderen Gründen nicht in der Lage ist, sich dem Patienten zu widmen. In derartig drängenden Situationen kann es einmal erlaubt sein, ein Placebo zu geben mit ganz gezielten Direktiven.

Vogel: Suggestive Methoden sind in der Psychotherapie lange bekannt und werden immer noch angewandt. Bei jedem verabreichten Medikament ist immer ein suggestives Moment dabei. Es ist wahrscheinlich unerheblich, ob es sich dabei um ein Placebo oder um die suggestive Nebenwirkung z. B. eines anerkannten Herzmittels handelt.

Vogt: Im Vordergrund steht: Nil nocere. Viele Aphrodisiaka haben eine schädigende Wirkung, speziell auf die Leber. Deshalb ist im geeigneten Fall ein Placebo aus unschädlicher Massa pilluale oder Massa suppositorii besser als das Vertrösten auf einen späteren Zeitpunkt. Der Arzt kann sich vielleicht auch den Mythos zunutze machen, mit dem der Patient gewisse Dinge umgibt. Dabei sollte man sich klar sein darüber, daß ein Androgenmangel mit Androgenen substituiert werden kann, daß es darüber hinaus aber keine Methode gibt, Erektionsstörungen medikamentös zu behandeln.

v. Weidenbach, München: 1. Frage: *Kelâmi* hat vor einem Jahr die präorgastische Phase der Frau unter die Regie des Sympathikus gestellt. Wie ist es mit der Kongestion beim männlichen Orgasmus?
2. Frage: In populärmedizinischen Berichten wird öfter der negative Einfluß des Nikotins auf die Erektion angeführt. Stimmt das?
3. Frage: Stimmt die Aussage mancher Chirurgen, daß bei der Ductusdurchtrennung zur Sterilisation des Mannes auch gewisse Nerven durchtrennt werden, die die Erektion negativ beeinflussen?

Vogt: Im Zusammenhang mit der Erektion ist festzustellen, daß die Vasokongestion durch eine Verengung der Arteriolen erfolgt; diese ist gesteuert über die Nervi splanchnici (Parasympathikus); die Erschlaffung der Gefäße ist gesteuert über den Sympathicus.
Eine Beeinträchtigung der Erektionsfähigkeit durch Nikotin ist auf zwei Wegen denkbar: zum einen über nikotinbedingte Durchblutungsstörungen, zum anderen durch einen Abusus im Sinne der Toxizität.
Bei der vikariierenden Sterilisation durch Vasektomie ist eine Schädigung irgendwelcher Nerven, die mit der Erektion oder Ejakulation etwas zu tun haben, nicht vorstellbar. Das operative Vorgehen erfolgt in der Weise, daß das Skrotum beiderseits eröffnet wird. Sodann wird der Ductus sorgfältig freipräpariert, ein Teil des Ductus entfernt und die freien Enden gegensinnig über bzw. unter der Faszie vernäht.

Wollersheim, Köln: Unter den Pharmaka mit negativen Auswirkungen auf die Erektion wurden auch die Betablocker genannt. Patienten in meiner Praxis unter Betablockern, die gleichzeitig eine Ejaculatio praecox hatten, verzeichneten eine günstige Beeinflussung der E. p. Ist es sinnvoll, die Betablocker bei dieser Störung einzusetzen?

Vogt: Für einen gezielten Einsatz der Betablocker bei der E. p. fehlen gesicherte Unterlagen. Alle blutdrucksenkenden Medikamente können die Erektion, die Orgasmusfähigkeit oder die Ejakulation stören. Es beginnt häufig mit einer verzögerten Orgasmusfähigkeit, also einem Orgasmus retardatus (Ejaculatio retardata). Dies kann zur Selbstbeobachtung und der dadurch bedingten Störung des reflektorischen Ablaufes der genitalen Reaktionen führen. Vergleichbares ist nicht nur beschrieben von den Medikamenten, welche in der Tabelle angeführt waren, sondern von vielen anderen Medikamenten, z. B. Colfarit® oder Regelan®. Hierbei handelt es sich jedoch um Einzelberichte und keine kontrollierten Studien. Da keine exakte Klarheit über Ursache oder Wirkung besteht, habe ich versucht, das so auszudrücken, daß oftmals die Notwendigkeit, ein Medikament einzunehmen, als ein derartiger Eingriff in die körperliche Integrität empfunden wird – ich bin krank, ich werde alt, ich bin nicht mehr leistungsfähig –, daß dadurch vielleicht Lebensängste, im Endeffekt auch Todesängste entstehen können, die ihrerseits dann wieder zu Fehlhaltungen aller möglichen Art – seien es Magenschmerzen oder Störungen im Sexualbereich – führen können.

Crombach, Salzburg: In welchem Zeitabstand setzen die einzelnen Therapeuten die Übungssitzungen nach *Masters* und *Johnson* an?

Kockott: Nach unserer Erfahrung sollte es keine feste Regel geben, da bei zu eng gesetzten Terminen die Möglichkeit besteht, die Patienten unter Leistungsdruck zu setzen. Liegen die Termine zu weit auseinander, besteht die Gefahr, daß einerseits Patienten irgendwelche Probleme in der Zwischenzeit erlebt haben, diese nicht mit dem Therapeuten besprechen können; andererseits kann man einem Vermeidungsverhalten Vorschub leisten. Es hat sich bewährt, im Beginn der Therapie die Termine kurz hintereinander zu legen, späterhin den Paaren mehr Zeit zu gewähren für das Üben. Günstig ist auch, wenn der Patient wenigstens den Beginn der Therapie in seine Urlaubszeit legen kann.

Rechenberger: Auch wir sind nicht sicher, in welchen Abständen wir therapieren sollen. Zur Zeit haben wir 14tägige Abstände zwischen den einzelnen Treffen. Uns scheint es darüber hinaus notwendig, die Gesamtbegegnungen zu limitieren auf 6, 9 oder 12 Begegnungen. Wir scheuen uns nicht, den Druck durch diese Terminierung therapeutisch einzusetzen. Die von Herrn *Kockott* erwähnten Schwierigkeiten hoffen wir dadurch zu unterlaufen, daß wir ein Kohabitationsverbot aussprechen. Gelegentlich lassen wir die Patienten auch selbst entscheiden, ob sie es miteinander versuchen wollen. Erfolg haben wir in etwa $^2/_3$ der Fälle; doch immer erreichen wir, daß ein Entscheidungsprozeß in Gang kommt. Gelegentlich muß man auch in Kauf nehmen, daß die Therapie scheitert und das Paar sich trennt.

Rauchenwald, Klagenfurt: Bei der Penisprothese wurde die *Small-Carrion*-Prothese als Methode der Wahl angeführt. Im Gegensatz zu dieser Methode, bei der es manchmal zu Drucknekrosen kommt, hat sich uns besonders die *Scott*-Prothese bewährt. Operationstechnisch ist diese Methode zwar schwieriger, doch kann der Patient die Erektion willkürlich herbeiführen, wann er will.

Vogt: Herr *Kelâmi* hat vor einem Jahr an dieser Stelle gesagt, daß er die *Scott*-Methode nicht anwendet, da sie erstens zu teuer sei (etwa 5000,– DM), zweitens, daß es operativ Schwierigkeiten geben könne, und drittens, daß die Handhabung des Druckausgleichsystems schwierig sei. Darüber hinaus lagen über die Funktionsdauer unterschiedliche Erfahrungen vor; wenn das System nicht mehr funktioniere, müsse nachoperiert werden. Aus psychischer Sicht werde die Operation am Genitale selbst von manchen Männern nicht verkraftet. Dieses Problem entfalle bei der Methode nach *Small*, da man hier infrapubisch eingehe, soweit *Kelâmi*.

Wiederholt: Es wird über Störungen gesprochen und über Behandlungsmethoden. Da nahezu jeder irgendwann in seinem Leben einmal eine sog. sexuelle Störung erlebt, ergibt sich die Frage: Wann ist überhaupt etwas als gestört anzusehen, wann ist etwas therapierbar? Darüber hinaus: Was ist validisierbar an allen Methoden? Es entsteht der Eindruck, daß man teilweise therapieren kann, mit was man will. Da in jede Therapie die Persönlichkeit des Therapeuten mit eingebracht wird – wie es schon immer beim Arzt oder Psychologen war –, sind die Methoden eigentlich sekundärer Natur.

Vogt: Eine Erektionsstörung sollte dann behandelt werden, wenn ein Leidensdruck besteht. Ein Patient wird ja nur dann ärztliche Hilfe suchen, wenn der entsprechende Leidensdruck vorliegt oder wenn der Partner ihn schickt. Wenn der befragte Arzt es versteht, auf den Patienten einzugehen und ihm seine Behandlungsmethode – die Methode, die er beherrscht – als Behandlungsregime angedeihen läßt, dann wird – unabhängig von der Behandlungsmethode – am ehesten ein Erfolg eintreten. Ich habe im vorigen Jahr von Herrn *Rechenberger* dankbar gelernt, daß man sich als Arzt nicht verstecken soll hinter irgendwelchen Methoden. Dies bedeutet nun nicht, daß man ohne Methode eine Therapie durchführen kann oder soll, sondern variabel auf das Individuum eingehen muß. Hierzu gehört auch die nötige Selbstkritik, um den Patienten, der der eigenen Methode nicht zugänglich ist, gezielt weiterverweisen zu können.

Angermann: Therapierbarkeit einer Sexualstörung ist gegeben, wenn der Leidensdruck entsprechend hoch ist. Für die Therapie ist es wichtig, daß ein gewisses Konzept hinter dem Therapeuten steht. Man sollte sich nicht zu sehr auf die Persönlichkeit des Therapeuten verlassen.

Rechenberger: Da es nach meiner Ansicht Erektionsstörungen an sich nicht gibt, sondern diese Störung in größerem Zusammenhang gesehen werden muß, sollte dann therapiert werden, wenn ein entsprechender Leidensdruck wegen der Störung größerer Zusammenhänge – z. B. in der Objektbeziehung oder in der Interaktion – besteht. Die Methodenwahl muß individuell bleiben, da wir zur Zeit kein verbindliches Konzept haben. *Masters* u. *Johnson* geben 72 % Erfolge an; wir erreichen etwa 60 bis 62 %. Wir haben jedoch nur 30 bis 40 % gehabt, als wir nur den Symptomträger behandelt haben. Die Validisierbarkeit ist außerordentlich unsicher. Da jedoch die unterschiedlichen methodischen Ansätze zu offensichtlich vergleichbaren Ergebnissen führen, scheint mir dies auch ohne ausreichende Statistik für die Richtigkeit der jeweiligen Methode zu sprechen.

Kockott: Wenn die Therapieergebnisse trotz unterschiedlicher Methoden so ähnlich sind, kann das einerseits an der Persönlichkeit der Therapeuten liegen, zum anderen wäre es aber auch möglich, daß die Therapie der einzelnen Therapeuten sehr ähnlich ist, daß nur jeweils ein anderes theoretisches Konzept gebracht wird. Wichtig ist, daß der Therapeut hinter dem steht, was er sagt.
Die Validisierbarkeit der verschiedenen Therapien müßte streng wissenschaftlich geprüft werden. Dem steht entgegen, daß das Gemeinsa-

me der verschiedenen Therapieformen wohl sehr groß ist. Aus wissenschaftlicher Sicht ist die Validierung zu fordern. Hierzu müssen entsprechende Konzepte erarbeitet werden. Eine entsprechende Untersuchung hierzu ist vom Hamburger Institut für Sexualforschung in absehbarer Zeit zu erwarten.

Vogel: Das entscheidende Kriterium für den Krankheitswert einer Störung ist wohl, daß ein Patient wegen dieser Schwierigkeiten den Arzt aufsucht und Hilfe möchte. Man muß zunächst den Patienten anhören, um entscheiden zu können, ob eine Therapie notwendig ist und ggf. welche. Da die Symptome unterschiedlich sind, ist es sehr gut, daß verschiedene Konzepte angeboten werden. Jede dieser verschiedenen Therapieformen kann gut sein, wenn sie konsequent angewandt und konsequent vertreten wird.

Die Vergewaltigung: der Täter und sein Opfer

G. Hartmann, Darmstadt

Unter den Sexualdelikten (Exhibitionismus, Pädophilie, Homosexualität und Notzucht usw.) nimmt die Notzucht eine gewisse Sonderstellung ein. Nur in Ausnahmefällen lassen sich sexuelle Deviationen wie Sadismus oder Triebanomalien nachweisen. Es handelt sich vielmehr bei der Notzucht »um die Erfüllung eines normalen Bedürfnisses mit illegalen Mitteln, das dem räuberischen Diebstahl verwandter ist als einer sexuellen Abweichung«, wie es *Schorsch* (1971) formuliert. Demzufolge steigt die Notzucht im Gegensatz zu den übrigen Sexualdelikten mit der allgemeinen Kriminalität an.

Kriminelles Verhalten konstituiert sich in der Interaktion zwischen Täter und Opfer. In diesem Wechselwirkungsprozeß bestimmt sich auch, wer Opfer wird. Das Opfer ist nicht nur Bestandteil einer bestimmten Tatsituation; es ist auch nicht allein in die sozialen Bezüge des Täters einbezogen. Von einem Subjekt, dem Täter her, kann das Opfer nicht nur als Objekt unter Objekten betrachtet werden. Täter und Opfer sind vielmehr gleichwertige Subjekte, die sich mit unterschiedlichen, sich gegenseitig ergänzenden und bedingenden Rollen gegenübertreten und die »zusammenwirken«. Sie sind Komplementärpartner. »Das Opfer formt und gestaltet den Täter mit« (*v. Hentig*, 1948).

Um diese Zusammenhänge bei Notzuchttaten zu analysieren, untersuchten wir anhand von Gerichtsakten 150 Fälle mit 150

Opfern und 177 Tätern, die sich im Bereich Hessen-Süd ereigneten. Es wurden 52 Parameter mit teilweise mehreren Details erfragt. Die Unterteilung in drei Gruppen in der synoptischen Betrachtung von Täter-Opfer-Beziehung und den einzelnen Fakten erwies sich als sehr nützlich:

Tabelle 1:

	Gesamt	G I	G II	G III
Opfer:	150	53	68	29
Täter:	177	59	87	31

Gruppe I = ohne Täter-Opfer-Beziehung
Gruppe II = kurz vor der Tat angeknüpfte Täter-Opfer-Beziehung
Gruppe III = schon länger bestehende Täter-Opfer-Beziehung

Lassen Sie mich nun mehr Bemerkungen zur Notzucht selbst machen und im allgemeinen Fakten darstellen, die den Täter und das Opfer bei der Notzucht charakterisieren. Im Speziellen werde ich dann auf die gegenseitige Wechselwirkung zwischen Täter und Opfer eingehen, welche die Verletzungsanalyse und die zu Verletzungen führenden Umstände betreffen.

Unter Notzucht versteht man die Nötigung einer Frau zur Duldung des außerehelichen Beischlafs durch Gewalt oder Drohung eines Täters oder eines Dritten mit gegenwärtiger Gefahr für Leib oder Leben (§ 177 StGB). Auch der Versuch (versuchte Notzucht – im Gegensatz zur vorgetäuschten Notzucht) ist strafbar. Leistet ein Opfer entgegen den Erwartungen Widerstand und wird dieser Widerstand gebrochen, so liegt rechtlich eine Vergewaltigung vor (vollendete Notzucht = versuchte Notzucht). Hinterlist, Täuschung oder Mißbrauch eines Abhängigkeitsverhältnisses zur Gestattung des außerehelichen Beischlafs erfüllen ebenfalls die Voraussetzungen zu strafrechtlichen Konsequenzen der Notzucht. Das gleiche gilt für Opfer, die wegen einer krankhaften seelischen Störung, wegen einer tiefgreifenden Bewußtseinsstörung, wegen Schwachsinns oder einer schweren anderen seelischen Abartigkeit oder körperlichen Widerstandsunfähigkeit zum außerehelichen Geschlechtsverkehr mißbraucht werden (sexueller Mißbrauch der Widerstandsunfähigkeit laut § 179 StGB).

Nach herrschender Rechtsauffassung wird bereits ein Geschlechtsverkehr angenommen, wenn das Membrum des Mannes in die Vulva der Frau hineingebracht worden ist; ein Samenerguß ist nicht erforderlich.

Im einzelnen kann die Begutachtung sowohl per definitionem als auch aufgrund mangelnder Beweise und der subjektiven Toleranzgrenze sexueller Handlungen sehr schwierig sein. Dies wird von anderer Seite ausgeführt.

Im Bewußtsein eines äußerst hohen Dunkelfeldes der Notzuchtdelikte haben wir uns dennoch bewußt lediglich auf Ergebnisse von Gerichtsaktenstudien gestützt, um von einer bekannten Objektivität her dem Anspruch effektiver viktimologischer Aspekte gerecht zu werden. Sicherlich sind weitere fundierte Feldstudien notwendig, um die Dunkelziffern im Hinblick auf Scheu des Opfers vor Anzeige aus den verschiedensten Motiven einerseits und vorgetäuschte Notzucht und die Breite der Tendenz zur Duldsamkeit gewaltsamer oder nicht gewaltsamer sexueller Handlungen im Rahmen der Promiskuität andererseits zu analysieren.

In psychopathologischen Betrachtungen über die Notzucht stehen sich Trieb und Hemmung gegenüber. Es wird der »Übersprung« von einer Triebgruppe in die andere, eine »Irritation von Impulsen« von der sexuellen und aggressiven Triebgruppe diskutiert (*Kretschmer*, 1953). Das Überspringen des noch nicht festgebahnten Erregungsablaufs innerhalb des Sexualzentrums auf das benachbarte Aggressionszentrum bewirkt eine Aggressionshandlung durch Triebirritation (*Nass*, 1965). Wenn die Äußerung zweier verschiedener Triebe in einem Individuum nicht nebeneinander, sondern in realer Verbindung auftreten (Triebkoppelung), kann es zu einer Triebkompensation dadurch kommen, daß bei Nichtbefriedigung eines Triebs ein anderer Trieb in erhöhter Wirksamkeit auftritt (*Seelig*, 1952).

Täter- und Opfertypologien

Am häufigsten begeht ein Einzeltäter das Delikt. Erst in den letzten 10 bis 15 Jahren hat die Gruppennotzucht zugenommen, die für jugendliche und heranwachsende Täter charakteristisch ist. Meist stellt sie keinen bandenmäßigen Zusammenschluß dar, sondern ist oft eine Gruppe, die aus einer »Eckenstehergemeinschaft« hervorgegangen ist. Die Gruppennotzucht macht etwa ein Zehntel aller Notzuchthandlungen aus.

In der Literatur finden sich zahlreiche Typisierungen des Täters. Teils wird er als Krimineller beschrieben, dessen Hauptcharakteristika Willenslosigkeit, Gemütsarmut und sexuelle Begierde sind (*Weingartner*, 1951). *Plaut* (1960) nennt ihn einen sexuellen Rohling, haltlosen, willensschwachen Psychopathen mit defektem Gefühlsleben, das immer außerhalb normaler Grenzen verlaufend, immer antisozial, oft auch kriminell ist. Er wird auch als triebhaft-psychopathisch (*Schulz*, 1958), als Roheitsverbrecher mit erotischem Einschlag (*v. Hentig*, 1948), als minderbegabt, impulsiv, substanzarm (*Luthe*, 1969), als bindungsunfähiger, egozentrisch-egoistisch eingeengter polytroper Krimineller (*Witter*, 1972) und als asozialer Delinquent (*Schorsch*, 1971) beschrieben. Die meisten Autoren stimmen darin überein, daß es sich bei dem Notzuchttäter am häufigsten um einen polytrop Kriminellen handelt. Sie sind meist undifferenzierte Persönlichkeiten, oft von schwacher intellektueller Begabung.

Das Notzuchtdelikt wird vorwiegend von Tätern zwischen 18 und 30 Jahren begangen (Gruppe I: 18 bis 20, Gruppe II: 20 bis 25, Gruppe III 25 bis 30 Jahre; Opfer: konstant zwischen 15 und 20 Jahren). Wie bei keinem anderen Sexualdelikt spielt beim Notzuchttäter der Alkohol eine Rolle (über drei Viertel aller Täter stehen unter Alkohol, auf alle Gruppen gleich verteilt; bei den Opfern steht etwa ein Viertel unter Alkohol). Die Mehrzahl der Täter stammt aus der Unterschicht. Oft steht die Notzucht bereits in einer kriminellen Entwicklung; die meisten Täter sind wegen anderer Delikte vorbestraft (am häufigsten die Täter der Gruppe II).

Mergen betrachtet die Entstehung der Notzucht von seiten des Opfers. In Opferstrukturen und -verhaltensweisen findet er Auslöser für sexuelle Reaktionen des Täters. Statische Elemente (Körper, Kleidung, Haare der Frau usw.) und dynamische Elemente (Gang, Tanz) bewirken einen Signalreiz, auf den bei Wegfall der biologisch und kulturell bedingten Hemmungsmechanismen als Reaktion die Tat folgt.

Die Psychoanalyse sieht jede Frau als potentielles Opfer an. Der psychopathologische Ansatz unterstreicht emotionale oder geistige Störungen; die Tendenz zum Opfer wird als universale Bedingung jeder Frau genannt.

Mädchen, die aus Elternhäusern kommen, in denen sie zurückgewiesen werden, oder aus einer materiell wie personell defizitären Umgebung stammen, und Mädchen, die sexuelle Führung oder Schutz innerhalb der Familie entbehren, tendieren schnell dazu, im negativen Sinn selbständig zu werden. Sexualität wird für sie ein Weg, um Liebe und Intimität zu erlangen. Allzu leicht gehen diese Mädchen Beziehungen ein und begeben sich in Situationen, die mit Gefahren der sexuellen Ausbeutung und Erniedrigung befrachtet sind.

Auf diesem Opfer-Täter-Modell basiert auch die von *E. Wolfgang Marvin* (1958) definierte »Opferpräzipitation«. Man versteht darunter eine Notzuchtsituation, in der das Opfer tatsächlich oder anscheinend einer sexuellen Beziehung zustimmt, sich aber vor der eigentlichen sexuellen Handlung zurückzieht oder nicht stark genug gegen den vom Täter genannten Vorschlag reagiert. *Schorsch* (1971) bezeichnet diese Situation als geschlechtsspezifische oder illusionäre Verkennung. Ihr geht meist eine flüchtige oder kurze Täter-Opfer-Beziehung voraus, ein gemeinschaftlicher Besuch eines Lokals, Tanz oder auch ein Flirt. Der Alkohol spielt in diesen Situationen sicherlich eine animierende Rolle. Dieses Ereignis kann in einem Fünftel bis einem Drittel aller versuchten oder vollendeten Notzuchtfälle angenommen werden.

Entsprechend der Tätertypologien wurden auch Opfertypologien entwickelt, die auf das Notzuchtopfer anwendbar sind. Die ersten viktimologischen Typologien arbeiteten *Hans v. Hentig* (1948) und *Benjamin Mendelsohn* (1956) aus. Sie beinhalten die Phänomenologie bzw. die Interpretation zur Tat. Bei *Wolfgang* (1964) und *Ezzat A. Fattah* (1967) handelt es sich um sog. Deutungstypologien.

Mit Recht kritisiert *H. J. Schneider*(1975) alle bislang dargestellten Typologien als nicht erschöpfend und ohne empirisch-faktorenanalytische Grundlage. Ein Persönlichkeitstyp ist – meines Erachtens – ohnehin fragwürdig, um für praktische und wissen-

Tabelle 2: **Opfertypen**

G I		
1. Anblicksopfer		83,0 %
2. Opfer eines Planes		17,0 %
3. (falsches Opfer)		—
G II		
1. Situationsopfer		80,9 %
a) agierendes Opfer	51,5 %	
b) neutrales Opfer	29,4 %	
2. Opfer eines Planes		10,3 %
3. Anblicksopfer		5,9 %
4. falsches Opfer		2,9 %
G III		
1. Opfer eines Planes		37,9 %
2. falsches Opfer		27,6 %
3. Situationsopfer		27,6 %
a) agierendes Opfer	13,8 %	
b) neutrales Opfer	13,8 %	
4. Anblicksopfer		6,9 %

schaftliche Anwendung konkret und mobil angewendet werden zu können.

Unter Berücksichtigung der Täter-Opfer-Beziehung mit Aufschluß über und Einsicht in die Motivation (als Ausdruck des Tatstimulus) des Täters versuchten wir eine Typisierung des Opfers, um dynamische Grundgestalten von Täter- und Opferpersönlichkeiten erfassen zu können (Tab. 2).

Das bevorzugte Alter der Opfer liegt zwischen 14 und 20 Jahren. Das Risiko für Frauen der Unterschicht mit Berufen niedrigen Einkommens ist größer als das von Frauen der Mittelschicht. Die Opfer leben zu rund 90 % im sozialen Nahraum des Täters. Rund 75 % kennen vor der Tat den Täter nicht, die übrigen haben den Täter zumindest einmal flüchtig irgendwo gesehen. Der Alkoholeinfluß des Opfers schwankt in der Literatur zwischen 30 und 75 % (bei uns ein Drittel).

Tabelle 3: **Überfallsartige Notzucht und Gruppennotzucht**

	Gesamtmaterial		G I		G II		G III	
	n	%	n	%	n	%	n	%
überfallsartige Notzucht	66	44,0	53	100	–	–	13	44,8
Gruppennotzucht	15	10,0	4	7,4	9	13,2	2	6,9

Nach unserer Untersuchung erfolgt in 44 % der Fälle eine überfallsartige Notzucht, die nur in vier Fällen von mehr als einem Täter ausgeführt wird (Tab. 3; bei *Schorsch:* 64 %; *Amir:* nur 16 %). In 80 % fehlt beim abrupten Überfall eine Täter-Opfer-Beziehung. Die Gruppennotzucht macht – wie bereits erwähnt – nur insgesamt 10 % aller Fälle aus (*Amir:* 43 %, *Schorsch:* 14 %). Sie ist in Gruppe II nach Tanzveranstaltungen oder Lokalbesuchen am häufigsten (13 %) anzutreffen.

Aggression des Täters

Bis auf zehn Opfer, die eine Notzucht vorgetäuscht oder erdichtet haben, sind alle Opfer leichten bis massiven Aggressionen des Täters ausgesetzt. In Anlehnung an *Schorsch* (1971) wurden die Aggressionen in drei Stufen unterteilt:

Leichte Aggressionen:
Das Opfer wird festgehalten, von hinten umfaßt. Der Täter versucht, den Mund des Opfers zuzuhalten. Das Opfer erleidet keine Verletzungen.

Mittelstarke Aggressionen:
Der Täter zerrt das Opfer in eine Ecke, in ein Auto, stößt es oder rempelt es an, entkleidet es gewaltsam, ohne es zu verletzen.

Massive Aggressionen:
Das Opfer wird mit dem Tode bedroht, mit einer Waffe, einem Gegenstand; es wird gewürgt, geschlagen, verletzt.

Rund 55 % aller Opfer sind in mindestens einer Form massiven Aggressionen ausgesetzt (*Schorsch:* 43 % massive Aggressionen; *Amir:* 85 % körperliche Gewalt). In Gruppe I sehen wir die häufigsten massiven Aggressionen.
Drohen mit Umbringen, Würgen und Schläge sind die häufigsten Methoden, die der Täter anwendet, um das Opfer gefügig zu machen:

Tabelle 4: **Art der massiven Aggressionen**

	Gesamt-material		G I		G II		G III	
	n	%	n	%	n	%	n	%
Drohen mit Umbringen	40	26,7	16	30,2	15	22,1	9	31,0
Würgen	39	26,0	16	30,2	14	20,6	9	31,0
Schläge	29	22,0	9	16,9	13	19,1	7	24,1
Drohen mit Gegenstand	20	13,3	8	15,1	4	5,9	8	27,6
Schlag mit Gegenstand	4	2,7	1	1,9	–	–	3	10,3

Hinter dieser Tabelle verbergen sich folgende erwähnenswerte Details:
In *Gruppe I* werden acht Opfer mit einem Messer, einer Stange oder Pistolenattrappe bedroht. Ein Begleiter eines Opfers erleidet einen Kehlkopfbruch. Ein Opfer wird in einem Zimmer überfallen und bewußtlos gewürgt. Drei weitere Opfer erleiden eine Commotio cerebri.
In *Gruppe II* werden vier Opfer mit einem Messer bedroht, ein Opfer erleidet eine Commotio cerebri.

In *Gruppe III* werden fünf Opfer mit einem Messer bedroht, drei werden durch Schlagring, Wecker und Schaltknüppel schwer verletzt, drei erleiden eine Commotio cerebri, ein Opfer eine Beinfraktur. Ein anderes Opfer ereilt in betrunkenem Zustand während der Vergewaltigung im Herz-Kreislauf-Versagen der Tod.

26 % aller Opfer werden gewürgt (*Amir:* 12 %; *Kucklick:* 15 %), 22 % geschlagen (*Amir* und *Kucklick:* in einem Viertel aller Fälle). In Gruppe III werden 31 % der Opfer gewürgt und 24 % geschlagen.

Besteht eine enge Beziehung zwischen Opfer und Täter (Gruppe III), so ist das Opfer den massivsten zur Verletzung führenden Aggressionen ausgesetzt; pro Kopf der attackierten Opfer treffen es 2,6 massive Aggressionen (G I: 1,6 und G II: nur 1,2 massive Aggressionen pro Kopf der Attackierten). Gruppe I erreicht zwar den häufigsten prozentualen Anteil der massiven Aggressionen und Verletzungen, da die Täter von Anfang an mit Ablehnung und Widerstand des Opfers rechnen müssen. Doch geht der Täter weniger brutal als in der Gruppe III vor (es kommt zu weniger Verletzungen). Er läßt sich schneller in die Flucht schlagen, da der Tatort bei der Anblickstat ungünstiger gewählt wird und herankommende Passanten oft jede weitere Gewaltanwendung unterbinden. In Gruppe III wird das Bild dadurch verfälscht, daß sich in dieser Gruppe acht »falsche Opfer« befinden, die eine Notzucht vortäuschen. (Nach Abzug dieser »falschen Opfer« würden sogar zwei Drittel der Opfer in der Gruppe III massiven Aggressionen ausgesetzt sein.)

Verhalten des Opfers

In rund 67 % reagieren die Opfer auf Attacken des Täters mit Umsichschlagen und/oder Schreien. Dabei tragen auch zwei Drittel der Täter Verletzungen davon. Etwa 11 % der Opfer zeigen als Abwehr ein passives Verhalten, eingeschüchtert durch massive Drohungen. Vereinzelt versuchen Opfer (acht) verbal den Täter von seinem Vorhaben abzubringen und wollen mit ihm ein anderes Treffen verabreden. Bei etwa 11 % ist der Widerstand des Opfers für den Täter nicht deutlich erkennbar. Zehn »Opfer« schützen nur einen Widerstand vor (fiktive Abwehr).

Daß Widerstand zu massiveren Attacken des Täters führt, wird vor allem bei schreienden Opfern beobachtet. Tabelle 5 erfaßt alle schreienden Opfer und stellt die Aggressionen mit Würgen

Tabelle 5: **Aggression des Täters durch Schreien des Opfers gestört**

	Gesamtmaterial n	%	G I n	%	G II n	%	G III n	%
Schrei	72	48,0	36	67,9	25	36,8	11	37,9
Würgen	28	18,7	13	24,5	10	14,7	5	17,2
Knebeln	3	2,0	2	3,8	–	–	1	3,4

und Knebeln gegenüber. Bei fremden Tätern schreit das Opfer fast zweimal so häufig (67,9 %) wie bei einem Täter, der es kurze oder längere Zeit kennt (36,8 %/37,9 %). Die Opfer der Gruppe III mit enger sozialer Beziehung zum Täter, die meist in einer Wohnung vergewaltigt werden, müssen allerdings in besonderem Maße mit erhöhter Aggression des Täters und mit massiveren Verletzungen rechnen, wenn sie schreien.

Tabelle 6: **Erfolgsquote bei tätiger Abwehr des Opfers**

	Gesamtmaterial n	%	G I n	%	G II n	%	G III n	%
tätige Abwehr	100	66,7	48	90,6	36	52,9	16	55,2
vollendete Notzucht	25		10		11		4	
Erfolgsquote		75,0		79,8		69,4		75,0

Die tätige Abwehr (Umsichschlagen und Schreien) ist bei den Opfern der Gruppe I (Tab. 6) insgesamt höher (90,6 %) als in den anderen Gruppen (Gruppe II: 52,9 %, Gruppe III: 55,2 %). Die Erfolgsquote (berechnet nach der vollendeten Notzucht trotz heftiger Abwehr des Opfers) liegt bei allen Gruppen im Durchschnitt mit 75 % gleich hoch.

Verletzungen des Opfers

Es fällt weiterhin auf, daß die koitusunerfahrenen Opfer die wenigsten körperlichen Verletzungen aufweisen. Insgesamt werden 55 % der Koituserfahrenen und nur rund 24 % der Koitusunerfahrenen verletzt. Es bleibt noch zu erwähnen, daß die durchschnittlich älteren Opfer (über 24 Jahre) die schwersten Verletzungen aufweisen. Diese Ergebnisse sprechen dafür, daß sich das jüngere Opfer leicht einschüchtern läßt und in der für es völlig neuen Situation passiv verhält. Der heterosexuell unerfahrene Täter reagiert in der Regel mit einem abrupten Angriff beim Anblick des Opfers. Diese verschiedenartige Reaktion von Täter und Opfer läßt sich mit den Worten von *Giese* zusammenfassen: »Der Mann reagiert auf Fremdheit mit Zuschlagen, die Frau mit Abwarten.«

In unserem Material sind in 18 Fällen psychische Schockzustände erwähnt. In fünf Fällen wird das Opfer bei der Attacke zusätzlich materiell durch Diebstahl der Handtasche geschädigt.

Tabelle 7: **Nicht genitale Verletzungen (Gesamtmaterial)**

| | Kopf | Hals | Brust | Oberkörper | Unterkörper | Oberschenkel | Extremitäten |
	n	n	n	n	n	n	n
Hämatom	27		1	4	2	4	14
Kratzwunde	17	2	2		1	8	9
Würgemale		23					
Platzwunde	10						2
Prellung	4		2	3	1	1	6
Schürfwunde			1				9
Commotio cer.	7						
Schnittverl.	1						2
Zahnverlust	3						
Fraktur							1
Insgesamt	69	25	6	7	4	13	43

Die meisten Verletzungen werden den Opfern bei der versuchten Notzucht zugefügt. Tabelle 7 zeigt die nicht genitalen Verletzungen insgesamt. In der Mehrzahl handelt es sich um leichtere Verletzungen wie Hämatome und Kratzer; aber auch Würgemale und Kopfplatzwunden sind häufig. In fünf Fällen ist ein Krankenhausaufenthalt bis zu einer Woche erforderlich. Zwei

Drittel der verletzten Opfer kommen in eine ärztlich-ambulante Behandlung.
47 % aller Opfer tragen Verletzungen davon (*Schorsch:* 64 %, *Kucklick:* 57 %, *Schiff:* 30 %). Die meisten Verletzungen betreffen nicht den Genitalbereich, sondern Kopf, Hals- und Extremitäten, was durch eine Untersuchung von *Schiff* (1973) bestätigt wird. Im Kopf-Hals-Bereich finden sich rund 61 % aller Verletzungem. Wie bereits erwähnt, erleiden die Opfer der Gruppe III, die den massivsten Aggressionen ausgesetzt sind, auch die schwersten Verletzungen. Bei Planung der Tat und enger Beziehung zwischen Täter und Opfer (Eindringen in die Wohnung, Auflauern in Wohnungsnähe) gehen die Täter am brutalsten vor, und es kommt zu schweren Verletzungen. Bei der reinen Anblickstat sind die Verletzungen leichterer Art.

Tabelle 8:
Gynäkologische Untersuchungsergebnisse (Gesamtmaterial)

	n
Defloration	23
Verletzungen der Vagina	4
Verletzungen der Vulva	4
Dammriß	2
Spermiennachweis	17
Schwangerschaft nach Notzucht	3
Gonorrhö	2
Tricho	3
Candida	2

Die häufigste genitale Verletzung (Tab. 8) ist die Defloration. In 46 % von vollendeter Notzucht wird defloriert. Schwere genitale Verletzungen wurden nie beobachtet. Die genitalen Verletzungen machen etwa 44 % beim Opfer aus.
Ich darf zusammenfassen:
● Unter den Sexualdelikten nimmt die Notzucht eine Sonderstellung ein. Sie steigt mit der allgemeinen Kriminalität an.
● Täter und Opfer sind sich gegenseitig ergänzende Komplementärpartner. Sie leben fast alle in dem gleichen Nahraum.
● Bei dem Täter handelt es sich häufig um einen polytrop Kriminellen; er ist wegen anderer Delikte oft vorbestraft. Er stammt aus einem niedrigen sozialen Milieu. Der Alkoholeinfluß spielt wie bei keinem anderen Sexualdelikt eine bedeutende Rolle.
● Das Opfer bewirkt durch dynamische und statische Elemente beim Täter häufig einen Signalreiz zur Tat. Die geschlechtsspe-

zifische oder illusionäre Verkennung der eigentlichen Notzuchtsituation spielt bei der flüchtigen oder kurzen Täter-Opfer-Beziehung eine bedeutende Rolle – »Opferpräzipitation«. Aus Tatstimulus (Anblick, Plan, neutraler und erotischer Kontakt) und Täter-Opfer-Beziehung läßt sich eine Typologie des Notzuchtopfers ableiten.

● Das Opfer wird meist von einem Einzeltäter attackiert. Die meisten Opfer sind leichten bis massiven Aggressionen ausgesetzt. Mindestens jede zweite Aggression ist massiv. Je enger die Beziehung zwischen Opfer und Täter, um so größer ist die Gewaltanwendung des Täters.

● Jedes zweite Opfer schreit um Hilfe. Bei enger Opfer-Täter-Beziehung wird der Schrei jedem zweiten Opfer gefährlich. Die Abwehrerfolgsquote ist beim fremden Täter am größten.

● Fast jedes zweite Opfer wird verletzt. Die koitusunerfahrenen Opfer weisen die wenigsten Verletzungen auf.

● Extragenitale Verletzungen finden sich am häufigsten an Kopf und Extremitäten. Die Defloration ist die häufigste genitale Verletzung.

Literatur: Amir, M.: Victim precipitated forcible rape. J. Crim. Law and Crim. Pol. science 58/4, 493 (1967); Fattah, E. A.: Towards a criminological classification of victims. Int. Crim. Pol. Rev. 22/209, 162 (1967); Giese, H.: Psychopathologie der Sexualität. Stuttgart (1962), S. 138; Hartmann G. u. J. Rindfleisch: Notzuchtdelikte (I). Versuche einer viktimologischen Typisierung. Sexualmedizin 5, 655 – 658 (1976); Hartmann, G. u. J. Rindfleisch: Notzuchtdelikte (III). Ergebnisse aus gynäkologisch-forensischen Gutachten. Sexualmedizin 5, 774–777 (1976); Hentig, H. v.: The criminal and his victim. New Haven: Yale Univ. Press (1948); Kretschmer, E.: Diagnostik des triebhaften Verbrechers. Kriminalbiol. Gegenwartsfragen 1, 1(1953); Kucklick, W.: Notzuchtskriminalität in Hamburg. Landeskriminalamt Hamburg (1970); Luthe, R.: Psychiatrische Probleme der Sexualdelinquenz. Mschr. Krim. Strafrechtsref. 52, 314 (1969); Mendelsohn, B.: Victimology and the needs of contemporary society – the victimological clinic. Unveröffentlichter Vortrag. Jerusalem (1973), zit. nach Schneider, H.-J. (1975); Mueller, B.: Gerichtliche Medizin. Berlin–Heidelberg–New York: Springer (1975), S. 1099; Nass, G.: Ätiologie und Prophylaxe der Sexualkriminalität. Forschungsberichte zur forens. Psychologie 1, 5 (1965); Plaut, P.: Der Sexualverbrecher und seine Persönlichkeit. Stuttgart: Enke (1960), Rindfleisch, J. u. G. Hartmann: Notzuchtdelikte (II). Die Abhängigkeit der Viktimisierungsquote. Sexualmedizin 5, 721 – 724 (1976); Schiff, A. F.: A statistical evaluation of rape. Forensic Science 2, 339 – 349 (1973); Schneider H. J.: Viktimologie-Wissenschaft vom Verbrechensopfer. Tübingen: J. C. B. Mohr (1975); Schorsch, E.: Sexualstraftäter. Stuttgart: Enke (1971); Schulz, G.: Die Notzucht. Kriminalistik. Hamburg (1958); Seelig, E.: Triebkoppelung, Triebkompensation und Ambivalenz bei Notzüchtern. Beitr. z. Sex.forschung 2 (1952); Weingartner, E.: Die Notzucht. Jur. Diss. Freiburg (1951); Witter, H.: Die forensische Beurteilung der Sexualdelikte – Notzucht und Gewaltunzucht. In: Handbuch der forensischen Psychiatrie II (1972), S. 1057; Wolfgang, M. E.: Analytical categories for research of victimization. In: Mergen, A., H. Schäfer (Hrsg.): Kriminologische Wegzeichen. Festschrift für H. von Hentig. Hamburg (1967), S. 181

Herrn Prof. Dr. Lau zum 50. Geburtstag gewidmet.

Die Vergewaltigung: die psychische Führung des Opfers

M. Müller-Küppers, Heidelberg

Die Frage der Behandlung der Opfer von Notzuchts- und Sittlichkeitsverbrechen setzt die Kenntnis von Art, Häufigkeit und Prognose der durch die erlittenen Verbrechen verursachten Schäden voraus. Aus medizinischer Sicht muß eingeräumt werden, daß katamnestische Untersuchungen mit differenzierten Untersuchungsmethoden bisher fehlen und am ehesten die psychoanalytische Literatur belegen kann, daß schwere Neurosen und sexuelle Fehlhaltungen Folgen von Sittlichkeitsdelikten der Kindheit sein können. Das vorliegende kasuistische Material sagt aber nichts darüber aus, wie häufig derartige Folgezustände auftreten müssen. Die Bedeutung dieser Aussage soll an einigen Zahlen verdeutlicht werden, die in diesen Wochen durch die Tagespresse gingen: In der Bundesrepublik werden jährlich etwa 35 000 Frauen vergewaltigt; 7000 Vergewaltiger werden angezeigt, aber nur 700 davon verurteilt. Andererseits beträgt die Aufklärungsquote nach der Bundeskriminalstatistik für das Jahr 1976 für Notzuchtsverbrechen 73,3 %.

Meine Legitimation, als Kinder- und Jugendpsychiater zu dem Thema der »psychischen Führung des Opfers« Position zu beziehen, möchte ich damit begründen, daß diese Problematik für uns – besonders im Zusammenhang mit forensischen Begutachtungen – nicht selten ist. Eine Rücksprache mit Kollegen aus der Psychiatrie, der Psychosomatik und Gynäkologie dagegen zeigt, daß eine gezielte therapeutische Aktivität, ausschließlich eines erfolgten Stuprums wegen, vergleichsweise selten vorkommt. Meine eigenen psychoanalytischen Erfahrungen an erwachsenen Patienten haben mich zusätzlich ermutigt, zu dem Thema der psychischen Führung des Opfers einige Überlegungen vorzutragen.

Täter-Opfer-Verhalten

Aus der Sicht des analytisch orientierten Kinder- und Jugendpsychiaters ist auch das Opfer einer Vergewaltigung nicht ausschließlich im Bereich des weiblichen Geschlechts zu suchen und zu sehen. Auch Knaben und männliche Jugendliche werden Opfer, und es wird ihnen sexuell Gewalt angetan.
Ein Beispiel: Ein 6jähriger türkischer Knabe sollte zu einer sexuellen Handlung verführt werden, der er sich durch die Flucht entzog. Dabei wurde er eingeholt und es wurde ihm eine Serie von Schlägen versetzt; vier Wochen später findet der Gerichtsmediziner – begünstigt durch einen heißen Hochsommer – eine skelettierte Leiche. Die Besonderheit des Falles ist darin zu sehen, daß zum Zeitpunkt des Leichenfundes der Täter sich in einem zehnjährigen deutschen Knaben ein neues Opfer suchte, das gefügig war, die erzwungene masturbatorische Aktivität aufbrachte und – unter der Auflage, zu schweigen, da es ihm sonst »wie dem türkischen Bub« erginge – körperlich unversehrt entlassen wurde. Über die seelischen Schädigungen dieses Kindes ist nichts bekannt; sie können aber vermutet werden.
Damit ist die Aufmerksamkeit schon auf das Opfer gerichtet, das bisher in der Literatur zu wenig Beachtung gefunden hat und als neuer Zweig der Kriminologie bekannt wurde. Die Viktimologie untersucht, ob und inwieweit das Opfer an der strafbaren Handlung durch sein Verhalten eine Ursache für die Tat setzt, d. h. eine »Mitschuld« des Opfers vorliegt und zum anderen, wie der Täter die Anfälligkeit des Opfers ausnützt. Sie zeigt weiter, daß sich Täter und Opfer im Rahmen der Straftat nicht immer wie »schwarz und weiß« gegenüber-

stehen. Die Feststellungen führender Kriminologen, wie *von Hentig*, *Ellenberger* und *de Greeff*, zeigen uns, daß »immer wieder die geradezu typische Blindheit des Opfers« für seine Gefährdung auffalle, und daß recht häufig zu beobachten sei, daß das Verhalten des Opfers zuweilen wie ein geradezu raffiniertes Reizen des Täters anmute. Dieser Sachverhalt muß sicherlich auch für die Vergewaltigung in Anspruch genommen werden.
Nach dem bisherigen Stand unseres Wissens kann folgendes gesagt werden: Die Art, Intensität und Dauer einer Schädigung, evtl. auch eine endgültige Deformierung der psychosexuellen und psycho-sozialen Entwicklung des Opfers hängt von einer Reihe von Faktoren ab, zu denen die Persönlichkeit des Opfers, das Verhältnis des Täters zum Opfer und nicht zuletzt das Alter des Opfers zählen. Weiterhin spielt die Reaktion der Umgebung nach Aufdeckung der Tat eine Rolle, sei es z. B. der Zusammenbruch einer Familie bei inzestuösen Bindungen oder die Diskriminierung in der Nachbarschaft und in der Schule als Umweltfolgen. Eine besondere Rolle spielen noch unangebrachte fürsorgerische Maßnahmen bzw. die Auswirkung der Strafprozeßordnung.

Mögliche Schädigungen

Die bei dem Opfer möglichen Schädigungen können nach *Wallis* (1965) ohne Berücksichtigung der am Zustandekommen beteiligten vielfältigen Faktoren in folgende Tatfolgen eingeteilt werden:
● Unmittelbare körperliche Folgen, zu denen Verletzungen, Schwangerschaft und venerische Infektionen zu rechnen sind.
● Wahrscheinlich vorübergehende Symptome wie Angst, Schlafstörungen, Pavor nocturnus, Leistungsminderungen in Schule und Beruf, psychosomatische Störungen, wie z. B. rezidivierendes Erbrechen nach Fellatio und regressive Tendenzen, die nach verschiedenen Autoren besonders bei sehr jungen geschwängerten Mädchen zu beobachten sind.
● Wahrscheinlich dauerhafte Schädigungen sind Sexualängste, Schwierigkeiten bei der Partnerwahl – besonders bei Inzestfällen – und Fixierung an bestimmte sexuelle Praktiken und damit Bahnung von Perversionen.
● Weiterhin Gefahr der manifesten Verwahrlosung mit Neigung zur Promiskuität und Fixierung homosexueller Tendenzen.

● Weiterhin muß mit neurotischen Fehlentwicklungen z. B. in Form von phobischen bzw. sado-masochistischen Entwicklungen gerechnet werden.

Individuelle Reaktionen

Bei der Fülle der Bedingungsfaktoren und den möglichen Tatfolgen umfassen die Therapiemaßnahmen die gesamte Skala aller therapeutischen Verfahren der Psychiatrie, der Psychotherapie, aber auch der fürsorgerischen und sozialpädagogischen Aktivitäten, deren Anwendung von Diagnose und Prognose des Einzelfalles abhängt. Hier gelten die Regeln und Verfahrensweisen für den Einsatz psychotherapeutischer Maßnahmen schlechthin: Die einzelne therapeutische Maßnahme ist nicht von dem objektiv vorliegenden Ausmaß der Schädigung des Opfers, sondern von der individuellen Reaktion des Opfers auf das sexuelle Widerfahrnis abhängig. Um es an einem Beispiel zu verdeutlichen: Das Erlebnis einer exhibitionistischen Aktivität bedeutet für eine sexuell gereifte Frau ein Ärgernis, aber im allgemeinen keine Schädigung, die einer speziellen Therapie bedarf. Man ist fast geneigt zu sagen: Sie nimmt »pflichtgemäß« Anstoß und geht zur Tagesordnung über. Anders bei einem Kind oder einer Jugendlichen, für die dieses Ereignis einen traumatischen Charakter haben kann. Im Einzelfall kann aber auch schon ein derartiges Ereignis für eine psychasthenische und vulnerable erwachsene Frau eine Belastung bedeuten, die einer psychotherapeutischen Hilfe bedarf.
Ein anderes Beispiel, in dem – wiederum entsprechend meiner forensischen Erfahrung – Jugendliche Täter sind: Ein fast 15jähriger Jugendlicher, in bedrückenden familiären Verhältnissen aufgewachsen, findet nach mehrfachen Heimunterbringungen Unterkunft bei einem Homosexuellen, der nicht nur einschlägig, d. h. wegen Unzucht mit Minderjährigen, vorbestraft ist, sondern auch noch eine Kindsmißhandlung mit Todesfolge bewirkt hatte. Ein Ausbruch des Jugendlichen aus dieser Situation findet in Form eines Übergriffs auf eine 59jährige blinde Mitbewohnerin des Hauses statt, die er in einen Keller lockt und hier von ihr den Verkehr erbettelt. Als diese das Ansinnen zurückweist, kommt es zu einer brachialen Auseinandersetzung über einen Zeitraum von zwanzig Minuten, in der die Frau in einem Keller wechselseitig hart attackiert und verbal zur Gefügigkeit überredet wird. Es gelingt der Blinden, sich aus der Umklammerung zu befreien

und alle Angriffe abzuwehren. Als Folgen trägt sie eine Verstärkung ihrer ohnehin mißtrauischen Grundhaltung mit phobischen Reaktionen davon, die eine weitere Vereinsamung nach sich zieht. Auch bei der Gerichtsverhandlung, ein halbes Jahr später, ist die Frau zwar noch deutlich irritiert, läßt aber erkennen, daß sie zu der großen Zahl der Frauen gehört, die ohne ärztliche Hilfe eine vergleichsweise erfolgreiche Selbstheilung erreicht hat.

In Paranthese: Eine Prostituierte, Anfang 30, läßt einen Oberschüler zu sich ins Auto steigen und wird von ihm nach einem Wortwechsel gewürgt. Es gelingt der jungen Frau sich zu befreien und Hilfe zu holen. Das Ausmaß der festgestellten Würgemale ist geringfügig. Dennoch: Bei der Gerichtsverhandlung, wiederum einige Monate später, macht sie vergeblich bei dem Richter begründet geltend, daß sie seit dieser Zeit partiell berufsunfähig ist, da sie sich nicht mehr auf den Autostrich wage. Eine therapeutische Behandlung ist auch hier unterblieben.

Das Beispiel soll zeigen, daß weder das jüngere Lebensalter, die größere sexuelle Erfahrung, noch das Bewußtsein einer risikobehafteten Berufstätigkeit die Dirne vor einer behandlungsbedürftigen Berufserkrankung bewahrt hat. Das Besondere des Falls: Niemand ist aufgerufen worden, über die Behandlungswürdigkeit der Patientin in ärztliche Skrupel zu geraten.

Von den unmittelbaren körperlichen Folgen dürfte die Schwängerung durch sexuellen Mißbrauch die menschlich und sozial Schwerwiegendste sein. Die Zahl der jungen Mädchen, die hier aus Familie, sozialer Bindung, einschließlich Schule, herausgerissen und in speziellen Heimen untergebracht werden müssen, ist auch schon vor der neuen Fassung des § 218 zurückgegangen. Ich habe eine Reihe dieser Mädchen langfristig betreut und mit ihnen die Schwangerschaft, Geburt und frühkindliche Entwicklung ihres Kindes durchlebt. In einem Fall handelt es sich um eine 13jährige Südafrikanerin, die wegen eines Sexualkontakts mit dem schwarzen Chauffeur des Hauses sogar ihr Land verlassen mußte, da für den Erzeuger des Kindes die Todesstrafe und für sie selbst eine schwere soziale Diskriminierung drohte. In diesem besonderen Fall bestand die Schwierigkeit darin, die Patientin, die auf die Schwangerschaft vergleichsweise oberflächlich und wenig beeindruckt reagiert hatte, in dieser Einstellung zu belassen und die Aufarbeitung dieses Geschehens zu einem späteren Zeitpunkt zu betreiben. Zu unserer Überraschung reagierte sie dann aber unmittelbar nach der Geburt des Kindes mit einer sehr heftigen Übertragung auf das Kind und geriet in Zweifel, ob eine Adoption die richtige Lösung sei. Die Familie hat gegen den Willen des Kindes die Adoption dann doch durchgesetzt, und die Trauerarbeit über den Verlust des Kindes war die ungleich größere therapeutische Aufgabe, als die Bewältigung der sozialen Probleme.

Gefährdung geistig Behinderter

Die Gravidität eines 14jährigen mongoloiden Mädchens, die wir erst im fünften Monat entdeckten, konnte schon aus medizinischen Gründen nicht mehr unterbrochen werden. Zu dem damaligen Zeitpunkt war aber auch eine gesetzliche Regelung nicht möglich. Zu unser aller Erstaunen kam es zur Geburt eines gesunden Kindes, das von der Großmutter adoptiert wurde. Eine therapeutische Hilfe für die Mutter des Kindes war weder möglich noch nötig, da sie mit ihrer Tochter wie mit einer Puppe umging und keine tiefer erkennbaren Reaktionen auf die generativen Vorgänge und ihre Mutterschaft erkennen ließ. Ähnliches haben wir auch bei anderen geistig behinderten Mädchen beobachtet.
Geistig behinderte Mädchen und junge Frauen sind überdies in besonderer Weise in Gefahr, Opfer sexueller Übergriffe zu werden, da Täter begründet hoffen können, daß geistig Behinderte für unglaubwürdig gehalten werden. Wir haben daraus nicht nur die Konsequenz gezogen, diesen Personenkreis durch frühzeitige Sterilisation wenigstens vor einer Schwängerung zu schützen, sondern diese Mädchen und Jugendlichen – soweit dies sexualpädagogisch möglich ist – systematisch aufzuklären. Die geistig Behinderten zeigen nicht selten eine für ihre Störung pathognomonische Distanzlosigkeit gerade gegenüber Männern. Sie lernen nicht aus Erfahrungen. Anders ausgedrückt: Dieser Personenkreis ist hochgradig gefährdet und aus der Sicht der Täter sind geistig Behinderte die »idealen Opfer«.
Die forensische Aufgabe einer Glaubwürdigkeitsbegutachtung dieses Personenkreises ist schwierig und erfordert große Erfahrung. Nicht zuletzt auch bei der psychischen Führung des Opfers in einer Verhandlung. Bei einer forensischen Exploration von Zwillingsschwestern, die einen Landarbeiter glaubhaft beschuldigten, über einen längeren Zeitraum mit ihnen sexuelle Handlungen vorgenommen zu haben, verweigerte die ältere und auch in der Sache involviertere Patientin

bereits das Betreten des Ordinationszimmers. Während die Schwester verwertbare Aussagen machte, die sich mit den Angaben deckten, die bereits bei einer richterlichen Vernehmung vorgetragen worden waren, rannte die Zwillingsschwester plötzlich aus dem Haus. Sie warf sich 200 Meter von der Klinik entfernt auf die Straße, schrie unartikuliert und geriet in einen Erregungssturm, der durch fünf Polizisten kaum unter Kontrolle gebracht werden konnte. Es erscheint nicht vermessen, diesen verzweifelten Ausbruch vor einer anstehenden Gerichtsverhandlung, vor der beide Mädchen außerordentlich große Angst hatten – der Täter hatte ihnen damit gedroht – als averbale, kreatürliche und existentielle Antwort auf das Geschehen zu deuten. Ich habe in meinem Gutachten aber gleichzeitig zum Ausdruck gebracht, daß den Geschwistern ein nochmaliges Erscheinen vor dem Gericht nicht zuzumuten sei, andernfalls ich – im Interesse der Menschenwürde und der seelischen Gesundheit dieser Behinderten – eher den Antrag auf Einstellung des Verfahrens stellen würde, wiewohl ich von der Glaubwürdigkeit ihrer Aussagen überzeugt sei.

Schonung im Strafverfahren

Wir kommen hier auf eine spezielle Schwierigkeit der deutschen Strafprozeßordnung zu sprechen, die es erforderlich macht, daß das Opfer als Zeuge nicht nur im Verfahren gehört, sondern auch vorher durch die Kriminalpolizei verhört und u. U. durch einen Gutachter einschlägig exploriert wird. In nicht wenigen Verfahren wird die Zahl der Untersucher noch durch Nachbefragungen und wegen Unstimmigkeiten oder Widersprüchen erheblich vermehrt, so daß das Strafverfahren für das Opfer nicht selten belastender, weil pathogener, wirkt als die Tat selbst. Nur so kann man es verstehen, wenn ein führender forensischer Psychiater zu der Aussage kommt: »Wenn heute meine eigene Tochter Opfer eines Sexualdeliktes würde, so bin ich ziemlich sicher, daß ich – aus eben diesen Gründen – den Fall nicht zur Anzeige bringen würde.« Ich kann diese Haltung verstehen, teile sie aber nicht und billige sie auch nicht. Es gelingt doch zunehmend, gerade im Bereich der Jugendgerichtsbarkeit, die Kenntnisse über den Umgang mit Kindern und Jugendlichen, die einem sexuellen Widerfahrnis ausgesetzt waren, auszuwerten und diese auch durch ein Strafverfahren und während der Verhandlung so zu führen, daß sie auf vernünftige Weise geschont werden.

In anderen Fällen wird nicht selten bei der Bearbeitung des Vergewaltigungserlebnisses deutlich, daß die Opfer nicht nur Widerstand leisteten und Schmerzen und Kränkung erlebten. Eine 16jährige, neunjährig durch Inzest des Stiefvaters frühzeitig in ihrer sexuellen Entwicklung deformierte Jugendliche drückte diesen Sachverhalt auf meine Frage dahingehend aus: »Es war zu 50 Prozent eine Vergewaltigung!«
Ich habe eine Reihe von Analysen durchgeführt, in denen frühe sexuelle Traumen in Form von vergewaltigenden Übergriffen in der puberalen Entwicklung beherrschendes Thema einer langfristigen therapeutischen Arbeit wurden. Junge Frauen, die unter sexuellen Störungen, Anorgasmie, Minderwertigkeitsgefühlen und überkompensatorischen Neurotizismen litten, die das Erlebnis der eigenen Weiblichkeit stark deformiert hatten. So werde ich auch eine 17jährige Jugendliche mit einer Depression einer großen analytischen Behandlung zuführen, da die sexuelle Beziehung mit dem geschiedenen Ehemann der Schwester, die 12jährig begann und die auch heute noch mit den Anzeichen höchster Ambivalenz fortgesetzt wird und mit suizidalen Impulsen begleitet ist, einer therapeutischen Aufarbeitung bedarf.
Ansonsten gewinne ich aus meiner beruflichen Erfahrung den Eindruck, als wenn Sexualdelikte – einschließlich Vergewaltigungen – in ihrem Stellenwert, entsprechend der veränderten epochalen Einstellung der Bevölkerung zu sexuellen Fragen, nicht mehr ganz so schwerwiegend bewertet würden wie noch vor zwei Jahrzehnten. Vielleicht aber erliege ich selbst einer »deformation professionelle«, da ich ständig mit jungen Menschen umgehe, denen Gewalt angetan wird. Vergewaltigung in Form von Überprotektion, Lieblosigkeit, Gleichgültigkeit kann die sexuelle Vergewaltigung im Einzelfall übertreffen und bedarf dann in gleicher Weise der therapeutischen, sprich: psychotherapeutischen Führung. In diesem Sinn ist die Wiedereinführung des Wortes in die Medizin – als Gegengewicht zu unserer apparativen Versorgung – sicherlich nicht nur für die psychische Führung eines Sexualopfers unerläßlich, sondern für Hilfe schlechthin.

Literatur: Geissler, E.: Das sexuell mißbrauchte Kind. Göttingen: Verl. f. Med. Psychologie (1959); Vogel, P.: Die Viktimologie – ein neuer Zweig der Kriminologie. Das Polizeiblatt 9, 27 (1964); Wallis, H.: Die Behandlung der kindlichen und jugendlichen Opfer von Sittlichkeitsstraftaten. In: Das sexuell gefährdete Kind. Beitrag zur Sexualforschung, H. 33: Stuttgart: Enke (1965)

Die Vergewaltigung: Begutachtung

G. Schmidt, Heidelberg

Die Vergewaltigung oder Notzucht ist in unserem Strafgesetz nach § 177, im Strafgesetz der DDR nach § 121 mit Freiheitsstrafe bedroht. In der DDR ist auch der Versuch strafbar. Unser Gesetzestext nennt Freiheitsstrafe nicht unter zwei Jahren, schwächt jedoch diese Vorschrift mit dem nächsten Absatz ab: *In minder schweren Fällen ist die Strafe Freiheitsstrafe von sechs Monaten bis zu fünf Jahren.*

Abbildung 1 **Abwehrhandlungen der Opfer**

Unter 165 auswertbaren Fällen von Notzucht in Überraschung zeigten die Opfer (nach Alter geordnet) in 76 % Abwehr, in 24 % keine Abwehr.		
4 bis 10 Jahre	1 % Abwehr	1 % keine Abwehr
11 bis 13	2 %	1 %
14 bis 16	16 %	9 %
17 bis 20	19 %	3 %
21 bis 30	27 %	6 %
31 bis 40	9 %	2 %
über 40	2 %	2 %
	76 % Abwehr	24 % keine Abwehr

Quelle: Dost, 1963

Was aber sind minder schwere Fälle? Bereits hier zeigt sich das Dilemma der Beweisführung, in das auch der Gutachter verstrickt ist. Es ist zu prüfen, welche Sachdarstellung beweisbar, wahrscheinlich, unwahrscheinlich bzw. ausgeschlossen ist. Es kommt vor, daß eine Frau wegen Vergewaltigung Anzeige erstattet, ohne daß bei ihr die geringste Verletzung gefunden wird. Sie macht glaubhaft, daß sie mit einer Waffe oder durch Drohungen bei großer körperlicher Überlegenheit von Abwehr-

Abbildung 2 **Straftaten gegen die sexuelle Selbstbestimmung**

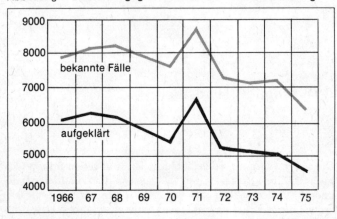

Abbildung 3 **Alter der Straftäter**

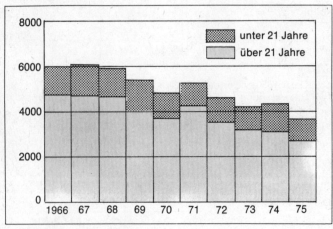

Quelle: Polizeiliche Kriminalstatistik des Landes Baden-Württemberg, 1975

handlungen abgehalten worden ist. Solche Angaben haben wir in der letzten Zeit häufiger als früher gehört (Abb. 1).

Erfreulicherweise haben in der Bundesrepublik Deutschland die Straftaten gegen die sexuelle Selbstbestimmung mit Ausnahme der Vergewaltigung abgenommen (Abb. 2 bis 6). Über Gründe für diese Abnahme angesichts einer sonst erheblich steigenden Gesamtkriminalität lassen sich nur Vermutungen anstellen. Möglicherweise ist die sexuelle Freizügigkeit bei

Abbildung 4 **Sexueller Mißbrauch von Kindern**

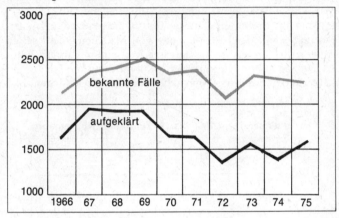

Abbildung 5 **Vergewaltigung**

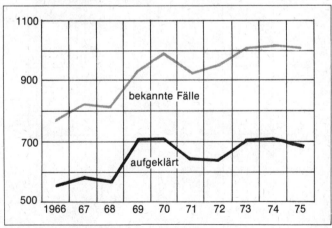

Quelle: Polizeiliche Kriminalstatistik des Landes Baden-Württemberg, 1975

gleichzeitigem Pillenschutz vor Schwängerung und bei Infektionsschutz durch wirksame Antibiotika mit ursächlich (Abb. 7 bis 10, Kohabitationsbeginn bei Mädchen).
Für den begutachtenden Arzt sind solche Kenntnisse wichtig. Er muß auch wissen, daß Sexualtäter recht unterschiedliche Triebbefriedigung qualitativ und quantitativ kennen. In quantitativer Hinsicht ist erwiesen, daß die Koitusfrequenz der Inzesttäter weit über dem angenommenen Durchschnitt von zwei bis vier Kohabitationen pro Woche liegt. Notzuchttäter oder Sexualmörder sind dagegen weniger durch überdurchschnittliche Triebstärke bzw. Sexualbetätigung aufgefallen (Abb. 11).
In Übereinstimmung mit diesen Feststellungen sind unsere Erfahrungen bei der Untersuchung von Mädchen, nicht selten unter zehn Jahre alt, die täglichen Verkehr mit ihrem Vater angegeben haben. Die körperliche Entwicklung kann in diesem Alter (durchschnittliche Menarche bei deutschen Mädchen: 12,7

Abbildung 6
Gesamtkriminalität von 1966 bis 1975 in Baden-Württemberg

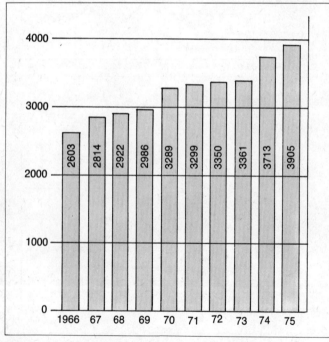

Quelle: Polizeiliche Kriminalstatistik des Landes
Baden-Württemberg, 1975

Jahre) bereits so weit fortgeschritten sein, daß ein normal großes Glied eingeführt werden kann. Häufig geschieht dies nach zahlreichen Manipulationen mit Fingern.

Wird die Tat von anderer Seite als den Mädchen zur Anzeige gebracht und wollen diese den Sachverhalt vertuschen, so wird von Unfallverletzungen beim Turnen, am Barren und dergleichen erzählt. Es kommt jedoch kaum vor, daß isolierte Hymenalverletzungen durch Pfählung oder extremes Spreizen der Beine eintreten.

Abbildung 7 **Kohabitarche**

der Frauen eines Kollektivs mit Koituserfahrung (n= 516);
Kumulation um das 18. Lebensjahr.

Alter	n	%
12	4	0,8
13	4	0,8
14	22	4,3
15	46	8,8
16	79	15,3
17	103	20,0
18	117	22,7
19	65	12,6
20	40	8,0
21	21	4,1
22	7	1,4
23	6	1,2
24	1	0,2
25	1	0,2

Abbildung 8 **Monatliche Kohabitationsfrequenz**

der Frauen des Kollektivs mit Koituserfahrung (n= 516).
Angaben wurden von 433 Probandinnen (83,9 %) gemacht.

Frequenz/Monat	n	%
1- bis 5mal	109	21,1
6- bis 10mal	152	29,5
11- bis 20mal	147	28,5
> 20mal	25	4,8
keine Angaben	83	16,1

Quelle: Steps u. Zinser, 1977

Bevor auf Einzelheiten bei der Durchführung der Untersuchung eingegangen wird, sei darauf hingewiesen, daß der Arzt auch als Gutachter eine Schweigepflicht hat.
§ 203 StGB:
I. Wer unbefugt ein fremdes Geheimnis, namentlich ein zum persönlichen Lebensbereich gehörendes Geheimnis oder ein Betriebs- oder Geschäftsgeheimnis, offenbart, das ihm als

1. Arzt, Zahnarzt, Tierarzt, Apotheker oder Angehöriger eines anderen Heilberufs, der für die Berufsausübung oder die Führung der Berufsbezeichnung eine staatlich geregelte Ausbildung erfordert,
2.–6. . . .
anvertraut oder sonst bekanntgeworden ist, wird mit Freiheitsstrafe bis zu einem Jahr oder mit Geldstrafe bedroht.

Abbildung 9 **Gesamtzahl der Kohabitationen**

der Frauen des Kollektivs mit Koituserfahrung (n= 516). Angaben wurden von 479 Probandinnen (92,8 %) gemacht.

Frequenz	n	%
etwa 10mal	42	8,1
etwa 50mal	127	24,6
etwa 100mal	103	20,0
>100mal	207	40,1
keine Angaben	37	7,2

Abbildung 10 **Anzahl der Kohabitationspartner**

der Frauen des Kollektivs mit Koituserfahrung (n= 516).

Partner	n	%
1	221	42,8
2	96	18,6
3	56	10,5
4	35	6,8
5	19	3,7
6	20	4,0
7 bis 10	34	6,6
11 bis 20	24	4,8
21 bis 30	4	0,8
keine Angaben	7	1,4

Quelle: Steps u. Zinser, 1977

Diese Schweigepflicht kann besser als Schweigerecht des Arztes umschrieben werden, wobei auch ein Zeugnisverweigerungsrecht gegeben ist. Wird also ein Befund erhoben, der über die sachlich notwendigen Feststellungen hinausgeht und von der untersuchten Person erkennbar geheimgehalten zu werden wünscht, so ist auch der Gutachter schweigepflichtig. Lediglich

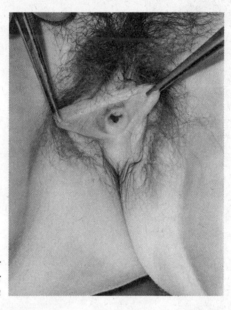

Nicht deflorierter Hymen einer Dreizehnjährigen

übergesetzlicher Notstand nach § 34 StGB oder die Anzeigepflicht nach § 138 StGB, schließlich auch die Offenbarung zum Schutz eines Unschuldigen vor strafrechtlicher Verfolgung berechtigen, die Schweigepflicht zu brechen.

Die Untersuchung durch den Arzt sollte stets in Einverständnis mit der untersuchten Person, bei Minderjährigen in Einverständnis mit den Sorgeberechtigten erfolgen. Bei der Untersuchung soll eine dritte Person zugegen sein. Es ist vorgekommen, daß Ärzte unsittlicher Handlungen bezichtigt worden sind, ähnlich wie auch von Kindern oder erwachsenen Frauen über angebliche gewaltsame sexuelle Handlungen an ihnen berichtet worden ist, obgleich eine Provokation hierzu von ihnen selbst ausgegangen war (Prokop u. Göhler, 1976).

In allen Fällen muß die Untersuchung den ganzen Körper betreffen, falls hierzu die Erlaubnis vorliegt. Allerdings kommt es besonders bei Kindern vor, daß eine Abwehr gegen die Unter-

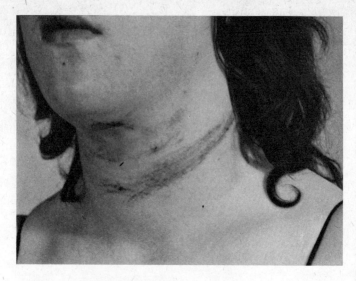

Frische Drossel- und Würgespuren

Erstickungsblutungen an den Bindehäuten der Augen (frisch)

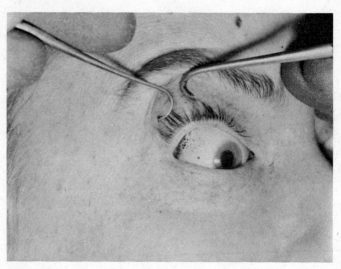

suchung aufrecht erhalten wird, obwohl die Eltern der Untersuchung zugestimmt hatten.
Verletzungen am ganzen Körper können bedeutungsvoll für die Aufklärung des Geschehensablaufes sein. Auch hier ist zu prüfen, ob eine Selbstbeibringung möglich ist, insbesondere ist nach Abwehr- und Transportverletzungen zu suchen. Die Beschreibung kann selten so exakt wie ein gutes Farbfoto sein. Einige Beispiele auf den Fotos sollen das Aussehen nach Angriffen am Hals mit Würgemalen, Drossel- und Bißspuren, weiterhin frische und ältere Kratzspuren zeigen.
Über die charakteristische Verfärbung von Hämatomen im Laufe von Tagen braucht hier nicht gesprochen zu werden, jedoch kann eine Nachuntersuchung nach Tagen angebracht sein, wenn Schmerzen geäußert werden an Stellen, wo sich keine Verletzungen zeigen. Tieferliegende Hämatome diffundieren manchmal erst nach Tagen in die Haut. Sollten Erstickungszeichen vorliegen, die sich in Blutpunkten in den Conjunctivae oder an der Gesichtshaut und an den Lippen zeigen, ist sehr sorgfältig auf Würge- oder Drosselspuren am Hals zu suchen.
In Genitalbereich ist besonders sorgfältig zu untersuchen, wobei ein Lupenmikroskop (Operationsmikroskop) wertvolle Dienste leistet. Nicht nur über die allgemeine geschlechtliche und körperliche Entwicklung soll der Befund Auskunft geben (häufiges Mißverhältnis zwischen körperlicher und geistiger Entwicklung), sondern auch über Veränderungen und etwa vorhandene Verschmutzungen, Fremdkörper, Haare, Fasern, selbstverständlich Sekret und Körperflüssigkeiten, wobei auch die Kleidung der Untersuchten einzubeziehen ist.
Die Feststellung einer alten Defloration ist schwierig. Wichtig ist die Entfaltung des Hymens mit einem Glasstab oder einem Ballon und der Nachweis von Einkerbungen bis zur Scheidenwand. Auch beim Fehlen solcher Einkerbungen kann eine Defloration erfolgt sein; es gibt Hymenes, die für zwei Männerfinger gut durchgängig sind, ohne Narben erkennen zu lassen. Daher muß auch bei frischer Defloration nicht unbedingt eine blutende Verletzung vorliegen.
Die Inspektion der Analöffnung und auch die mikroskopische Prüfung des Afterinhalts gehören dazu. Bei Verletzungsverdacht in Scheide oder After, seltener auch in der Harnröhre, ist eine endoskopische Untersuchung angebracht.
Als Faustregel kann gelten: Das nicht deflorierte Hymen ist für einen Finger (knapp) durchgängig. Nach mehreren Kohabitationen ist der Scheideneingang für zwei Finger durchgängig, nach Geburten unter Umständen für drei Finger. Dabei können Hymenreste erhalten bleiben.

Blutiger Scheideninhalt kann nur dann einer Verletzung zugeordnet werden, wenn diese sichtbar ist. Menstruationsblut führt mitunter zu Täuschungen. Schwere Verletzungen, wie Messerstöße im Genitalbereich, können auf ein bestimmtes Täterverhalten, nämlich Befriedigung durch Verletzung des Opfers, hinweisen.

Die Untersuchung von Vaginalsekret sollte auf drei verschiedene Arten erfolgen:

● Absaugen von Flüssigkeit mit Pipette oder Aufnahme mit Handschuhfingerling und Prüfung auf lebende Spermien.

● Ausstriche von Vaginalsekret, die nach Lufttrocknung beliebig lange haltbar sind und mit verschiedenen Färbungen untersucht werden müssen.

Abbildung 11 **Sexuelle Aktivität von Sexualstraftätern**

Delikt	Anzahl der Täter	Koitus/Woche			
		0- bis 2mal	2- bis 4mal	4- bis 6mal	mehr als 6mal
Sexualmord	56	16 (28,5 %)	25 (44,7 %)	14 (25 %)	1 (1,8 %)
Notzucht	48	24 (50 %)	18 (37,5 %)	2 (4,2 %)	4 (8,3 %)
Inzest	42	6 (14,3 %)	10 (23,8 %)	14 (33,3 %)	12 (28,6 %)

Quelle: Prokop u. Göhler, 1976

● Zusätzliche mikrochemische Prüfung auf Fermente der Samenflüssigkeit (z. B. saure Phosphatase).

Für die Beurteilung von Sperma-positiven Befunden ist es wichtig zu wissen, daß Spermien nach einem Samenerguß in die Scheide noch stundenlang lebensfähig bleiben können und ihre Zahl sehr groß ist (Oligospermie oder Aspermie ausgeschlossen). Noch 20 bis 30 Stunden nach einer Ejakulation in die Scheide einer lebenden Frau können tote, aber gut erhaltene Spermien in abnehmender Zahl gefunden werden. Ein positiver Befund ist deshalb nicht unbedingt auf den letzten Geschlechtsverkehr zu beziehen. Die Kohabitationshäufigkeit, auch sehr junger Mädchen und Frauen, ist zu bedenken (Abb. 9). Weiterhin können Fremdkörper wichtige Hinweise geben, so z. B. Talcum oder Stärke als Bestandteile von Präservativpudern.

Da Alkohol- oder Arzneimittel- bzw. Drogeneinwirkung unter Umständen den Handlungsablauf beeinflußt, ist stets eine Blutprobe, möglichst auch eine Harnprobe zu sichern. Speichelproben – gesichert auf Filterpapier – sind notwendig, wenn die

Ausscheidereigenschaft bei der Untersuchten geprüft werden soll und vorhandene Samenflüssigkeit auf ihre Blutgruppensubstanzen zu untersuchen ist. (Die Anordnung der Entnahme einer Blutprobe ist gemäß § 81a StPO möglich, ihre Durchführung ist dann erzwingbar.)
Auch kommt die Durchführung eines Schwangerschaftstests in Frage, wenn eine vor der Tat bereits bestehende Schwangerschaft nachgewiesen werden soll. Die Anwendung von Nidationshemmern bei naheliegendem Verdacht einer Schwängerung durch die Notzucht ist zulässig, jedoch muß auf Nebenwirkungen hingewiesen werden. Seit der Einführung der sogen. ethischen oder kriminologischen Indikation ist vermehrt mit der Vortäuschung von Vergewaltigungshandlungen zu rechnen, wenn eine Frau eine derart legalisierte Abtreibung erzielen will. Die gynäkologische Untersuchung zur Prüfung des Schwangerschaftsalters ist anzuschließen.
Bei der Exploration sollte man sich Zeit nehmen, die Angaben geben oft Hinweise auf die Glaubwürdigkeit der Untersuchten oder auf das Täterverhalten. Die Glaubwürdigkeit wird selbst bei eigenartigen Schilderungen erhöht, wenn ein ähnliches Täterverhalten von zu verschiedenen Zeiten vergewaltigten Frauen beschrieben wird.
Hier können Beispiele von Serientätern gebracht werden: Einem verheirateten Mann wurden zwölf Fälle von Notzucht nach Narkose der Frauen mit technischem Trichloräthylen nachgewiesen. Ein anderer Mann bedrohte Mädchen mit einer Schuß-

Abbildung 12 **Vergewaltigung durch Gruppen**

Von insgesamt 93 ermittelten Tatverdächtigen waren 28 = 30,1 % Nichtdeutsche. Der Anteil ausländischer Tatverdächtiger liegt bei diesem Delikt um 12,7 % über ihrem durchschnittlichem Anteil bei allen Tatverdächtigen.

Am stärksten beteiligt sind
US-Amerikaner mit 10 Tatverdächtigungen =   35,7 %
Jugoslawen mit 5 Tatverdächtigen =   17,9 %
Türken mit 5 Tatverdächtigen =   17,9 %

Der Rest verteilt sich auf die übrigen Nationalitäten.

Quelle: Polizeiliche Kriminalstatistik des Landes Baden-Württemberg, 1975

waffe und fesselte sie, nachdem er jeweils zwei Mädchen als Anhalterinnen im Auto mitgenommen hatte.
Die Vergewaltigung durch Gruppen wird von Ausländern wesentlich häufiger durchgeführt (Abb. 12), allerdings liegen nichtdeutsche Täter in der Statistik auch bei Einzelvergewaltigungen über dem Durchschnitt (Abb. 13).
Bei der Untersuchung bewährt sich die Zuhilfenahme eines Formblattes oder einer Checkliste, damit wesentliche Untersuchungsteile nicht vergessen werden. Für die Auswertung gilt die Regel, daß möglichst nur Beweisbares angeführt werden soll. Bei negativem Befund beispielsweise ist auch zu eruieren, ob die Frau sich vor der Untersuchung im Genitalbereich gewaschen oder gebadet hat. Die zur Tatzeit oder kurz danach getragenen Kleider sollen von Polizeibeamten sichergestellt werden. Je länger der Zwischenraum zwischen Tat und Untersuchung ist, um so weniger können die Befunde auf den fraglichen Zeitpunkt zurückdatiert werden. Der Untersucher muß auch nach Geschlechtsverkehr fragen, der nach oder vor der Tat vollzogen wurde.
Schließlich darf auf die wichtige Feststellung von *Hartmann* u. *Rindfleisch* (1976) hingewiesen werden, daß, entgegen der verbreiteten Meinung, eine späte Meldung von Vergewaltigungen nicht ohne weiteres auf einen fragwürdigen Sachverhalt hindeutet. Gerade die Opfer, die später zur Untersuchung nach einer Anzeige der Tat gekommen sind, stehen unter schwerer seelischer Belastung (Hartmann u. Rindfleisch, 1976). Beson-

Abbildung 13 **Vergewaltigung**

Von den insgesamt 753 Tatverdächtigen waren 263 = 34,9 % Nichtdeutsche. Damit lag ihr Tatverdächtigenanteil um 17,5 % über dem durchschnittlichen Anteil der Ausländer an der Gesamtzahl der Tatverdächtigen.

Am stärksten beteiligt sind
Türken mit 73 Tatverdächtigen =	27,8 %
US-Amerikaner mit 10 Tatverdächtigen =	22,1 %
Jugoslawen mit 33 Tatverdächtigen =	12,5 %

Der Rest verteilt sich auf die übrigen Nationalitäten.

Quelle: Polizeiliche Kriminalstatistik des Landes Baden-Württemberg, 1975

ders bei jungen Mädchen und Kindern können massive Einschüchterungsversuche eine Anzeige verhindern.
Es kam mir nicht darauf an, alles über die Begutachtung zu sagen. Mein Blickpunkt ist natürlich der des Gerichtsmediziners. Was der Gynäkologe an weiterführenden Untersuchungen zu erledigen hat und was der Psychiater über die Glaubwürdigkeit und die Zurechnungsfähigkeit von Täter und Opfer erarbeitet, blieb unberücksichtigt.
Für jeden Gutachter bleibt gerade im Zusammenhang mit der Aufklärung von Notzuchtdelikten das Dilemma, das ich eingangs erwähnt habe: Wir stoßen sehr bald an die Grenze objektiver Beweisführung und sollten dabei bedenken, »daß der Mensch viel mehr ist, als man wissenschaftlich über ihn aussagen kann«. Und der Gutachter sollte – ich darf hier nochmals *Adolf Portmann* zitieren – sich immer wieder vorhalten: Was ich heute denke, werde ich morgen erneut überdenken.

Literatur: Dost, P.: Psychologie der Notzucht. Untersuchung – Verfolgung – Vorbeugung. Hamburg: Verlag Kriminalistik (1963); Hartmann, G. u. J. Rindfleisch: Notzuchtdelikte (I). Versuch einer viktimologischen Typisierung. Sexualmedizin 5, 655-658 (1976); – u. –: Notzuchtdelikte (III). Ergebnisse aus forensisch-gynäkologischen Gutachten. Sexualmedizin 5, 774-777 (1976); Landeskriminalamt Baden-Württemberg: Polizeiliche Kriminalstatistik des Landes Baden-Württemberg, 1975; Prokop, O. u. W. Göhler: Forensische Medizin. 3. Aufl. Stuttgart-New York: Gustav Fischer (1976); Rindfleisch, J. u. G. Hartmann: Notzuchtdelikte (II). Die Abhängigkeit der Viktimisierungsquote. Sexualmedizin 5, 721-724 (1976); Steps, H. u. H. K. Zinser: Zytologische Befunde bei jungen Frauen unter Berücksichtigung des Sexualverhaltens. Fortschr. Med. 95, 739 (1977)

Ekklesiogene Sexualstörungen

Einleitung: F. Conrad, München

Am Tage vor Pfingsten, dem Fest der Verkündigung, steht es uns wohl an, uns mit unserem heutigen Thema auseinanderzusetzen. Es heißt: »Ekklesiogene Sexualstörungen«.
Ist dieses Thema heute überhaupt noch wert, diskutiert zu werden? Läßt sich heute überhaupt noch jemand durch die Kirchen stören?
Bei schwindender Zahl der Kirchenbesucher und bei steigender Zahl der Kirchenaustritte, bei »Glaubensfaulheit« und bei Atheismus als schicker Mode – lohnt sich's noch, darüber zu meditieren? Ich meine: ja.
Ob einer glaubt oder nicht – er lebt in einem Staat, in einer Gesellschaft, in einer Umgebung, deren Normen weitgehend durch die Kirchen geprägt worden sind. Ob Gesetzbuch oder Schulordnung, ob Baukunst oder Musik – seit fast zwei Jahrtausenden nehmen die Kirchen auf unser Leben einen Einfluß. So haben sie auch einen Standard des Sexuallebens vorgegeben. Wie verträgt sich nun diese Spannung zwischen Trieb und Tugend, zwischen Sexus und Sünde? Hat der Mensch überhaupt die Chance, damit fertig zu werden?
Wir stellten uns die Aufgabe, zu versuchen, diesen Einfluß der Kirchen auf die Sexualität zu durchleuchten. Den Kirchen ist es nicht gelungen, die Sexualität auf die Dauer zu verteufeln. Die derzeitige Sexwelle ist doch wohl ein Ausschwingen des Pendels nach der anderen Seite. Aber ebensowenig wäre es klug, prinzipiell alles zu verteufeln, was die Kirchen je gesagt und getan haben. Den Einfluß der Kirchen würde man damit ebensowenig eliminieren können. Und außerdem würde man sich der Chance begeben, sich kritisch und frei mit dieser Problematik auseinandersetzen zu können. So wollen wir versuchen, mit Engagement und Emotionen, aber fair und aufgeschlossen unser Thema anzugehen.
Herr *Schaetzing* hat vor vielen Jahren den Ausdruck »Ekklesiogene Neurosen« geprägt und erläutert. Als ein ewig junger Altmeister der gynäkologischen Psychosomatik bitte ich ihn, uns aus seiner Sicht das Thema anzureißen.

Zum Begriff der ekklesiogenen Neurosen

E. Schaetzing, Starnberg

Als ich den von mir geprägten Terminus der »ekklesiogenen Neurosen« zum erstenmal im Jahre 1955 (!) in der damaligen Zeitschrift »Wege zum Menschen« IV/55 (Vandenhoeck & Ruprecht Verlag) veröffentlicht hatte, war nicht abzusehen, welche Bedeutung und welche schicksalhaften Deutungen die neue Begriffsfindung erhalten würde.

Ganz gewiß konnte nicht erwartet werden, daß das Thema noch im Jahre 1977 auf dem 2. Fortbildungskongreß für praktische Sexualmedizin in Heidelberg ein Tagesthema würde. Dieses positive Echo ist im Sinne einer relativen Spätzündung natürlich erfreulich. Andererseits hat sich im gesellschaftlichen Raum in den letzten 22 Jahren doch einiges geändert, was berücksichtigt werden muß. Der *Zeitgeist* eilt im Sauseschritt und hat uns allen schon manchen Kummer bereitet, weil die meisten Zeitgenossen immer gerne glauben, just eben gerade jetzt den »wahren Jakob« der Gesellschaftsform gefunden zu haben. Zur Zeit erscheint jener wetterwendische Geselle als ganz sozialer Genosse.

Als ich mich im Jahre 1938 in Berlin als Frauenarzt niederließ, sah die Welt ganz anders aus als heute. Das gilt auch von der ärztlichen Perspektive. Zum Beispiel gab es für den therapeutischen Umgang mit Psychogenesen in den Kliniken noch keine Ausbildung. Dennoch empfand ich in der eigenen Praxis sehr bald, daß sämtliche Symptome meines Fachs nicht unbedingt organischen Ursprungs sein müssen, sondern funktionell auf dem Umweg spastischer Verkrampfungen auch psychogener Natur sein können oder weit häufiger eine Mischung von beidem im Sinne der Psychosomatik wie auch der Somatopsychik sind.

Aber was sollte all dieses mit den Kirchen zu tun haben? Die psychoanalytischen Denkmodelle vom Ödipuskomplex über den Macht- und Geltungstrieb und der Minderwertigkeitskomplex sowie die Archetypen und die Anima sagten nach *Dogs* nicht viel darüber aus.

Gewiß hatte sich in der sogenannten guten Gesellschaft an den seit der Jahrhundertwende gebräuchlichen Erziehungsformen noch nicht allzuviel geändert, obwohl es im Leben ganz anders aussah. Man bediente sich nach wie vor des Tabus, das seit alters her auf der körperlichen Liebe lastet. Mit der Technik des gleichzeitigen Verbietens und Verschweigens ist zwar noch niemals jemand klug geworden, aber er bezog daraus ein oft bleibendes Vorurteil gegen seine ganz natürlichen Regungen. Mit einer gekonnten Schwarzweißmalerei funktionierte das relativ unauffällig; und selbst die Organmediziner dachten nur wenig darüber nach.

Als Sollnorm wurde und wird in den entsprechenden Kreisen allein und ausschließlich die eheliche Liebe mit dem Zusatz zur Zeugung neuen Lebens gebilligt. Alle sexualerotischen Abweichungen von diesem zum Nomos erhobenem Hochziel galten als anomal und damit als verwerfliche Sünde. Angefangen von der Onanie – die *J. H. Schultz* einmal feinsinnig das Plapperstadium der Liebe und auch Selbsthilfe genannt hatte – über die Homosexualität und die voreheliche oder gar außereheliche »Unzucht« und alles andere »Unzüchtige« mehr wurde die gesamte doch nur natürliche und menschliche Triebhaftigkeit verdammt. Der Vorgang bei der »Unzucht« ist übrigens der gleiche wie bei der »Zucht«.

Der liebeswerbende Mann wollte angeblich immer bloß »das eine« und galt deshalb noch nicht einmal als Bräutigam als holder Liebhaber, sondern als Unhold oder als böser Verführer, vor dem sich das Fräulein zu hüten hatte. Unsere Fortpflanzungsorgane bekamen das Etikett des Unanständigen. Ein uneheliches Kind wurde als Schande gebrandmarkt. Ja sogar die

Suggestion, daß die doch natürliche Geburt selber äußerst schmerzhaft und eine große Gefahr sei, wurde verbreitet.

Vorstellungsknick zur Hochzeit

Am Tage der Hochzeit aber wurde die gesamte negative Beeinflussung in ihr Gegenteil verkehrt. Was gestern verwerfliche Sünde war, galt heute als heilige Pflicht, auf die der Herr Gemahl ein verbrieftes Recht hätte. Die vordem als unanständig verfemten Geschlechtsteile sollten auf einmal als die Organe der Liebe empfunden werden. Das ehedem perhorreszierte Kind wurde zum heißersehnten Enkelchen umgemünzt. Und die Zwecklegende vom bösen Mann verwandelte sich flugs in das Gebilde des lieben Schwiegersohnes. Das nannte man dann »Aufklärung«. Alles in allem war das ein Vorstellungsknick, der nur von stumpfen Gemütern ohne bleibenden Schaden vollzogen werden kann. Empfindsame und wertvolle Frauen bezahlen jenen Erziehungskitsch mit einem kaum reparablen Vorurteil gegen das menschliche Liebesleben. Das Christentum gilt als die Religion der Liebe – merkwürdig!

Auffallend war allerdings, daß ein erheblicher Anteil solcher verkrampfter Patienten, welche die in der Gynäkologie übliche Symptomtrias Fluor, Blutung oder Schmerz psychotrop herstellen konnten, aus pietistischen Kreisen stammten. Dort waren sie offenbar mit einer zu engherzigen und weltfremden Dogmatistik erzogen worden, die infolge ihrer Leibfeindlichkeit nicht nur die Frigidität züchtete, sondern auch die Problemgeburt und alle übrigen im Rahmen der reinen Organgynäkologie therapieresistenten Fälle.

Nachweis der Ekklesiogenese

Den direkten Nachweis einer Ekklesiogenese solcher scheußlichen Leiden erhielt ich von einer Patientin, deren Ehe wegen eines irreparablen Vaginismus zerstört worden war, indem sie mir als Klage und als Anklage die Stuttgarter Jubiläumsbibel ins Haus brachte. Freilich hatte ich eine Bibel, aber ich kannte damals noch nicht die Kommentare jener Spezialbibel, die in vorläufig letzter Auflage im Jahre 1964 erschienen ist.

Ohne den geringsten Anspruch auf die Vollständigkeit des Beweises einer ekklesiogenen Neurotisierung beziehe ich mich vorläufig lediglich auf die beiden »erklärenden Anmerkungen« zum Bibeltext, auf die sich jene unglückliche Patientin in ihrer Glaubensbeflissenheit berief. Wohlbemerkt – meine Kritik richtet sich mitnichten gegen den Inhalt der Heiligen Schrift. Erstens stünde mir solches als schlichtem Arzt nicht zu. Und zweitens glaube ich zu wissen, daß der gesamte Inhalt des Buches der Bücher auch nur aus dem Zeitgeist seiner Entstehung richtig begriffen werden kann.

Jene pfäffischen »erklärenden Anmerkungen« stammen jedoch nachweisbar nicht von biblischen Autoren, sondern von einem Konsortium württembergischer Geistlicher unter Führung des 1912 wohlbekannten Pfarrers a. D. *Paul Langbein*. Das ist freilich lange her und schon deshalb als Beleg für meine Auffassung ungeeignet. Jedoch wurden jene ekklesiogenen Blüten dann angeblich 1928, 1937, 1953 und zuletzt eben im Jahre 1964 auf den »heutigen Stand der wissenschaftlichen Forschung« gebracht sowie vom *Deutschen Evangelischen Kirchenausschuß* ausdrücklich genehmigt.

Dieser Ausschuß scheint mit dem heutigen Stand der Wissenschaft nicht so ganz mitgekommen zu sein. Das ist schon deshalb verständlich, weil bekanntlich alle Gesellschaftsformen den Gegebenheiten immer um einiges nachhinken – wie könnte es anders sein!

Der Beitrag der Kirche

Aber das ist eine Maßfrage und bedarf der ehrlichen Aufmerksamkeit. Unzeitgemäße Vorurteile sind nämlich sehr zählebig. Deshalb sollten bei der nächsten Jubelbibel, die im 150. Jubiläumsjahr 1987 fällig wäre, die Württembergischen Kommentatoren besser ihre Enkel mit der Auslegung von Gottes Wort betreuen, wobei die kommenden Ausführungen hilfreich sein dürften.

● Die Bibelstelle *1 Mose 3, 16:* »Und zum Weibe sprach er: Ich will dir viel Schmerzen schaffen, wenn du schwanger wirst; du sollst mit Schmerzen Kinder gebären; und dein Verlangen soll nach deinem Manne sein, und er soll dein Herr sein.«

Stuttgarter Kommentar: »Im Unterschied von dem Fluch über die Schlange verhängt das Urteil über das Weib und über den Mann eine schmerzvolle, aber letztlich heilsame Züchtigung. – Die Beschwerden der Schwangerschaft und Geburt sind Strafe und Heilmittel zugleich für das Weib, das gerade unter dieser Not zu Gott schreien lernt und zubereitet wird für sein Reich . . .«

Diese noch 1964 verbreitete Auslegung scheint mit als Kreißsaalinschrift nicht sehr geeignet zu sein.

● Der Bibeltext *1 Mose 38, 9:* »Aber da Onan wußte, daß der Same nicht sein eigen sein sollte, wenn er einging zu seines Bruders Weib, ließ er's auf die Erde fallen und verderbte es, auf daß er seinem Bruder nicht Samen gäbe.«

Stuttgarter Erklärung: »Onan beging eine Sünde der Lieblosigkeit gegen seinen verstorbenen Bruder und zugleich gegen die göttliche Ordnung der Ehe. *Von Onan hat die widernatürliche Sünde der Selbstbefleckung den Namen ›Onanie‹, die der Pestilenz gleicht, die im Finsteren schleicht, und manches junge Leben schon vor dem Aufblühen vergiftet.*«

Unabhängig davon, daß *Onan* den *Coitus interruptus* ausübte und nicht masturbierte, leidet unter der »Onanie« überhaupt kein Mensch. Diese Ersatzbefriedigung ist ihm vielmehr ein Quell der Lust, sonst würde er sie kaum handhaben. Er leidet nur unter der pestilenzartigen ekklesiogenen Suggestion, gegen ein sittliches Gebot zu verstoßen. Und wenn wir Menschen dieses Notventil zur Bewältigung sexueller Drangsal nicht hätten, sähe es im moralischen Raum bezüglich der Notzucht ganz gewiß nicht besser aus.

Die Konsequenzen jenes im Finsteren schleichenden Sündenkatalogs kennen wir Ärzte unterdes alle in der Form der männlichen und auch der weiblichen Impotenz.

● Die dritte Anregung, solchen pastoralen Unfug einmal unmißverständlich zu etikettieren, bot mir der Berliner Professor der evangelischen Theologie *Martin Fischer*, der als Moraltheologe für die Ausrichtung der kommenden Pfarrergenerationen verantwortlich zeichnete. Im Dietrich-Bonhoeffer-Haus behauptete dieser profilierte Experte des kirchlichen Moralkodexes nach einem Vortrag von mir als Korreferent vor etwa 200 Jungpfarrern und Theologiestudenten folgende These:

»Wenn sich ein junges Mädchen vor der Eheschließung einem Mann hingibt, dann ist das vor Gott der Vollzug der Ehe. Und wenn jene Sünderin später einen anderen Mann in allen Ehren heiratet, dann steht jener erste Liebhaber stets und ständig zwischen ihr und ihrem angetrauten Gemahl.«

Also das war mir zuviel des Guten! Gewiß ist ein solch dogmatistischer Glaubenssatz prophylaktisch gemeint und könnte eventuell manche Jungfrau vor der Sünde abschrecken. Es gehört aber andererseits nicht allzuviel Phantasie dazu, sich auszumalen, wie eine derartig grausame Predigt auf gläubige Frauen wirken muß, deren voreheliches Leben halbwegs normal war. Gerade wenn eine solche Aussage aus dem Munde einer so bedeutungsvollen und also glaubwürdigen theologischen Instanz zu spät kommt – was wir Gynäkologen vermutlich besser feststellen können als die Geistlichen – dann ist das eine etwas masochistische Werbung für den Kirchenaustritt.

»Vorehelich« geht nicht

Man braucht sich gar nicht vorzustellen, welches Gedrängel es im späteren Ehebett bei relativ munteren Frauen geben würde, denn es war nur der erste Verkehr, also gleichsam die Defloration gemeint. Zur Stellungnahme aufgefordert, sagte ich nur: »Sehr verehrter Herr Professor – ich gratuliere Ihnen! Sie sind der erste Mensch, der jedwede Möglichkeit eines vorehelichen Verkehrs definitiv und endgültig ausgerottet hat. Denn wenn der erste Verkehr vor Gott der Vollzug der Ehe ist – und das sagten Sie – dann ist ein *vorehelicher* Verkehr nicht mehr denkbar. Allerdings würde sodann jede spätere Trauung einen Ehebruch lizenzieren, wozu mir der priesterliche Segen nicht sonderlich geeignet erscheint.«
Diese doch einigermaßen logische Antwort löste unter den Theologen einen Krawall aus. Worte wie »Das ist die Dialektik des Satans!« schwirrten durch den Raum. Mein Koreferent hatte längst seinen Hut genommen und war gegangen, ohne zu antworten. Und ich hatte lange zu tun, bis sich die erregte Schar wieder halbwegs beruhigt hatte. Immerhin zogen als Quintessenz des Disputes einige Nachdenklichen ihre Meldung zum theologischen Schlußexamen zurück, um sich dem Studium der Psychologie hinzugeben, was mich bedenklich stimmte.
Nach diesem Erlebnis prägte ich den Terminus »Die ekklesiogenen Neurosen« und bekenne mich dazu. Auf die neurotisierende Wirkung der *Enzyklika humanae vitae* möchte ich hier nicht eingehen, weil es diese Zwickmühle für gläubige Katholiken damals noch nicht gab. Der Kollege *Poettgen* hat das nachgeholt. Aus Gründen der Fairneß sei betont, daß die hintergründige Absicht jener skurrilen »Aufklärungsstrategie« durchaus vernünftig war. Man wollte speziell die Töchter vor dem unehelichen Kinde bewahren und vor venerischen Infektionen schützen. Solange überhaupt noch geheiratet wird, gilt das auch heute noch! Jedenfalls kann ich mir kein noch so liberales modernes Elternpaar vorstellen, das sich vom dritten unehelichen Kind der Tochter an aufwärts auf das vierte freuen würde und von der zusätzlich erworbenen Syphilis plus Gonorrhö begeistert wäre.
Aber gegen solche sexuellen Unfälle hat man heutzutage andere

Mittel, als es sie ehedem gab. Die Antibiotika haben die böse Venus weitgehend entschärft; und die »Pille« sollte dafür sorgen, daß nur noch die sogenannten »Wunschkinder« auf die Welt kämen. Und was an Früchten durch das Pillensieb fällt, wird halt abgetrieben. Das geschah zwar früher ebenfalls, aber jetzt hat man die Abtreibung (vielleicht zur Eindämmung der Krankenkassenunkosten nach Ehrenberg) scheinkrankenfähig oder krankenscheinfähig gemacht und somit sozialisiert. Eine Entwicklung, über die man sehr verschiedener Meinung sein kann, zumal sich auch daraus Neurosen entwickeln können, die ganz gewiß nicht ekklesiogen sind.

Die Feststellung, daß die Ziele der Kirchenväter gut waren, und bloß die Mittel mangels der Antibiotika und der Kontrazeptiva schlecht waren, möge manchen Tabustrategen trösten, obzwar der gute Zweck die schrägen Mittel nicht heiligen soll.

Ein anderes und echtes Problem besteht darin, daß wir Ärzte zur Therapie ekklesiogen verformter Patienten den übertriebenen kirchlichen Moralkodex liberalisieren müssen, wenn wir einen hiesigen Erfolg erzielen wollen. Das aber löst in vielen Fällen bei wirklich frommen Patienten einen Konflikt mit ihrem Glauben aus, was eigentlich nicht unserer ärztlichen Aufgabe entspricht. Und hierbei können nur die Kirchenväter als Bundesgenossen der Ärzte helfen, indem sie sich anstelle ihrer antiquierten Taktik einer weltgerechteren Aufklärung befleißigen. In dieser Richtung gibt sich der bekannte Wiener Psychiater *Erwin Ringel* viel Mühe, den kirchlichen Erziehungsstil zu ändern. Wenn das nicht geschieht, werden die Kirchen immer leerer und die Abtreibungskliniken immer voller. Ja sogar die venerischen Infektionen renaissieren sich infolge der zunehmenden Promiskuität.

An sich ist es erfreulich, daß die Anzahl der ekklesiogenen Neurosen abnimmt, weil unsere Jugend auf jene Tabus nicht mehr hereinfällt. Das ist fast eine Jahrgangsfrage geworden. Wie *Eicher* berichtet, kommt jene Neurosenform bei den Zwanzigjährigen kaum noch vor. Dafür schlägt das Sittenpendel nach der anderen Seite aus, denn Druck erzeugt nun einmal einen Gegendruck, der ebenfalls übertrieben sein kann. Es soll heute junge Menschen geben, die so gar kein Verständnis für den unlängst wieder aufgelebten Exorzismus haben. Ein »Sexorzismus« wäre Gruppensex auf Teufel komm heraus – aber der kann nicht herauskommen, wenn er schon dabei ist.

So drehen wir uns im Kreise der neurotisierenden Übertreibungen. Mit der löblichen Ausnahme des Organismus neigen alle ». . .ismen« zur Übertreibung, also nicht nur der Theismus, sondern auch der Kommunismus und sein Bruder, der Sozialismus.

Man kann also heutzutage nicht mehr allein gegen die herrschende Moral verstoßen, sondern sich zusätzlich auch antisozial versündigen, denn man trägt heute »sozial«.
Ein verbales Beispiel für den Mißbrauch des schönen Wortes »sozial« ist die soziale Melodie, die der amerikanische Kollege *George F. Melodey* preisgab, indem er sagte, der Uterus sei ein soziales Kontaktorgan. Also dann müßte außer der Gebärmutter auch der Gebärvater, der Penis, ein soziales Kontaktorgan sein, und die Vagina wäre die *via socialis*. Das halte ich für pervers, was nichts weiter als verkehrt bedeuten soll.
Nachdem sich im sexuellen Raum manches liberalisiert hat, ist es eigentlich erstaunlich, daß die Neurosen laut umfangreicher Statistiken uferlos zunehmen. Das ist nur erklärbar, wenn andere gesellschaftliche Instanzen die neurotisierende Wirkung der früheren übernommen haben. Deshalb trug meine Arbeit über »Moderne Frauenneurosen« den Untertitel: »Ein Beispiel für die *Gesellschaftsneurosen* unserer Zeit« (Der Frauenarzt VII/75).
Um die Struktur der aktuellen »Gesellschaftsneurosen« müssen wir Ärzte uns ebenso kümmern – das kommt von Kummer – wie um die älteren ekklesiogenen Neurosen, die noch lange nicht erledigt sind. Kurzum – wir »Psychotherapeuten« werden nicht arbeitslos, denn es wird zu allen Zeiten schwierig sein, die Übertreibungen der »...ismen« einzuhürden. Die Empirie übt am Extrem den Mittelweg, der angenehm.

Ein selbstkritisches Nachwort als vorläufige Mitteilung

Ich habe noch niemals eine *Seele* behandelt, sondern immer nur *Menschen*. Auch hat noch niemals eine Psyche einen Krankenschein gebracht oder gar bar bezahlt. Es waren immer die Inhaber der Seele oder des Psychobegriffs.
Wenn man sich überlegt, daß die Psyche ein platonischer Idealbegriff war und die Seele immer noch ein christlicher ist, und *Immanuel Kant* sagte, daß die Seele überhaupt kein Begriff sei, sondern eine Idee, und man Ideen nicht so behandeln sollte, als wären sie real, dann drängt sich die Überlegung auf, ob der Terminus »Psychotherapie« nicht selber ein ekklesiogenes oder milder gesagt ein philosophisch-christliches Relikt ist.
Was können wir sogenannten »Psychotherapeuten« denn eigentlich anders, als den neurotischen Menschen etwas umsortieren? Alle, aber auch alle psychotherapeutischen Richtungen oder Schulen sind sich darin einig, daß der Neurotiker zu nie-

mandem so falsch und auch so grausam ist wie zu sich selbst. Wir helfen ihm, indem wir ihm einen besseren Umgang mit sich selber beibringen; was zur Folge hat, daß er auch mit seiner persönlichen Umwelt in familiärer und freundschaftlicher und beruflicher und so fort, also sekundär meinetwegen in sozialer Hinsicht besser zurecht kommt. Das ist eine ganze Menge, aber was hat all dies mit der sogenannten »Seele« zu tun?

Aus den gleichen Überlegungen wird bereits der Begriff der »Sozialtherapie« gehandelt. Wenn man aber berücksichtigt, daß das Soziale bloß eine Unterabteilung des Humanen ist, und zusätzlich erkennt, daß wir Ärzte weder die Seele noch das Soziale, sondern immer nur den Menschen behandeln können und müssen, drängt sich der Terminus »Humantherapie« auf. Ich höre schon die Proteste und freue mich darüber, denn »Pro-Test« bedeutet wohl keineswegs: »Dagegensein«, sondern »Dafürzeugen«. Etwas anderes hatten die Protestanten beim Reichstag zu Speyer im Jahre 1529 auch gar nicht im Sinn. Aber – wie bereits angedeutet – falsche Begriffe sind sehr zählebig. Mit dem Hinweis auf den Reichstag zu Speyer wären wir versöhnlicherweise wieder bei der Kirche gelandet, die man ruhig im Dorfe lassen sollte, wo sie hingehört.

Literatur: Eicher, W.: Die sexuelle Erlebnisfähigkeit und die Sexualstörungen der Frau. Stuttgart: G. Fischer (1976); Schaetzing, E.: Die ekklesiogenen Neurosen. Wege zum Menschen. Göttingen: Vandenhoeck & Ruprecht (1955); –: Die ekklesiogenen Neurosen. Die Heilkunst. München: Heilkunst-Verlag (1958); –: Die verstandene Frau. München: J. F. Lehmanns Verlag (1965)

Ekklesiogene Sexualstörungen bei der Frau

W. Eicher, München

An erster Stelle übermitteln die Eltern als Vorbilder ihren Kindern bewußt und unbewußt Wertsysteme und Tabus. Sie sagen dem Kind, was erlaubt oder erwünscht ist und vermitteln ihm mehr noch durch ihr eigenes Verhalten eine Vorstellung von Gut und Böse. Sie übermitteln ihm die Einstellung gegenüber den Geschlechtsorganen, gegenüber dem anderen Geschlecht, gegenüber der Fortpflanzungsfunktion und der Nacktheit. Sie selbst geben damit weiter, was sie von der Gesellschaft gelernt haben, welche Ideologien sie akzeptieren, welche Gebote sie selbst auswendig lernen mußten und nach denen sie zu leben versuchen. Die Religion, im speziellen die christliche Moraltheologie, hat beim abendländischen Menschen hier eine entscheidende Rolle gespielt. Dies trifft auch für eine Grundform menschlicher Kommunikation, nämlich die Sexualität, zu.
Durch Anhörung sexueller Erfahrungen anderer wird der junge Mensch voreingenommen und geprägt. So bedingen die kultur- und erziehungsabhängigen Erfahrungen und Lernprozesse un-

terschiedlich ausgeprägte sexuelle Erregbarkeit. Schon die Antizipation affektiver Konsequenz einer sexuellen Betätigung hemmt oder stärkt den Sexualtrieb. Die Stärke des Geschlechtstriebs wird also vom Sozialisationsprozeß mitbestimmt. Je mehr die sexuellen Erlebnisse und sexuellen Aktivitäten mit Lust, Befriedigung, Entspannung akzeptiert werden und mit Zuneigung, Geborgenheit und Wertschätzung verbunden sind, desto größer wird nach der Lerntheorie das sexuelle Verlangen.

Dieser Prozeß kann nun durch die Formung des entstehenden Gewissens negativ beeinflußt werden. Das Gewissen ist das von *Freud* beschriebene Über-Ich als Erbe des Ödipus-Komplexes. Es nimmt nun die Elterninstanz ein und internalisiert Werte, die von der Gesellschaft und insbesondere von der Kirche vermittelt werden. Dieses Über-Ich oder Gewissen beobachtet das Ich nun um so genauer, lenkt und bedroht das Es (die Triebe) wie früher die Eltern. Das Über-Ich entfernt sich von den Eltern, wird unpersönlicher, integriert den Einfluß anderer Personen, die neben die Autorität der Eltern getreten sind, wie Lehrer, Erzieher, im speziellen Vertreter der Kirche. Triebregungen können nun nicht mehr ohne weiteres auf Lusterwerb ausgehen. Die Vertreter und Repräsentanten dieser internalisierten Werte können nun und später an das Gewissen appellieren. Das Geschäft mit dem Gewissen wird möglich. Das Ich startet nun Gegenaktionen zum Es (den Trieben). Seine Absicht wird die Lahmlegung von Trieben durch geeignete Abwehrmaßnahmen, die der Sicherung seiner Grenzen dienen sollen. Es entsteht der Neurotiker. Das Ich des erwachsenen Neurotikers fürchtet den Trieb, weil er das Über-Ich, sein Gewissen, fürchtet. Es erfolgt eine Triebabwehr unter dem Druck der Über-Ich-Angst. Das Ich wird triebfeindlich und genußunfähig. Es treten Abwehrvorgänge ein, Kompromißbildungen zwischen Trieb und Ich wie z. B. Verdrängung oder Sublimierung (Verschiebung im Sinn einer höheren sozialen Wertung).

Das Verbot der kindlichen Sexualität bleibt nicht ohne Auswirkung auf die spätere Kulturbereitschaft des Individuums. So muß zumindest ein Teil unserer Kultur als Ergebnis der Desexualisierung gesehen werden.

Die Verteufelung der Lust

Die Rolle der Religion wurde in unserer abendländischen Gesellschaft ein determinierender Faktor für eine repressive Sexualität. Der Einstellung der griechischen Antike, die sexuelle

Kontakte in allen Spielarten akzeptierte, folgte die Unterdrückung freier Sexualität durch die Moral des Christentums in Europa. In der Erziehung und Bewertung wurde das Motiv der Fortpflanzung in den Vordergrund geschoben und zum göttlichen Zweck erklärt. So wurden von der katholischen Kirche sichere Methoden der Empfängnisverhütung, welche dem denkenden Menschen erst eine freie sexuelle Entfaltung erlauben, durch eine päpstliche Enzyklika kategorisch abgelehnt. Die Wirksamkeit der kirchlichen Obstruktion kann jedoch heute eindeutig in Frage gestellt werden, da sich über die Hälfte auch kirchlich engagierter Personen für eine sichere Empfängnisverhütung entscheiden und diese praktizieren. Es bleibt nur bei manchen Frauen, die kirchlich erzogen wurden, ein Wermutstropfen von Schuldgefühlen, welcher die Freude stören kann. Die traditionelle Ehe in unserer Gesellschaft basiert auf der christlichen Konzeption lebenslänglicher Bindung beider Partner auf der Basis der ehelichen Liebe und Treue. In der Enzyklika von Papst *Paul VI* ist die eheliche Liebe Treue und ausschließliche Liebe bis zum Tod. Die Treue soll nicht nur dem Wesen der Ehe entsprechen, sondern zudem Quelle tiefen und dauerhaften Glücks sein. Die Ehe und die eheliche Liebe sollen wesenhaft hingeordnet auf die Zeugung und Erziehung der Nachkommenschaft sein. Dem von Gott gewollten ehelichen Akt komme die untrennbare zweifache Bedeutung der liebenden Vereinigung und der Fortpflanzung zu. Diese Auffassung wurde zum kulturellen Ideal, das von Kirche und Staat offiziell sanktioniert ist. In der Bergpredigt (*Matthäus* 5, 27–33) bezeichnet *Jesus* schon den begehrlichen Blick nach einer Frau als Ehebruch und verwerflich. Eine Scheidung wird nur bei Unzucht (synonym: Untreue, Hurerei), gemeint sind außereheliche sexuelle Beziehungen der Frau, gestattet. Auch die Heirat einer geschiedenen Frau wird als Ehebruch bezeichnet. Für den Menschen aber gibt es keine angeborene oder biologisch fundierte Tendenz zur Monogamie im Sinn eines Ausschlusses anderer Sexualpartner. Es spricht also dafür, daß ein Mensch gesund ist, wenn er beim Anblick eines anderen sexuelle Begierde verspürt. Dies ist eine Tatsache. Von christlicher Seite wird nun aber Lust mit Sünde assoziiert und vom sündigen Fleisch gesprochen. Das bedeutet Anerziehung von Hemmungen und Schuldgefühlen. Hier wird systematisch die Freude am menschlichen Körper, welche eine Grundvoraussetzung für ungestörtes Sexualverhalten darstellt, verteufelt. Es entstehen anerzogene religiös-moralische Schuldgefühle. Die Schönheit des Menschen wird verekelt, indem man sich des Instrumentes der Kunst bedient und schöne menschliche Körper darstellt, deren

Hinterseite madig, von Würmern zerfressen ist. Ich darf nur an Beispiele aus dem Mittelalter erinnern. In der viktorianischen Zeit wurde die Keuschheit und Gefühllosigkeit der Frau zur Tugend deklariert. Wir sehen in der konsequenten Züchtung von Schuldgefühlen und der Verteufelung von Lust ein perfides System der Macht. Es stellt eine ausgezeichnete Methode zur Beherrschung der Menschen dar. Wenn ein biologisches Faktum, nämlich der Geschlechtstrieb und das Streben nach sexueller Lust, das jeder Mensch braucht und nach welchem jeder gesunde Mensch strebt, als etwas Schlechtes und Verwerfliches dargestellt wird und dies den Menschen mit genügender Überzeugungskraft suggeriert wird, so hat man damit alle Menschen in der Hand, da jeder nach diesem Wertkodex schuldig werden muß und nach dem Guten strebt, Buße oder sonstige Abbitte tun soll. Wenn das als schlecht gebrandmarkt wird, was alle mehr oder weniger von Natur aus tun müssen, so ist man sicher, daß es viel Sünde geben wird, und daß man auch viel vergeben kann. Diese anerzogenen Schuldgefühle aber reduzieren die Hingabefähigkeit und damit die orgastische Kapazität bei Mann und Frau.

Der abendländischen Kirche soll es auch zu verdanken sein, daß heute die sog. Missionarsposition beim Koitus üblich ist, bei der die Frau auf dem Rücken und der Mann über ihr liegt. Wenn man es wörtlich nimmt, ist hierbei die Frau die Unterdrückte. Nach *Kinsey* haben andere Positionen der Beichtpflicht unterlegen, die Sexualität wurde langweiliger gemacht, sexuelle Variationen wurden ausgetrieben, andere Positionen verboten, deren Praxis mit Schuldgefühlen belegt. Wir können seit einigen Jahrzehnten glücklicherweise wieder eine erfreuliche Zunahme der verschiedenen Positionen und damit der Spielfreudigkeit des Menschen beobachten, was parallel geht mit dem Verlust an kirchlichem Einfluß auf sexuellem Gebiet.

Wir finden immer wieder Störungen in der sexuellen Erlebnisfähigkeit, schwere sexuelle Funktionsstörungen aufgrund von Schuldgefühlen durch Masturbationsverbot und gestörtem Masturbationserlebnis, die das Selbstvertrauen und den Charakter nachhaltig beeinflussen. So wurde die Onanie aufgrund einer falschen Bibelauslegung als sündhaft dargestellt. (*Onan* praktizierte den Coitus interruptus.) Nichtsdestoweniger drohte und schimpfte die Kirche Jahrhunderte gegen die Selbstbefriedigung. Wenn das Kind bei seiner Selbstbefriedigung entdeckt wird und von dem es überraschenden Erwachsenen bestraft oder zurechtgewiesen wird, oder deshalb zum Kinderarzt gebracht oder gar zur Beichte geschickt wird, wie wir das mehrfach beobachtet haben, so entsteht eine tiefe Beunruhigung in ihm, und der Tadel wird internalisiert. Es erfolgt eine Verdrängung oder eine Fortsetzung des Lustgewinns unter schweren Schuldgefühlen, und die Hemmung, die immer daraus entsteht, kann durch das ganze Leben wirksam bleiben.

Einige Beispiele

Eine 34jährige Patientin mit vier Kindern klagt über Kohabitationsschmerzen. Beim Koitus komme sie nie zum Orgasmus. Sexuell sei sie nur durch manuelle Stimulierung an der Klitoris erregbar. Ihr Mann sei nicht zufrieden damit, und sie selbst sei zutiefst beunruhigt. Die Ursache ihrer Erlebnisstörung läßt sich in die Kindheit zurückführen. Im Alter von zwölf Jahren hatte ihre ältere Kusine sie zur Selbstbefriedigung angeleitet. Sie habe diese immer wieder gemeinsam mit der Kusine, später dann regelmäßig allein praktiziert. Die Patientin war jedoch streng katholisch erzogen worden und hatte erfahren, daß Selbstbefriedigung Sünde sei. Dies hatte sie seelisch schwer belastet. Sie beichtete es regelmäßig und tat Buße. Dennoch konnte sie nicht widerstehen und masturbierte weiter, weshalb sich die Schuldgefühle noch verstärkten. Die regelmäßigen Beichten erleichterten sie nicht. Nachdem sie ihren Mann kennengelernt hatte, hatte sie sich gezwungen, mit der Masturbation aufzuhören. Als ihr Mann sie manuell stimulierte, fürchtete sie den Lustgewinn daraus als schlecht und sündhaft. Beim Koitus, durch den sie viermal schwanger wurde, hatte sie nun auch keine Lustempfindungen, besser: sie durfte keine solchen Empfindungen haben. Auch die Stimulierung über die sehr sensiblen Brustwarzen wurde von der Patientin sündhaft erlebt. Durch Gesprächstherapie war es möglich, im Erleben der Frau die Sexualität von der Sündhaftigkeit zu befreien. Schließlich konnte sie die Lust unter sicherer Empfängnisverhütung genießen. Die Frau hatte keine Kohabitationsschmerzen mehr und kam beim Koitus zum Orgasmus.
Unter den Fällen mit unvollziehbarer Kohabitation, also dem Vaginismus, war bei einigen Frauen die Sexualität tabuisiert, das Empfinden von sexueller Lust mit Schuldgefühlen beladen und als schlecht oder schmutzig gewertet worden. Eine religiöse Beeinflussung hatte die Frauen zu verschämten, gehemmten Personen gemacht, die bis zur kirchlichen Trauung den Koitus ängstlich mieden und ihn erwartungsvoll für danach reservierten und dann versagten. So ein sechs Jahre verheiratetes Paar: er Kraftfahrzeugmechaniker, sie Lehrerin, beide stammten aus

einer sehr kinderreichen Familie und waren streng katholisch erzogen worden. Die Patientin erinnerte sich daran, daß Sexualität im Religionsunterricht abwertend dargestellt wurde. Sie habe nie versucht, sich selbst zu befriedigen, da dies schmutzig und sündhaft sei. Sie hatten sich vier bis fünf Jahre vor der Ehe schon gekannt und dann beschlossen zu heiraten. Vor der Hochzeit wollten sie nicht kohabitieren, weil sie so erzogen worden seien. Ihre Eltern sah sie nie nackt. Ihre Mutter erklärte ihr einmal, ein nackter Mensch sähe »fies« aus, ein Tier wäre viel schöner. Wenn sie auf ein Fest gegangen sei, habe sie die Mutter immer davor gewarnt, sich nicht mit Jungen einzulassen. Sie erinnert sich daran, als Kind regelmäßig gebeichtet zu haben, wenn sie ihre Geschlechtsteile berührt hatte. Sie habe auch Küsse gebeichtet. Nach Festen sei sie todunglücklich gewesen und zur Beichte gegangen. Als sie dann später ihren Mann kennenlernte, tauschten sie miteinander Zärtlichkeiten aus und praktizierten schließlich Petting. Ein Pater habe sie einmal nicht lossprechen wollen, weil sie ihm nicht versprechen konnte, daß sie es nicht wieder tun würde. Eine Woche später habe sie dann schließlich ein anderer Pater losgesprochen. In der Zeit, in der sie Petting praktizierte, war sie nie zur Kommunion gegangen, wenn sie nicht vorher gebeichtet hatte. Sie erinnerte sich auch an ihren Religionslehrer, der behauptete, wenn man nicht verlobt sei und sich küssen würde, besonders mit Zungenschlag, so sei das eine Todsünde. Die Patientin war beim Versuch des Geschlechtsverkehrs völlig verkrampft, die intravaginale Kohabitation unmöglich. Nach acht Sitzungen konnte das Paar geheilt werden.

Ein anderes Paar war erst seit drei Jahren verheiratet und konnte nicht kohabitieren. Beide waren streng katholisch erzogen worden und hatten vor der Heirat Petting, aber keinen Geschlechtsverkehr. Sie war dabei zum Orgasmus gekommen, er nicht. In der Hochzeitsnacht versuchten sie erfolglos den Geschlechtsverkehr. Sie habe das Ideal gehabt, ihre Jungfräulichkeit mit in die Ehe zu nehmen. Geschlechtsverkehr vor der Ehe sei schlecht und verboten gewesen. Sie erinnerte sich, im Religionsunterricht gelernt zu haben, Onanie sei schlecht. Dies habe ihr im Alter von etwa 16 Jahren ziemlich zu schaffen gemacht. Sie habe auch heute noch Schuldgefühle und sei nicht ganz sicher, ob das nicht doch schlecht wäre. Die Schuldgefühle bezüglich der Onanie hätten einmal aufgehört, dann aber um so schlimmer wieder begonnen, seitdem sie mit ihrem Mann befreundet war. Das Paar wurde in fünf Sitzungen von seinen Störungen geheilt.

Die geschilderten Fälle zeigen, daß Institutionen, die an der Vermittlung von Wertsystemen beteiligt sind, kausal und direkt spätere Störungen im Sexualverhalten hevorrufen können. Sie können sich schädigend auf die Entwicklung der sexuellen Erregbarkeit und die Triebstärke auswirken, können eine mangelnde Hingabefähigkeit an die im Orgasmus aufwallende Lust verursachen und dadurch die orgastische Kapazität reduzieren, können die sexuelle Regung durch Skrupel und Schuldgefühle blockieren, wodurch die Lubrikation unterbleibt und Kohabitationsschmerzen, also Algopareunie, die Folge sind. Sie können bewirken, daß die Kohabitation unvollziehbar ist, nachdem ein gestörtes Verhältnis zur Sexualität absichtlich hergestellt wurde. Dies sind Opfer der sexuellen Repression als Mittel zur Macht über die Menschen.

Ideologischer Wandel

Die Kirche hat jedoch diesen Einflußbereich bewußt reduziert oder unbewußt verloren, was uns Umfragen unter der Bevölkerung in den 70er Jahren zeigten. So haben wir 1971 in einer großen Studie gefunden, daß eindeutig eine Vorverlegung der Kohabitarche (des ersten Geschlechtsverkehrs) erfolgt ist. 1971 billigten 64 % der befragten Frauen vorehelichen Geschlechtsverkehr ihrer Kinder ohne feste Bindung. Nur 25 % forderten noch eine Verlobung und 11 % lehnten ab. Noch deutlicher wird die Zunahme der sexuellen Permissivität bei der Aufschlüsselung in Altersgruppen. Frauen bis zum dreißigsten Lebensjahr billigten voreheliche Kohabitationen ohne feste Bindungen für ihre Kinder in 78 %. Unter den kirchlich nicht engagierten, aber evangelischen oder katholischen Frauen der Gesamtheit billigten Kohabitationen ohne feste Bindung an einen Partner 68 %, bei den kirchlich engagierten Frauen waren es immerhin schon 54 %. Für die Sexualerziehung haben wir gefragt, wer für eine sexuelle Aufklärung geeignet und ungeeignet gehalten wird. Während die Eltern selbst, die Schule, der Arzt für geeignet gehalten wurden, wurde die Kirche lediglich von 10 % der Frauen als geeignet, dagegen von 45 % der Frauen als ungeeignet bezeichnet. Die heutige Sexualideologie akzeptiert voreheliche Beziehungen. Die Möglichkeit, die Kohabitarche positiv und konfliktfrei erleben zu können, beugt sexuellen Störungen vor. Ein schädigender Einfluß der Kirche wird bei jungen Leuten immer weniger beobachtet.

Literatur: Eicher, W.: Die sexuelle Erlebnisfähigkeit und die Sexualstörungen der Frau. Leitfaden für die ärztliche Praxis. 2. Aufl. Stuttgart: G. Fischer (1977); Kinsey, A. C. et al.: Sexual Behavior in the Human Female. Philadelphia: Saunders (1953)

Ekklesiogene Sexualstörungen in der Allgemeinpraxis

C. u. P. Kluge, Siegen

Unsere Praxis liegt an der historischen Nahtstelle zweier verschiedener kirchlicher Kulturkreise. Patienten aus beiden Regionen lassen sich seit 32 Jahren von uns behandeln. Das kalvinistische Siegerland grenzt mit einem kleinen katholischen Anteil, dem sogenannten Johannland, im Norden an den kurkölnischen Raum, »das kölsche Heck« genannt, mit dem Zentrum Olpe. In Siegen selbst hatte das evangelische Oranierhaus mit dem Unteren Schloß seinen Sitz, während das Obere Schloß in den Religionswirren vor und nach dem 30jährigen Krieg das Rückgrat des katholischen Elements bildete. »Cuius regio, eius religio« – diese historische Formel prägte bis in unsere Zeit das Gesicht der Landschaft und der Menschen – heute nüchtern als das »psychosoziale und ökologische Umfeld« bezeichnet.

Wir sitzen im südwestlichen Zipfel dieser Gegend – unsere Praxis liegt also auf primär kulturgeschichtlichem Boden der Siegener Oranier mit ihren früher reichen Bodenschätzen an Eisenerz, Nickel, Kobalt und Silber. 75 Meter davon entfernt beginnt am jenseitigen Siegufer das Gebiet des früheren Kurbistums Trier – fürwahr ein bunter geschichtlicher Hintergrund der Machtkämpfe dieser verschiedenen Gruppen, die unter den Fahnen der beiden Hauptreligionen Katholizismus – Protestantismus erbittert ausgetragen wurden.

Dieser Machtkampf im Großen setzte sich überspitzt in den Autoritätsansprüchen der Eltern und den Protesten der Kinder bis in die Familien hinein auf konfessioneller Ebene fort. Religionsformen, kirchliche, häufig mißverstandene Lehren – z. B. Paulinische Sexualentrüstung, die sich bekanntlich auf die Auswüchse der Tempelprostitution und der verkommenen Hafenbevölkerung von Korinth bezog – mußten herhalten, die elterliche Autorität zu untermauern, um die Kinder zu »ordentlichen« Menschen zu erziehen, denen Sexualität = Fleischeslust verboten war.

Sicherlich haben auch sexual- und – familiär – erbbiologische Hygienevorstellungen im Hintergrund gestanden, wenn die Sexualität tabuiert wurde. Andererseits dürften das Jus primae noctis bei der Ostkolonisation der slawischen Nachbarvölker und die Vorstellung der »Herrenrasse« im Dritten Reich unterschwellig als Machtfaktor gedient haben. Genauso hat die Verteufelung der Sexualität andererseits in den Familien, die die Töchter »rein« und die jungen Männer der Autorität der Eltern gefügig erhalten wollten, eigentlich schon den gesamten ödipalen Konflikt im analytischen Sinne enthalten.

Aber nicht nur ödipal, auch soziologisch wirkten sich diese kirchlichen Bindungen und Gruppierungen aus. Es gibt hier kirchliche und freikirchlich evangelische Gemeinden, die von bestimmten Leuten, die sich dazu berufen fühlen, geleitet werden. Diese legen die Bibel aus und leben als strenge Vorbilder für die anderen Gläubigen. Wir haben aber auch erlebt, daß diese Vorbilder fast im Stil des Thomas Münzer, als selbsternannte Bischöfe, sich sogar mehrere Frauen erlaubten. Aus dieser Berufung entstand auch der Glaube an die vielen Heilpraktiker unserer Gegend. Amüsiert und schadenfroh erzählte man sich, wie ein solcher »geistlich Berufener« ein Verhältnis mit einer seiner Mitschwestern hatte. Vom Ehemann derselben in flagranti erwischt, lautete die Begründung, sie hätten sich im Gebet vereinigt. Damit war der »Gehörnte« beruhigt und lebte seine sadomasochistische Neurose auf ekklesiogener Basis weiter. Diese ekklesiogene Basis, wie schon erwähnt, finden wir auch in wirtschaftlichen Bereichen. Die Gruppen und Grüppchen, vor allem freikirchlicher Gemeinden, scharen sich auch um Chefs bestimmter sozialökonomischer Einheiten, z. B. Kaufleute oder Fabrikanten. Das absurdeste Beispiel erlebten wir gar nicht weit von uns in Richtung Hessen. Es war ein Fabrikant, der noch vor nicht allzu langer Zeit seine Betriebsangehörigen – und nur dann wurden sie eingestellt – persönlich taufte, wenn sie 21 Jahre alt waren. Diese brauchten, meinte er, auch keine Gewerkschaft.

Solange sich diese Gruppenleiter selbst an den Moralkodex ihrer Religionen hielten, schien deren Verhalten den Untergebenen gerecht. Erst in neuerer Zeit, seitdem die Lebensqualität – ausgedrückt in Kleidung, Wohnung, Hobby und sexuellem Leistungskonsum – komfortabler geworden ist, sind diese sozialen Unterdrückungsmethoden seitens ekklesiogener Möglichkeiten reduziert worden. Sie existieren auch in Gesellschaften, in denen es überhaupt keine Kirchen gibt. Aber noch wirken sie auf sexueller Ebene weiter fort. Wir haben fast täglich neue Beispiele kirchlich gefärbter Sexualneurosen. Ich sagte mit Absicht: »gefärbt«.

Delegationen der Eltern

Kehren wir zurück in unsere Praxis, zu unseren Patienten. Hier spielen sich die Beziehungen und Beziehungsstörungen ab, die wir mit den Patientenfamilien erleben. Ein eindrucksvolles Beispiel war die Delegation einer Mutter an den einzigen Sohn – er sollte dereinst Priester werden, weil sie ihre verdrängten sexuellen Schuldgefühle sonst nicht sühnen konnte. Gleichzeitig bestrafte sie sich selbst dadurch, daß sie fühlte, wie der Sohn mit sich rang, dieser Delegation gerecht zu werden. Er wird durch die sich damit kreuzende Delegation des Vaters, der zwar Küster, aber sonst ein Hallodri war, erheblich behindert. Seine Lösung in diesem Fall bestand darin, daß er ein hoher, ledig gebliebener Verwaltungsbeamter wurde, der an psychosomatischen Erkrankungen mit Schmerzen in der Herzgegend und Angstzuständen litt. Sein Vater, mit dem er sich teilweise unbewußt identifizieren wollte, starb an einem Herzinfarkt. Andererseits hatte der Patient dauernd Magenbeschwerden und aerophagisches Aufstoßen, verbunden mit Depressionen, als Ausdruck seiner Bindung an die Mutter, die ihn lange noch oral verwöhnt hatte. Er war total kontaktgestört, sein Gefühlsleben zutiefst verschüttet – er konnte persönliche Nähe und Wärme, besonders von Frauen, nur kurze Zeit ertragen. Dann entstanden Haßgefühle, die er dadurch befriedigte, wie er sagte, daß er »die Alte kurzerhand hinauswarf«. Damit meinte er die jeweilige Freundin. Anschließend versank er in Selbsthaß mit den obengeschilderten Symptomen.

Ich empfand bei seinen Schilderungen Mitgefühl, das er mit Tränen quittierte, für mich ein Zeichen, daß er hinter seinem burschikosen Auftreten scheu seine wahren Gefühle verbergen wollte. An den Wochenenden, wenn er nicht zu seiner Mutter fuhr, vergrub er sich in beruflicher Arbeit und riegelte sich in seiner Wohnung ab – nur für dienstliche Belange erreichbar, die er mit höchster Akribie erledigte und die ihn voll und ganz erfüllten. Sein Hobby war, allein in ferne Erdteile zu reisen, alte Kulturen aufzusuchen und zu bewundern – eine nicht sehr zukunftsträchtige Beschäftigung, als wäre er selbst mit depressiver Endgültigkeit das Schlußglied einer genealogischen Kette.

Ähnlich erlebten wir einen Techniker, dessen Vater Direktor einer großen Firma war, gleichzeitig Presbyter seiner Kirchengemeinde. Der Patient war einziger Sohn und letztes Kind nach vier Töchtern. Der Sohn sollte die Hoffnung des Vaters auf eine große technische Laufbahn erfüllen – verbrachte jedoch zunächst seine Lehrzeit im väterlichen Betrieb. Dort erwartete jeder, nicht zuletzt er selbst, daß er schon Zeichen seiner technischen Begabung äußerte. Unter dieser Überforderung brachte er es nur zum Techniker, der seinen Beruf unter dauerndem Leistungsstreß erlitt. Die andere Delegation der Eltern lebte er darin, daß er eine überstark fordernde Frau heiratete, die ihm schon körperlich, vom Aspekt her, überlegen war: Tochter eines frommen, sehr autoritären Hauptlehrers, der seiner Tochter tiefe, außerkirchliche Frömmigkeit anerzogen hatte.

Beider Erziehung erreichte, daß Psychotherapie als Teufelswerk erschien, Autogenes Training Hexerei war und anfangs über die Einzelgespräche mit den Ältesten der Gemeinde berichtet werden »mußte«. Er litt an Ejaculatio praecox, für sie war Orgasmus Sünde. Dennoch brachten sie mehrere Kinder (vier) zuwege.

Er rächte sich an seiner Frau für ihre Dominanz dadurch, daß er sie bei Besuchern zu Hause oder in unserer Ehepaargruppe recht heimtückisch mit sehr leiser Stimme angriff, bis sie endlich ihr überlegen wirken sollendes Stereotyplächelu verlor und zu weinen begann. Bis zur nächsten Sitzung wurde er von Reue gepackt und bekannte dann weinend und stockend in der Gruppe, wie schäbig er sich verhalten hätte. Diese Beziehungsstörung erwuchs auf dem Boden der ihnen beiden mitgegebenen Delegationen, worin sie sich mit ihrem Hauptlehrervater identifizierte und ihre weibliche Rolle nicht annehmen konnte. Er war es gewöhnt, von seiner Mutter ge- und beschützt zu werden, was von seiner Frau später übernommen, von ihm gewünscht und gleichzeitig gehaßt wurde. Die väterliche Identifikation, die beruflich nur in geringem Maße gelang, wurde gleichzeitig als frommes Gemeindemitglied erlebt, das völlig unter der Kontrolle der Ältesten stand, somit dem Vater gehorchend und ihn gleichzeitig lächerlich pervertierend.

Weil sich in beiden Fällen die Erziehung der Patienten in katholischem wie evangelischem Milieu abspielte, meinen wir, daß die kirchliche Erziehung nicht die Ursache der Neurosen gewesen ist. Wir haben genügend Beispiele dafür, daß die Delegationen der Eltern wie die ödipalen Konflikte der Beziehungspersonen auch ohne kirchlichen Hintergrund wirksam werden.

Ich erinnere nur an das Beispiel von *Watzlawick* während der Lindauer Psychotherapiewoche 1976, das er folgendermaßen schilderte: Eine Mutter bekam nach langer therapeutischer Vorgeschichte endlich einen Sohn – glücklich lächelnd hielt sie ihn nach der Entbindung im Arm. Von ihrem Gynäkologen befragt, was dieser einmal werden solle, antwortete sie unter Glückstränen: »Professor in Harvard«. Jener Gynäkologe erinnerte sich 35 Jahre später zufällig dieses Gesprächs und konnte die ehemalige Patientin telefonisch erreichen. Befragt, erinnerte auch diese sich jenes Gesprächs und antwortete voller Stolz: »Er *ist* Professor in Harvard«. Ob dieser Professor an einer Profilneurose litt, ist nicht bekannt geworden. Wenn ja, dann lebte er seine Neurose und war damit wahrscheinlich glücklich.

Ekklesien als Vehikel

Ich selbst konnte 1976 anläßlich der Norddeutschen Psychotherapiewochen in Lübeck über eine 4-Generationentherapie berichten, in der dieselben Delegationen und Neurosen entstanden waren, ohne jede kirchliche Mitbeteiligung. Dennoch wurden Macht, Autorität, Sexualproblematik und Beziehungsstörungen erlebt, wie sie unter *Freud*schem Aspekt zu erwarten waren. Die Ekklesien bilden nach unserer Meinung nur den Hintergrund, ein Vehiculum, auf dem sich die Neurosen entwickeln. Sie geben, genauso wie der Vollmond oder das Wetter, Patienten und Therapeuten die Möglichkeit, einen unbewußten Konflikt zu externalisieren bzw. zu somatisieren. Damit ist er der Verantwortung des Patienten entzogen. Wir können den Vollmond, der als »Ursache« psychosomatischer Leiden oder hysterischer Abwehrreaktionen frigider Frauen oder migränekranker Männer angeschuldigt wird, nicht entfernen oder behandeln. Für die Patienten entfällt damit auch die Notwendigkeit, sich mit ihren eigenen Konflikten auseinanderzusetzen.

Ähnlich ist es mit der ekklesiogenen Sexualneurose, wenn der Patient klagen kann, daß er nun leider von der bösen kirchlichen Sexualmoral der Eltern so verbogen erzogen worden sei. Da er gleichzeitig seinen ödipalen Ablösungsprotest über diese Institutionen mit abreagieren kann, ist es sehr verlockend, diese für seine eigene Neurose verantwortlich zu machen. Der Patient macht es sich damit bequem, entzieht sich der Eigenverantwortung und wird nicht therapierbar. Daher wäre es unsere Aufgabe, ihm klarzumachen, daß weder der Vollmond noch die Kirchen, noch die bösen Eltern seine Krankheit verursachen. Es ist die eigene Aufgabe, sich abzunabeln – die Eltern haben im allgemeinen immer die Tendenz, die Kinder, auch die erwachsenen, an sich zu binden. Dabei kann sowohl die Sexualmoral der Kirchen als auch die Tradition kaufmännischer, industrieller, militärischer oder wissenschaftlicher Familien als Überträger elterlicher Delegationen oder Missionen dienen.

In der Allgemeinpraxis haben wir erlebt, daß gerade in unserer Gegend durch die konfessionellen Gegensätze die ekklesiogenen Sexualneurosen besonders hochgespielt wurden, und zwar bei beiden Konfessionen, nicht nur bei den Katholiken.

Unsere kalvinistisch-puritanischen Familienväter ließen ihre Töchter und Söhne weder tanzen noch Karneval feiern. Selbst Sportvereine waren verdächtig und obsolet. Im benachbarten katholischen Rheinland, jenseits der Sieg, waren Karneval im abklingenden Winter und Kirmes mit Sängerfesten im Herbst fröhliches, allgemeines Volkstreiben im Sinne von Carl Zuckmayer. Wehe, wenn eines der Kinder diesseits der Sieg jenseits gesehen wurde. Es gab sogar früher unter den Kindern und der heranwachsenden Jugend regelrechte Dorfschlachten mit häufig bösen Verletzungen – als lebten sie noch unter ihren Grafen und Fürsten im Mittelalter der Bauernkriege. Die

Eltern und Voreltern haben es wahrscheinlich so vorgelebt. Das religiöse Verhältnis mußte dazu herhalten, die autoritären Ansichten der Eltern durchzusetzen – es war höchst blamabel, wenn eine sogenannte Mischehe drohte. Nur eine Schwangerschaft rechtfertigte zur Not eine solche Verbindung.

Wir sehen in der Allgemeinpraxis viele solcher Schwierigkeiten. Selbstverständlich wurden in diesen ekklesiogen gebundenen Familien selten Klagen über sexuelle Störungen angeboten. Es lag ein schweres, scheues Tabu darüber: die entstandenen Symptome – Frigidität, Vaginismus, Impotenz – dienten als anscheinend willkommene Symptome unbewußter Abwehr sexueller Triebwünsche in ödipalem Sinne.

Ich erinnere mich unter den vielen Patienten dieser Art einer Familie, deren Oberhaupt, über 80 Jahre alt, seit Jahrzehnten an schwerer Zwangsneurose und Morbus Parkinson litt. Die Mutter starb vor 15 Jahren an schwerer Herzinsuffizienz und war immer krank – Sexualität und Zärtlichkeiten waren verpönt. Die zwei jüngeren Töchter sind verheiratet, aber leiden beide an Agraphobie mit Herzsensationen. Die ältere kam in der Hochzeitsnacht zu meiner Frau gelaufen und weinte ängstlich, weil sie nach dem ersten Verkehr blutete. Sie brauchte jedoch nicht genäht zu werden und gebar drei kräftige Knaben in entsprechend zeitlichem Abstand. Aber seit der Geburt des Jüngsten hat sie ein so starkes LWS-Syndrom, daß sie auf einem harten Brett schlafen muß und das Haus nicht mehr verlassen kann. Der Ehemann hat sich damit abgefunden, daß es mit der Sexualität aus ist.

Die Eltern hatten diese Töchter unter starkem sexuellen Tabu aufgezogen. Der Vater, im Gegensatz zu seinen Brüdern, die sehr reich wurden, hatte es nur zum kleinen Angestellten gebracht. Aber dafür war er eine Zeitlang Presbyter und wußte, was er seiner Gemeinde schuldig war. Die jüngere Tochter war durch eine chronische Krankheit in der Jugend sehr von der Mutter verwöhnt worden und riskierte schon eher eine sexuelle Erfahrung. Schon als 14jährige hatte sie während des Krieges mit einem jungen deutschen Offizier ein scheues Erlebnis. Sie heiratete später einen frommen Ehemann, Zwangsneurotiker, der dauernd beruflich unterwegs war. Deren Kinder sind relativ frei erzogen worden.

Die älteste der drei Töchter pflegte ihren Vater weiter. Sie ist unverheiratet geblieben und dazu alkoholkrank geworden.

Nur zaghaft, selten spontan, wurde von Patientinnen während gynäkologischer Behandlungen über Sexualnöte berichtet. Zu sehr gebunden und tabuiert wurden sie erzogen, während die Männer eher den Mut fanden, über sexuelle Störungen zu sprechen. Letztlich ist das Potenzproblem ja der autoritär patriarchalischen, auch kirchlichen Erziehung gewichtig genug.

Triebabwehr ekklesiogen gefärbt

Zusammenfassend an vielen Beispielen wurde uns deutlich, wie die Symptome der Familienmitglieder sexueller Triebabwehr dienten, die zwar ekklesiogen eingefärbt, aber letztlich nicht Ursache der ödipalen Abwehr waren. Sie wurde aber erheblich durch die hier übliche kastrierende, sexuell tabuierende konfessionelle Erziehung erleichtert und gleichzeitig kaschiert. Wir sollten deshalb, wenn überhaupt, nicht von ekklesiogenen, sondern eher von ekklesioplastischen Sexualstörungen sprechen.

Die heute jüngeren Patienten leiden bei sexuellen Störungen eher unter der gegenteiligen Tendenz – dem von der heutigen Gesellschaft verursachten sexuellen Leistungsdruck. Aber sie können als aufgeklärte Menschen darüber sprechen, obwohl auch sie glauben, sich der Meinung der Massenmedien angleichen zu müssen. Die Patienten verstehen auch, daß mit den allgemeinen Symptomen, die sie in der Praxis anbieten, häufig sexuelle Schwierigkeiten und Fehlverhalten gekoppelt sind. Wenn wir sie daraufhin ansprechen, sind sie dankbar, mitteilsam und einsichtig.

Als niedergelassene Ärzte, im Kontakt mit 3 bis 4 Generationen unserer Patientenfamilien, können wir beobachten und Vergleiche anstellen. Unsere Erfahrungen, zusammen mit analytischen Überlegungen, lassen uns erkennen, wodurch die Neurosen wirklich entstehen. Selbsterfahrung und Balintgruppen sollten unsere Erfahrungen abklären und uns helfen, den Begriff »Ekklesiogene Sexualstörung« zu relativieren.

Zur Krise der kirchlichen Sexualmoral

W. Molinski, Wuppertal

Über ekklesiogene Sexualstörungen kann man sinnvollerweise nur reden, wenn man einigermaßen klare Vorstellungen davon hat, welche ekklesiogenen Ursachen welche Sexualstörungen hervorrufen (1). Es muß den Sexualmedizinern überlassen werden festzustellen, inwieweit ekklesiogene Ursachen im allgemeinen oder im Einzelfall Sexualstörungen bewirken. Der vorliegende Beitrag geht von der Hypothese aus, daß bestimmte Aspekte des herkömmlichen kirchlichen Sexualverständnisses (2) in irgendeiner Weise pathologische Auswirkungen haben können. Es soll aufgezeigt werden, welche Wandlungen im gegenwärtigen kirchlichen Sexualverständnis zum Abbau eventuell möglicher ekklesiogener Sexualstörungen und zur Entwicklung einer menschenfreundlicheren Sexualmoral beitragen könnten.

Ekklesiogene Einflüsse auf Sexualstörungen

Es herrscht weithin Übereinstimmung darin, daß drei Tendenzen, die auch tief in das kirchliche Sexualverständnis eingedrungen sind, in irgendeiner Weise dazu geeignet sind, Sexualstörungen zu bedingen oder mitzubedingen (3). Diese drei Tendenzen können wohl unterschieden, aber nicht voneinander getrennt werden, denn sie hängen innerlich zusammen.

Dualistische Interpretationen der Sexualität
Sie reißen Geistiges und Leibliches mehr oder weniger auseinander und sehen diese im Widerstreit zueinander. Sie drangen auf zwei Wegen in das Christentum ein:
erstens durch die Übernahme bestimmter hellenistischer Denkvorstellungen, die in der griechisch-römischen Welt in Abwehr gegen weitverbreitete sittliche Verwilderung und sexuelle Zügellosigkeit entstanden waren;
zweitens durch eine positivistische Interpretation von Sexualität betreffenden neutestamentlichen Texten, die angesichts einer konkreten Situation der Naherwartung entstanden waren, von der alten Kirche aber als situationsunabhängige bleibende Prinzipien der Sexualität gedeutet wurden.
Dieses dualistische Denken steht im Gegensatz zu der ganzheitlichen Betrachtungsweise der Sexualität im Alten Testament, die auch vom Neuen Testament übernommen wurde. Das dualistische Sexualverständnis führte in der alten Kirche zu einer Abwertung sexueller Betätigung und zur Propagierung einer möglichst weitreichenden geschlechtlichen Enthaltsamkeit, obwohl in israelitischer Tradition das Sexualleben als etwas Natürliches angesehen und sinnesfreudig bejaht wurde.

Repressive Einstellung gegenüber der Frau
Sexualstörungen werden durch falsche biologisch-psychologische und abwertende sozio-kulturelle Vorstellungen über die Frau bedingt oder mitbedingt, die von einer den Mann in den Mittelpunkt stellenden Interpretation der Sexualität ausgehen. Sie sind in das Christentum durch die Übernahme zeitgenössischer anthropologischer Vorurteile und durch die Anpassung an sie tief eingedrungen, obwohl das Christentum von seinem Selbstverständnis her die Gleichberechtigung und die Gleichwertigkeit von Mann und Frau stark betonte.

Strenge Sexualethik
Sexualstörungen können durch fixierte Vorstellungen von den Funktionen der menschlichen Sexualität bedingt oder mitbedingt sein, die die Polyvalenz der Sexualität im Dienst personaler und dynamischer Entfaltung des Menschen unterschätzen und verkennen. Diese starren Vorstellungen führen zu einem rigorosen und bis ins Detail reglementierenden Gesetzesdenken, das die kirchliche Sexualethik und das Sexualverständnis vieler Menschen bis heute noch belastet, obwohl für das Chri-

stentum die Ablehnung jeglichen Legalismus wesentlich ist. Die Gründe, warum die alte Kirche für ein stark dualistisches Sexualverständnis, für eine relativ repressive Einstellung gegenüber der Frau und für eine so strenge Sexualethik optierte, warum die Kirche sich im Laufe ihrer Geschichte immer nur schrittweise von dieser Option entfernte und ihr teilweise noch verhaftet ist, liegen weithin im Dunkel. Das liegt wohl nicht zuletzt daran, daß Versuche, diese Entwicklung zu deuten, auf große sachimmanente Schwierigkeiten stoßen: Wir haben nur begrenzte Kenntnisse über die Vergangenheit und über die in ihr konkret möglichen Alternativen; wir haben vor allem große wissenschaftstheoretische Probleme, wie das vorhandene Material über die geschichtliche Entwicklung in überprüfbarer und verantwortlicher Weise gedeutet werden kann, daß man daraus die tieferen Gründe für die tatsächlichen Optionen der Kirche zuverlässig erschließen kann. Eine monokausale oder auch eine einheitliche, z. B. psychologische Hermeneutik zur Erklärung komplizierter und langfristiger gesellschaftlicher Vorgänge unter sich stark ändernden Bedingungen erscheint nicht zulässig. Der Versuch zu erklären, warum die Geschichte so und nicht anders gelaufen ist und warum sie anders hätte verlaufen können und welche Ergebnisse das gebracht hätte, ist eben nach wie vor ein gewagtes Unterfangen. Unter anderem deshalb verzichtet dieser Beitrag auf die Auseinandersetzung mit der Frage, aus welchen letztlichen Gründen die Kirche sich für eine so strenge Sexualauffassung entschied.

Wandlungen im kirchlichen Sexualverständnis

Dieser Beitrag konzentriert sich deshalb im folgenden darauf, auf die Wandlungen im kirchlichen Sexualverständnis gerade unter den drei genannten Rücksichten hinzuweisen, unter denen das kirchliche Sexualverständnis als pathogen bezeichnet wird. Sofern ein sich wandelndes kirchliches Sexualverständnis dazu beiträgt, die pathogenen Ursachen von pathologischen Sexualzuständen abzubauen, kann ein erneuertes Sexualverständnis einen Beitrag zur Therapie von ekklesiogenen Sexualstörungen leisten. Das Sexualverständnis, das sich heutzutage in der Kirche anbahnt, sollte deshalb in diesem Zusammenhang vornehmlich unter der Rücksicht kritisch geprüft werden, ob es seinerseits dazu neigt, Sexualstörungen hervorzurufen oder abzubauen.

Wenn im folgenden von Wandlungen im kirchlichen Sexualverständnis die Rede ist, handelt es sich nicht in jedem Fall um solche, die schon uneingeschränkt und allgemein in der Kirche rezipiert sind, sondern um solche, die bei den Gläubigen, bei den Theologen und auch bei dieser oder jener kirchenamtlichen Stellungnahme zunehmend Einfluß gewinnen und die geeignet erscheinen, eine menschenfreundlichere Einstellung zur Sexualität zu bewirken (4).

Man beruft sich in kirchlichen Kreisen zur Begründung einer veränderten Einstellung zur Sexualität
● auf humanwissenschaftliche Einsichten und auf personale Erfahrungen,
● auf die pathologischen Auswirkungen, die die oben angeführten Tendenzen haben können, und
● auf das ganzheitliche alt- und neutestamentliche Sexualverständnis, auf das genuin christliche Verständnis der Frau und die neutestamentliche Ablehnung des Legalismus.

Den pathogenen Tendenzen des herkömmlichen kirchlichen Sexualververständnisses entsprechen folgende drei Gesichtspunkte in der Entwicklung des heutigen kirchlichen Sexualverständnisses:

Abwendung von einem dualistischen und Hinwendung zu einem ganzheitlichen Sexualverständnis

An die Stelle einer Auffassung, die Geist und Sexualität als zwei ursprünglich miteinander streitende Prinzipien versteht und die die sexuelle Enthaltsamkeit prinzipiell höher einschätzt als die sexuelle Betätigung, tritt in kirchlichen Kreisen immer mehr eine Sexualdeutung, die die verschiedenen für das Verständnis der Sexualität maßgebenden Aspekte koordiniert und integriert. Sie werden als Teilaspekte der menschlichen Sexualität verstanden, die in ihrer adäquaten Bedeutung nur in einer einheitlichen Betrachtung der menschlichen Sexualität erfaßt werden können.

Die Bedeutung der menschlichen Sexualität ihrerseits kann nur dann hinreichend ermessen werden, wenn sie in den Rahmen einer einheitlichen Betrachtung der menschlichen Person gestellt wird, die ursprünglich und gleichermaßen ein ganzheitliches, Leiblichkeit und Geistigkeit integrierendes und steuerndes Wesen ist. Die Bedeutung, die der menschlichen Sexualität in einem personalen Kontext zukommt, kann schließlich nur in einem interpersonalen Horizont angemessen gedeutet werden. So ist man sich bewußt, daß die menschliche Sexualität außer der Zeugung die persönlich gestaltete und nicht bloß die instinktiv festgelegte Triebbefriedigung und vor allem die Aufnahme einer einzigartigen personalen Kommunikation gestattet, die den Zugang zu einem ganzheitlichen Erleben des Du eröffnet. Man weiß, daß die Sexualität darüber hinaus erlaubt, sich selbst in seiner Leiblichkeit intensiv und lustvoll zu erfahren und aus sich herauszukommen zur Ekstase. Man ist sich bewußt, daß sie ein Antrieb zu einer Sozialisation ist, bei der die eigene Befriedigung im Eingehen auf den anderen gesucht wird, daß sie eine Möglichkeit zu einer die Paarbeziehung übersteigenden Fruchtbarkeit, auch im geistig-gemüthaften Sinn, eröffnet und daß sie eine Potentialität zu einer den Geschlechtern vorbehaltenen Fremd- und Selbsterkenntnis einschließt. Man nimmt wahr, daß sie darüber hinaus vielleicht noch andere Möglichkeiten humaner Entfaltung und Sinnerfüllung erschließt und somit außerordentlich polyvalent ist.

Man gibt sich deshalb viel mehr Mühe, argumentativ zu begründen, warum und inwieweit Enthaltsamkeit der sexuellen Betätigung, und umgekehrt, warum und inwieweit sexuelle Betätigung der Enthaltsamkeit vorzuziehen sei. Unter ethischer Rücksicht unterliegt demnach die sexuelle Enthaltsamkeit zunehmend ebenso einem Rechtfertigungszwang wie die sexuelle Betätigung.

Dieses ganzheitliche Verständnis der Sexualität kommt zunächst und vor allem darin zum Ausdruck, daß man heutzutage eindeutig betont, der immanente Sinn der Ehe und der sexuellen Betätigung sei eine ganzheitliche, Geschlechtsgemeinschaft einschließende und beinhaltende Liebesgemeinschaft. Geschlechtliche Betätigung, die nicht Ausdruck personaler Liebe ist, wird dementsprechend auch innerhalb der Ehe ganz allgemein als verwerflich angesehen. Als Maßstab für die sittliche Berechtigung sexueller Betätigung gilt geradezu, ob sie als Ausdruck personaler Liebe dienen kann, sowie ob sie als solcher gemeint ist und verstanden werden kann (5). Ebenso wird die Berechtigung zölibatärer Existenz heutzutage weitgehend mit Überlegungen begründet, die in die Richtung zielen, daß wegen der menschlichen Begrenztheit in bestimmten Situationen bestimmte soziale Ziele optimal nur unter freiwilligem Verzicht auf Heirat zu Gunsten von diesen Werten erreicht werden können, die in der konkreten Situation für die Betreffenden als vordringlicher und in diesem konkreten Sinne höherwertiger erscheinen (6).

Neueinschätzung der Partnerschaft zwischen Mann und Frau
An die Stelle einer Betrachtungs- und Handlungsweise, die von einem antagonistischen Verhältnis zwischen Mann und Frau ausgeht und diese jenem gegenüber unterbewertet, tritt in der Kirche zunehmend eine Betrachtungs- und Handlungsweise,

die von einem komplementären und gleichwertigen Verhältnis zwischen Mann und Frau ausgeht (7). Das Christentum hat dieser Betrachtungsweise – trotz aller Einschränkungen, die gemacht werden müssen – immer wieder starke Impulse verliehen, und es wäre sicher falsch, ihm einseitig die Verantwortung für die Unterbewertung der Frau gegenüber dem Mann anzulasten (8). Zwar werden selbst viele Frauen dazu neigen, wegen ihrer gesellschaftlichen und auch kirchlichen Unterbewertung und aufgrund der an sie gerichteten Rollenerwartungen und der von ihnen entwickelten Rollenbereitschaften sich einseitig vom Mann her zu verstehen, aber das Verhältnis der Geschlechter kann so nicht zutreffend und hinreichend bestimmt werden. Das Frau-Sein wird in keiner Weise angemessen gedeutet, wenn man die Frau bloß als kastrierten Mann versteht, wie sie aus der psycho-sexuellen Sicht *Freud*s erscheint (9). Die ekklesiogene Ethik wird deshalb sensibler sowohl für die Komplementarität als auch für die Gleich- und Eigenwertigkeit von Mann und Frau; sie bemüht sich zunehmend darum, alle getarnten und offenen Tendenzen zu entlarven und zu bekämpfen, die den vorhandenen Geschlechterantagonismus stabilisieren oder gar verstärken, anstatt ihn abzubauen.

Konkret bemühen sich starke und engagierte kirchliche Kreise – freilich in kontroverser Weise – darum, alle – gerade in ihren Reihen verbreiteten – Vorurteile abzubauen, die die Frau stärker dem Bösen oder gar Dämonischen verhaftet erscheinen lassen als den Mann. In diesem Zusammenhang ist vor allem auf den wachsenden innerkirchlichen Widerstand gegen den Ausschluß der Frauen vom Priesteramt, besonders in der römisch-katholischen und der orthodoxen Kirche, hinzuweisen (10). Ebenso werden die Bestrebungen stärker, alle noch vorhandenen Anlässe abzubauen, die den angstbesetzten Vorstellungen Vorschub leisten, die Frau werde durch Menstruation, Schwangerschaft und Geburt (kultisch) unrein (11). Hinter den kultischen Reinheitsvorschriften steht die Vorstellung, die beschriebenen Vorgänge und ganz allgemein die sexuelle Betätigung wirkten lebensschwächend und seien so Ausläufer des radikal Unreinen, des Todes.

Grundlegender kommt es vor allem darauf an, den einseitigen Primat des Männlichen in Gesellschaft und Kirche abzubauen. Diese Aufgabe aber ist so schwer zu lösen, weil bis heute u.a. so wenig überzeugende und ausgereifte Vorstellungen darüber bestehen, inwiefern als einseitig männlich plakatierte Einstellungen und Verhaltensweisen durch weiblich akzentuierte Komponenten des Menschseins ergänzt und überwunden werden können. Immerhin scheint es offenkundig zu sein, daß bei uns die bewußten und rationalen sowie die durchdringenden und aggressiven Aspekte der Sexualität und des gesamten zwischenmenschlichen Lebens einseitig beleuchtet und betont werden, während die verströmenden, ganzheitlichen, unbewußten, emotionalen und bergenden Aspekte der Sexualität und des gesamten Zusammenlebens unterschätzt, verdrängt und zensuriert werden. Den partiellen Funktionen der Sexualität und bestimmter Lebensbereiche wird weit mehr Aufmerksamkeit gewidmet als ihrer ganzheitlichen Bedeutsamkeit für die Person und das humane Zusammenleben.

*Abwendung von legalistischen und Hinwendung
zu personalistischen Einstellungen*
Im Zusammenhang damit wird in der Kirche schließlich den mannigfaltigen teleologischen Auswirkungen der menschlichen Sexualität bzw. den Werten, in deren Dienst sie gestellt werden kann, mehr Aufmerksamkeit gewidmet. Es wird z. B. darauf hingewiesen, daß die Überbetonung bzw. Verdrängung einer Dimension der Sexualität, also z. B. der biologischen, psychologischen oder sozialen, auf Kosten anderer zu Sexualstörungen führt. Man versucht, Lösungen aufzuzeigen, wie diese Dimensionen im allgemeinen und in besonderen Fällen mehr oder weniger miteinander versöhnt werden können, wenn das Verhältnis zwischen ihnen gestört ist.
Deshalb setzen sich in der Kirche immer mehr starke Bestrebungen durch, ihr starres Gesetzesdenken zu Gunsten einer stärker personalen und situativen Ethik zu relativieren, die der Polyvalenz der Sexualität gerechter zu werden sucht. Das führt zu einer viel stärkeren Dynamisierung der Sexualmoral, die stärker die konkreten Auswirkungen sexueller Einstellungen und Verhaltensweisen berücksichtigt (12). Deshalb wird bei den Moraltheologen jetzt großer Wert darauf gelegt, daß aus allgemeinen Prinzipien und richtigen Wertvorstellungen nicht vorschnell und deduktiv Schlüsse auf das gezogen werden, was die vielen unterschiedlichen Menschen in ihren unterschiedlichen Situationen konkret denken und tun sollen. Man versucht statt dessen, behutsamer die verschiedenen Aspekte der Sexualität auf einen gemeinsamen Nenner zu bringen, der es ermöglicht, alle Aspekte unter den konkreten Umständen optimal zum Zuge kommen zu lassen. Dieser Nenner ist die Goldene Regel, derzufolge man bei sittlichen Entscheidungen in unparteiischer Weise das optimale Wohl aller Betroffenen anstreben soll. Es ist zu hoffen, daß auf diese Weise die Gefahren kompensiert werden können, die dadurch entstehen, daß jedermann eigene Entscheidungen treffen kann und dabei unter Umständen falsche

Entscheidungen trifft, weil auf diese Weise gleichzeitig die Möglichkeiten erweitert werden, sachgerechtere und einem jeden einzelnen gerechtere Entscheidungen treffen zu können. Im Rahmen eines starren Verhältnisses von der Sinn- und Zweckhaftigkeit der Sexualität ist das ebenso wenig möglich wie unter Zuhilfenahme eines davon abgeleiteten rigoristischen Gesetzesdenkens.

Das heißt, definitiver Maßstab für die spezifisch ethische Beurteilung von sexuellen Einstellungen und Verhaltensweisen sind nicht die Auswirkungen, die diese unter bestimmten Rücksichten, also z. B. unter biologischer oder sozialer oder psychischer oder sonstiger Rücksicht, haben, sondern die Bedeutung der Auswirkungen wird ethisch danach beurteilt, inwiefern sie nach bestem gegenwärtigen Wissen auf die Dauer und aufs Ganze gesehen für die betroffenen Personen zuträglich oder abträglich sind. Bei diesen Urteilen handelt es sich immer nur um inadäquat objektivierbare Gewissensurteile; denn diese Urteile stehen immer unter dem Zeitdruck konkret notwendiger Entscheidungen, sie beruhen immer auf einem nicht adäquat objektivierbaren Ermessensurteil, das aufgrund gemachter Erfahrungen und eines persönlichen Vorverständnisses abzuschätzen versucht, welche komplexen Auswirkungen bestimmte Einstellungen und Verhaltensweisen auf die Dauer und aufs Ganze gesehen voraussichtlich haben werden. Diese Urteile sind schließlich von nicht adäquat objektivierbaren Vorwertungen über die Bedeutsamkeit bestimmter Auswirkungen abhängig. Die Beurteilung sexueller Einstellungen und Verhaltensweisen im Horizont eines ganzheitlichen personalen Sexualverständnisses ist demnach in vielen Fällen ein nicht leicht handhabbarer, aber – wie es scheint – stets unbedingt anzuwendender Maßstab. Es ist ein Maßstab, der – soweit er objektiviert wird – nur modellhaft und mehr oder weniger bedingt Aussagen über die sittliche Angemessenheit sexueller Einstellungen und Verhaltensweisen von konkreten Personen treffen kann. Heutiges kirchliches Sexualverständnis ist sich demnach zunehmend bewußt, daß es für konkrete sexualethische Entscheidungen nur je nach den Umständen mehr oder weniger zuverlässige Entscheidungshilfen anbieten kann, aber nicht der Versuchung nachgeben darf, die im konkreten Einzelfall sittlich angemessene Entscheidung allgemeingültig vorherbestimmen zu wollen.

Jesu Vorgehen gegen die pharisäische Selbstgerechtigkeit aufgrund von Gesetzesgerechtigkeit und die Verkündung des Paulus über die Rechtfertigung allein aus dem Glauben können in diesem Licht unter anderem auch als eine Reaktion gedeutet werden, die gegen eine einseitige Vermännlichung und Funktionalisierung personaler Bezüge auftritt. Ekklesiogene Sexualstörungen jedenfalls können am ehesten abgebaut werden, wenn es gelingt, ihre psychosomatischen Aspekte in einem personalen Bezugsrahmen zu integrieren und ihre Heilung nicht primär und nicht ausschließlich von der Anwendung sexualmedizinischer Techniken, sondern von der liebevollen Zuwendung zu den sexuell Gestörten und von ihrem personalen Angenommenwerden zu erwarten. Die sexualmedizinische Arbeit ist sich dessen wohl immer zutiefst bewußt und will – soweit ich es sehe – letztlich immer diesem Ziel dienen.

Anmerkungen:
(1) Zum Begriff der ekklesiogenen Sexualstörungen s. außer den Beiträgen dieses Bandes und der dort angegebenen Literatur: E.: Schaetzing: Die ekklesiogenen Neurosen. Wege zum Menschen 7, 97–108 (1955); Stellungnahme von Th. Bovet, ebenda, 265–268; Thomas, K.: Handbuch der Selbstmordverhütung. Stuttgart (1964), bes. S. 299–331, s. a. Sachregister und weitere Werke des Verfassers; Görres, A.: Pathologie des katholischen Christentums. Handbuch der Pastoraltheologie, Bd. II/1. Freiburg-Basel-Wien (1966), S. 277–343; Poettgen, H.: Psychosomatik und ekklesiogene Konflikte. Sexualmedizin 6, 45–52 (1977)
(2) Zu neueren ekklesiogenen Ursachen für Sexualstörungen s. den folgenden Beitrag von K. Winkler
(3) Molinski, W.: Theologie der Ehe in der Geschichte. Aschaffenburg (1976) mit ausführlichen Literaturangaben; Boeckle, F. (Hrsg.): Menschliche Sexualität und kirchliche Sexualmoral – Ein Dauerkonflikt? Mit Beiträgen von F. Boeckle, J. Gründel, P. Matussek, D. Savramis u. E. Zenger, Düsseldorf (1977)
(4) Beispiele einer solchen gewandelten Einstellung auch in amtlichen kirchlichen Dokumenten sind die entsprechenden Stellungnahmen der deutschen und schweizerischen Synode. Vgl. Beschluß »Christlich gelebte Ehe und Familie«, Abschn. 2.2: »Die Bedeutung der Sexualität in Ehe und Familie«. In: Gemeinsame Synode der Bistümer in der Bundesrepublik Deutschland. Beschlüsse der Vollversammlung. Offizielle Gesamtausgabe, Freiburg (1976), S. 433–435 sowie das Arbeitspapier, auf das hier verwiesen wird: »Sinn und Gestaltung menschlicher Sexualität«. In: Synode 1973/7, 25–36. Für die Schweiz: H. Camenzind-Weber: Die Synode zum Thema . . . Liebe, Sexualität, Ehe. Einsiedeln-Köln (1975); Die römische »Erklärung zu einigen Fragen der Sexualethik« vom 29. 12. 1975 (Acta Apostolicae Sedis LXVIII. (1976), S. 77–96, dt. Übersetzung: Herder-Korrespondenz 30, 82–87 (1976); Stellungnahme des Vorsitzenden der Deutschen Bischofskonferenz, Kardinal J. Döpfner, ebenda (88) fand in der Fachwelt eine überwiegend kritische Beurteilung. Vgl. z. B. Häring B.: Reflexionen zur Erklärung der Glaubenskongregation über einige Fragen der Sexualethik. Theologisch-praktische Quartalschrift 124, 115–126 (1976); Auer A.: Zweierlei Sexualethik. Kritische Bemerkungen zur »Erklärung« der römischen Glaubenskongregation »zu einigen Fragen der Sexualethik«. Theologische Quartalschrift 156, 148–159 (1976); Stoeckle B.: »Erklärung zu einigen Fragen der Sexualethik«. Versuch einer Analyse und Kommentierung. Internationale katholische Zeitschrift »Communio« 3, 256–262 (1976); McCormick, R.A.: Römische Erklärung zur Sexualethik, Theologie der Gegenwart 19, 72–76 (1967)

(5) Elsässer, A.: *Die sittliche Ordnung des Geschlechtlichen.* Aschaffenburg (1973) mit ausführlichen Literaturangaben; Rotter, H.: *Zur Grundlegung einer christlichen Sexualethik.* Stimmen der Zeit 100, 115–125 (1975)
(6) Molinski W.: *Zölibat morgen.* Recklinghausen (1970) mit ausführlichen Literaturhinweisen; Concilium 8 (1972), 10 (Themenheft: Zölibat)
(7) Bitter, W.: *Die Frau im Aufbruch der Kirche,* München (1964); Daly, M.: *Kirche, Frau und Sexus.* Olten u. Freiburg (1970); Jordan, P.: *Die Töchter Gottes.* Frankfurt (1973); Moltmann-Wendel E. (Hrsg.): *Menschenrechte für die Frau. Christliche Initiativen zur Frauenbefreiung.* München–Mainz (1974); Rollet, H.: *La Condition de la femme dans l'Eglise.* Paris 1974; Concilium 12 (1976), 1 (Themenheft: Die Frauen in der Kirche)
(8) Leipoldt, J.: *Die Frau in der antiken Welt und im Urchristentum.* Leipzig (1955) Borresen, K. G.: *Subordination et équivalence. Nature et rôle de la femme d'après Augustin et Thomas d'Aquin.* Oslo (1968); Tavard, G.: *Women in Christian Tradition.* Notre Dame (Ind.) (1973); Ruether, R. (Hrsg.): *Religion and Sexism. Images of Women in the Jewish and Christian Traditions.* New York (1974); Aubert, J. M.: *La femme, antifeminisme et christianisme.* Paris (1975)
(9) Heigl-Evers, A. u. Heigl, F.: *Lieben und Geliebtwerden in der Ehe.* München (1974)
(10) Meer, H.v.d.: *Priestertum der Frau.* Freiburg (1964); Raming I.: *Der Ausschluß der Frau vom priesterlichen Amt. Eine rechtshistorisch-dogmatische Untersuchung der Grundlagen von Canon 968 § 1 des Codex Iuris Canonici.* Köln-Wien (1973) mit ausführlichen Literaturangaben. Mit diesen Bestrebungen befaßt sich neuerdings ablehnend: *Zur Frage der Zulassung der Frauen zum Priesteramt. Eine Erklärung der Kongregation für die Glaubenslehre.* Acta Apostolica Sedis LXIX. (1977) 98–116, dt. Text in: Herder-Korrespondenz 31, 151–157 (1977)
(11) Kornfeld, W.: *Das Buch Leviticus.* Düsseldorf (1972), S. 72–103
(12) Gründel, J.: *Theologie von Geschlechtlichkeit und Liebe.* In: Ehrharter, H. u. Schramm, H. J.: *Humanisierte Sexualität, partnerschaftliche Ehe, erfüllte Ehelosigkeit.* Wien (1971), S. 25–48; Diskussion hierzu, ebendas S. 49–61; Ell, E.: *Dynamische Sexualmoral.* Einsiedeln-Zürich-Köln (1972); Schmitz, Ph: *Die Wahrheit fassen. Zur »induktiven« Normenfindung einer »Neuen Moral«.* Frankfurt (1972); ders.; *Der christliche Beitrag zu einer Sexualmoral.* Mainz (1972); Boeckle, F.: *Möglichkeiten einer dynamischen Sexualmoral.* In: ders. (Hrsg.): *Menschliche Sexualität und kirchliche Sexualmoral. Ein Dauerkonflikt?* Düsseldorf (1977), S. 123–138. Greeley, A.: *Erotische Kultur. Partnerschaft und Intimität.* Graz (1977)

Disposition zu ekklesiogenen Sexualstörungen durch Moralverkündung

K. Winkler, Hannover

Ist der Pastoralpsychologe, der im protestantischen Raum arbeitet, nach Fällen ekklesiogener Neurosen, die zu Sexualstörungen geführt haben, gefragt, so wird er in der Regel aus seiner Klientel auf Anhieb etliche eindrucksvolle Beispiele nennen können. Seelische Verkrüppelungen, die durch »christlich« begründete Leibfeindlichkeit und durch moralisierende Ideologiebildung entstanden sind, wirken sich aus. Ihre Folgen sind auch nach einem Dreivierteljahrhundert Psychoanalyse und ihren – im guten Sinne des Wortes – aufklärenden Auswirkungen zu beobachten und zu behandeln.
Nun fragt sich allerdings, ob diese so offensichtlichen und eindeutigen Fälle wirklich noch typisch für das heute übliche kirchlich-protestantische Moralgefüge sind. Es geht zwar leider immer noch, aber nicht nur, um die groben ekklesiogen bedingten Schädigungen, die stark zwangsneurotischen Skrupulanten, die mühsam verheimlichten Perversionen im kirchlichen Raum. Wie wirken sich daneben und zusätzlich die oft mehr unterschwelligen und indirekten als bewußten und verbalisierten religiösen Bindungen aus?
Ich schlage deshalb vor, im gegebenen Rahmen vor allem danach zu fragen, in welcher Weise eine eher abgedeckte und un-

terschwellige Moralverkündung, die dennoch entweder von ihren Wurzeln oder von ihrem weltanschaulichen Anspruch her als kirchlich-protestantisch zu verstehen ist, zu neurotischen Verhaltensformen bzw. zu Sexualstörungen disponiert.
Unter dieser Wahrnehmungseinstellung tauchen folgende Grundfragen auf:
● Wo führen die in Elternhaus, evangelischer Kirche und in der Schule heute praktizierten und speziell christlich motivierten Verhaltensregulative im Bereich der Sexualität (aber auch in dem der Aggressivität und der Oralität) zu relativ angstfreiem Erleben, und wo disponieren sie zu einer falschen und neurotischen Angstverarbeitung?
● Wirkt sich die Vermittlung moralischer Normen bewußtseinserweiternd aus, oder disponiert sie zu einem ideologisierten Umgang mit der Triebwirklichkeit?
● Wird Sexualmoral so verkündet, daß sie das Individuum anreizt, sich je länger je mehr selbständigen Handlungsspielraum zu erarbeiten, oder disponiert ihre Verkündung zu (weltanschaulich begründeter) innerer Abhängigkeit?

Auf dem Hintergrund dieser Grundfragen sollen jetzt drei Thesen formuliert und an Beispielen kurz erläutert werden.

---

1. These:
Es scheint so, als ob heutzutage ekklesiogene Neurosen bzw. bestimmte Sexualstörungen weniger mit einer falsch gesteuerten Überichentwicklung als mit einem moralisierend gezüchteten Ich-Ideal in Verbindung gebracht werden sollten.

Beispiel: Frau Dr. F. berät in einer kirchlichen Beratungsstelle als nebenamtliche Eheberaterin. Sie ist 52 Jahre alt, hat zwei erwachsene Kinder, lebt seit 15 Jahren geschieden. Ihre eigene eng christliche und kleinbürgerliche Erziehung hat sie – wie sie sagt – abgeschüttelt. Sie fühlt sich selber offen, im Umgang mit ihren Kindern und mit den Ratsuchenden betont antriebsfreundlich. Moralisierende und tabuisierende Tendenzen vermeidet sie – schon von ihrem Selbstverständnis als moderne Beraterin her. Dagegen vertritt sie sehr deutlich jenes protestantische Moralprinzip, wonach das verstehende und einfühlende Begleiten von sexuellen Bedürfnissen bzw. von Triebproblematik deutlich vor dem Bewahren oder vor der Verzichtforderung rangiert.

Sie selbst lebt solche Bedürfnisse nicht. Bei näherer Kenntnis ihrer Vorfindlichkeit wird deutlich, daß die Diskrepanz zwischen der antriebsfreundlichen Beratung einerseits und dem eigenen Sexualverhalten andererseits ein wesentliches Element ihres moralischen Selbstverständnisses und ihrer Identität als kirchlich Engagierte ist. Christsein heißt für sie gerade nicht direkte Triebabwehr! Es bedeutet aber einen gleichsam überlegen lächelnden Verzicht auf das, was »man« üblicherweise als Sexualität ausleben muß, zugunsten einer elitären Freiheit von den irdischen Zwängen. Diese Haltung wird durchaus nicht als allgemein gültiges Moralgesetz aufgefaßt oder gar offen verkündet. Nur ganz auf die eigene Individualität beschränkt, bringt sie Gott näher.

Frau Dr. F. leidet darunter, daß ihr 25jähriger Sohn, Student, im Gegensatz zu seiner zwei Jahre älteren, verheirateten und in ihrem Sexualverhalten angepaßten und unauffälligen Schwester, nach verschiedenen Seiten hin Probleme hat. Diese Probleme bleiben seiner Mutter letztlich uneinfühlbar. Einmal ist er zu deren großer Betroffenheit nach längeren Grübel- und Auseinandersetzungsphasen aus der Kirche ausgetreten. Er sei zwar nach wie vor von den christlichen Lebensidealen fasziniert, genüge aber deren Ansprüchen doch nicht und müsse wenigstens ehrlich bleiben. Zum anderen fühlt er sich zwanghaft einem Mädchen verpflichtet, das er – wie er sagt – nur bedingt zu lieben vermag, aber schließlich doch heiratet. Die sexuelle Beziehung zwischen beiden Ehepartnern ist unbefriedigend. Die junge Frau klagt der Schwiegermutter sehr bald, daß der Ehemann nur in großen Abständen mit ihr schlafen wolle und fürchte, sonst seine Studien zu vernachlässigen. Frau Dr. F. versteht diesen Kummer wohl, fordert die Schwiegertochter aber gleichzeitig auf, ihrerseits den Partner in seiner Eigenart zu verstehen und zu akzeptieren.

Völlig verdeckt bleibt die Angst ihres Sohnes, übernommene Idealvorstellungen doch niemals zu erreichen und sein verkrampftes Bemühen, die immer wieder durchbrechenden Insuffizienzgefühle zu überspielen.

2. These:

Es scheint so, als ob heute das Problem einer bürgerlich etablierten doppelten Moral in kirchlichen Kreisen in den Hintergrund tritt gegenüber einem Phänomen, das man »protestantische Frühreife« nennen könnte.

Beispiel: Daß das alte Lied »Üb' immer Treu und Redlichkeit bis an dein kühles Grab . . .« für ihre Großväter einen Sitz im Leben hatte, ist für die meisten der jüngeren Protestanten nurmehr intellektuell nachvollziehbar. Sie nehmen als Lebensgefühl jener Epoche dabei zumindest eine weitverbreitete sog. »doppelte Moral« an, die das genannte Lied eigentlich fortführen ließe: »Weich' ab und zu zwei Finger breit von Gottes Wegen ab.« Dann nämlich ist einbezogen, daß es in dieser Welt trotz aller idealen Zielvorstellungen menschlich zugeht und die Bedürfnisse untergebracht werden müssen. So bleiben bei zugestandener und verzeihlicher Schwäche des einzelnen die Ideale, die Grundprinzipien des Christentums und der Gesellschaft dennoch unangetastet und können als moralischer Anspruch tradiert werden.
Herr S., 38 Jahre alt, verheiratet, Vater von 3 Kindern, als Sozialarbeiter in einer Kirchengemeinde angestellt, findet diese Art von Moralauffassung unerträglich. Er hat sich darüber Gedanken gemacht, daß bei einer solchen Einstellung das ewig unselbständige Kinder-Ich, auf das ichschwache erwachsene Personen so gern regredieren, wenn es um Moralverhalten geht, immer fester in den Reifungsprozeß des Individuums etabliert wird. Nicht nur das schlechte Gewissen, etwas Verbotenes getan zu haben, sondern auch die heimliche Freude, den moralischen Instanzen unentdeckt bzw. einverständlich augenzwinkernd ein Schnippchen geschlagen zu haben, zeugt von infantiler Abhängigkeit.
Dementsprechend möchte er seine Kinder und die ihm in der Gemeinde anvertrauten Jugendlichen zu eindeutiger Moral und zu ungebrochener Verantwortlichkeit erziehen. Jede offene moralistische Einengung des (sexuellen) Spontanverhaltens wird peinlich vermieden. – Die eigenen Kinder (7, 9 und 13 Jahre alt) erleben beide Eltern (Frau S. ist halbtags als Sprechstundenhilfe tätig) im Kontext ihrer kirchlichen Tätigkeit betont ehrfurchtslos-kritisch und in ihrem Christentum kämpferisch-emanzipiert. Auch im Familienleben scheint rückhaltlose Offenheit das wesentliche Stück des modern-protestantischen Daseinsgefühls auszumachen.
Als die Mutter sich in einen Kollegen ihres Mannes verliebt und über längere Zeit eine sexuelle Beziehung zu diesem aufnimmt, wissen auch die Kinder bis ins Detail Bescheid. Sie nehmen ebenfalls an der depressiven Verstimmung des Vaters Anteil. Was ihnen allerdings verborgen bleibt, sind die nur mühsam kompensierten Versagensgefühle, die mit dessen Sexualstörung zusammenhängen.
Herr S. leidet beim Verkehr mit seiner Frau fast regelmäßig an

einer Ejaculatio praecox. Von daher zwingt er sich selbst, die außereheliche Beziehung seiner Frau für ganz erklärlich zu halten und zu tolerieren, weil – wie er sagt – er ja für sie immer viel zu früh komme und sie nur unvollkommen oder gar nicht befriedigen könne. So herrscht in dieser Familie atmosphärisch eine Art angepaßter Übervernünftigkeit bei der nicht mehr hinterfragbaren Überzeugung, daß die Bedürfnisse von Gott geschaffen wurden, um möglichst unkompliziert befriedigt zu werden.

Hier ist gleichzeitig der moralisierende Ansatz zu bemerken. Der internalisierte Gotteswille wirkt sich in diesem kirchlichen Milieu nicht mehr so sehr in Form von Leibfeindlichkeit, Verbot, Schuldgefühl und Strafbedürfnis aus, dem typischen Hintergrund klassischer ekklesiogener Neurosen. In einer deutlichen Counterdependence zur überkommenen christlichen Demuts- und Anpassungshaltung wird dagegen jedes Autonomiestreben positiv besetzt. Dabei kommt es leicht zur ideologisierten Verleugnung der Abhängigkeitswünsche. Statt an ein gutes oder schlechtes Gewissen appellieren die Eltern bzw. Gruppenleiter vorwiegend an die Einsicht der Kinder bzw. Jugendlichen. Der strafende Gott der Väter wird in diesem Kontext eher als das anstrengende Prinzip erlebt, möglichst frühzeitig erwachsene Vernünftigkeit zu leisten. Nicht eben verwunderlich, daß die Kinder daraufhin gehäuft mit infantiler Aufsässigkeit, herausgebissenen Ungezogenheiten und herausforderndem Unreifeverhalten reagieren und die Erziehungspersonen zu Durchbrüchen von massiv rigidem und autoritärem Zwischenverhalten provozieren.

Die Neurotisierung, die von einem solchen Milieu ausgeht, das sich durchaus als modern protestantisch versteht, liegt dann vor allem im sozialen Bereich. Als Auswirkungen lassen sich Sexualstörungen vermuten, die mit der Spannung zwischen Selbständigkeitbestrebungen einerseits und Anlehnungsbedürfnissen andererseits zusammenhängen (denkbar wären z. B. sexuelle Probleme aufgrund von Bindungsängsten, Hingabestörungen, Verwahrlosungstendenzen u. ä.). Im eben genannten Fall spürt das z. B. der konservative Kirchenvorstand sehr deutlich. Herr S. wird wiederholt von ihm vorgeladen, weil er mit den Jugendgruppen der Gemeinde so arbeite, daß das nicht mehr zu verantworten sei. Es sei zu befürchten, daß bei den Jugendlichen Normen gesetzt würden, die nicht nur deren spätere Kirchlichkeit ausschlössen, sondern auch deren Sozialisierung im ganzen erschwerten. Herr S. kann mit Recht darauf hinweisen, daß die Kirchenvorsteher immer nur die chaotische Seite des Gesamtverhaltens der Jugendlichen zu Gesicht bekämen.

Dagegen gebe es Beispiele von Problembewußtsein und Einsicht bei ganz jungen Menschen, die durchaus zu Zukunftshoffnungen im Sinne eines recht verstandenen Christentums hoffen ließen.
Die Diskrepanz zwischen beiden Meinungen kann nicht aufgelöst werden. Sie spiegelt damit gleichzeitig die oben genannte Tendenz in der zwiespältigen Normensetzung wider, die eine frühreife und scheinerwachsene Verhaltensweise provoziert und dabei oft altersentsprechende Wünsche nach einer verläßlichen Außenregulierung vernachlässigt bzw. verdrängt.

---

3. These:
In kirchlich engagierten protestantischen Kreisen tritt an die Stelle einer offen propagierten Triebabwehr immer weitergehend ein von Ambivalenz bestimmtes Verhalten gegenüber den Triebansprüchen.

Beispiel: Ein 38jähriger Theologe hat sich auf Gruppentrainings im kirchlichen Raum spezialisiert. In seinen Gruppen, die aus Pastoren, Pastorenfrauen und kirchlichen Mitarbeitern bestehen, entwickeln sich sehr bald folgende Normen: Hier wird rückhaltlos offen geredet! Hier herrscht im Gegensatz zur sonstigen kirchlichen Einengung und bürgerlichen Vorsichtshaltung eine triebfreundliche Atmosphäre! Hier wird hinsichtlich des Beziehungsgefüges von den Beteiligten möglichst viel zur Sprache gebracht. Dabei wird möglichst wenig oder nichts ausagiert. – Was letztere Forderung an die Teilnehmer und den Leiter betrifft, häufen sich alsbald die sog. »unkontrollierten Handlungsabläufe«. Zwischen einzelnen Teilnehmern entwickeln sich intensive Beziehungen. Sie werden zwar in der Gruppe unter bestimmtem Aspekt besprochen, können aber doch nicht voll aufgearbeitet werden. Der Gruppenleiter selbst kommt eines Tages in eine schwierige Situation. Er streichelt eine hemmungslos schluchzende Teilnehmerin in einem parallelen Einzelgespräch tröstend. Er nimmt sie dann – nach eigenen Angaben – »wie ein Vater sein unglückliches Kind« auf den Schoß und in die Arme. Abgedeckt (weil erst viel später mit dem therapeutischen Berater des Gruppenleiters besprochen) bleibt, daß dieser Gruppenleiter, dessen eigene Frau an einer Anorgasmie leidet, aber trotz seines Drängens keinen Therapeuten aufsucht, sich mit diesen Zärtlichkeiten selbst halbherzig ein

Bedürfnis befriedigt. – Als die von ihm Getröstete in einer späteren Phase ihrem Ehemann zu Hause etwas erzählt, gibt es Beschwerden bei der Kirchenbehörde, endlose Aussprachen, Infragestellung der Gruppenmethode als solcher, Frohlocken in konservativen kirchlichen Kreisen. Es gibt vor allen Dingen Statements anderer kirchlich beschäftigter Gruppenleiter, die nachweisen, daß hier eindeutig Kunstfehler vorlägen und man diese Praxis nicht mit dem, was eigentlich gemeint und was zu tun sei, verwechseln dürfe.
Gerade das gespannte Hin und Her dieser Diskussion, der gute Wille und das lückenhafte Vollbringen wird von vielen als Durchgangsstadium bei Einführung neuer Methoden gedeutet. Näher liegt, hierin den Niederschlag eines Ambivalenzerlebens anzunehmen, wie es in protestantischen Kreisen, die sich fortschrittlich und trieboffen fühlen, weit verbreitet ist. Dann werden Bedürfnisse weder ideologisch verpönt noch unbefangen befriedigt. Im zwischenmenschlichen Bereich entstehen so die Beziehungen dramatisierende Spannungszustände. Denn trotz der bisher ungewohnten Verbalisierung von emotionaler und triebbestimmter Vorfindlichkeit gibt es kaum Möglichkeiten, grundsätzlich verändert zu leben. Das neurotisierende Moment verstärkt sich dort, wo ein solcher Zustand aufgrund der Berufsrolle der Betreffenden und Betroffenen nicht aus der Normenverkündung ausgeklammert werden kann, weil dieser neue Zugang zu Gefühlen und Triebansprüchen bereits als wesentlicher Fortschritt gegenüber früher erlebt wird. Das aber drängt zu direkter und indirekter Mitteilung. Dann ist zu fragen, in welcher Weise normierend diese Pastoren und kirchlichen Mitarbeiter auf ihre Umwelt einwirken, wenn sie sich als Lebensberater und Seelsorger betätigen. Der einzelne Seelsorger wird seine eigene unaufgeklärte Ambivalenz und die damit verbundenen Spannungszustände übertragen. Es sind innere Spannungszustände aufgrund von Ambivalenzerleben, wie wir sie als idealen Nährboden für Gestörtheiten im partnerschaftlichen und im sexuellen Bereich kennen. Für alle, die an diesem Beziehungsgefüge beteiligt sind, liegt dann auch nahe, immer wieder an den Ort des Geschehens zurückzukehren. Sie entwickeln eine gewisse Sehnsucht nach Gruppe bzw. nach bestimmten Formen kirchlichen Gemeinschaftserlebens. Das geschieht dann in der beständigen Hoffnung, eines Tages doch (von dem Spannungszustand) erlöst zu werden.
Solche Gruppensehnsucht wiederum korrespondiert mit einem Interesse der Kirche an Beteiligung bei ihren Veranstaltungen. Diese Schilderung wäre völlig mißverstanden, wenn sie als Votum gegen gruppendynamische Methoden in der Kirche aufge-

faßt würde. Vielmehr sollte der eben beschriebene Tatbestand in die Auseinandersetzungen innerhalb der Gruppenarbeit einbezogen werden, so daß das, was in diesem heute weitverbreiteten Zweig kirchlicher Arbeit noch zur neurotischen Verarbeitung disponiert, möglichst weitgehend durchschaubar und handhabbar gemacht wird.

Auswirkungen bedenken

Es kam uns darauf an, die Disposition zu ekklesiogenen Sexualstörungen nicht nur als Folge eines groben Moralismus auf der Basis schroffer Leibfeindlichkeit zu beschreiben.
● Neurotische Angstverarbeitung, Ideologisierung im Umgang mit der Triebwirklichkeit gehen im kirchlichen Raum oft genug auch von bisher kaum verdächtigten Einstellungen aus.
● Es sind Einstellungen, deren Repräsentanten sich selbst als modern und im Umgang mit Moralverkündigung als aufgeklärt und fortschrittlich erleben.
● Sie wirken sich – wie die Beispiele zeigen sollten – dennoch normierend aus und können die Basis für Neurosen bzw. Sexualstörungen bilden, die man bei ihrer offensichtlichen Einbindung in den kirchlichen Kontext leider nach wie vor als »ekklesiogen« bezeichnen muß.
Für den kirchlich engagierten Pastoralpsychologen bleibt zu hoffen, daß hier die Aufklärung der Hintergründe fortschreitet. Die protestantische Kirche wird ihren einzelnen Gliedern dann um so eher zu einem persönlichkeitsspezifischen Credo und damit zu einem von willkürlich gesetzten Zwängen freien Glauben verhelfen, je mehr sie ihre Moralverkündung nicht nur auf deren Grundlagen, sondern auch auf deren Auswirkungen hin bedenkt.

Diskussion:
Ekklesiogene Sexualstörungen

Leitung: F. Conrad, München

Poettgen, Düren: In den sehr heterogenen Vorträgen sind zwei Meinungen aufgetaucht, zu denen ich Stellung nehmen möchte. Auf der einen Seite wurde die Kirche als Ursache für ekklesiogene Neurosen im Sinne eines Schuldspruches angesprochen, auf der anderen Seite ging aus dem Vortrag von Herrn und Frau *Kluge* die Meinung hervor, daß sie eigentlich keine ekklesiogenen Neurosen erkennen können. Was sich im 15. Jahrhundert und später in der Moraltheologie abspielte, ist ohne Zweifel der Zugriff der Machtpolitik gewesen. Die römische Kirche hat auf dem Wege der Akulturation – das ist ein bekannter Vorgang, bei dem einer, der durch einen Beherrschenden vorher unterdrückt wurde, anschließend selber Verhaltensweisen des Unterdrückers annimmt – besonders im Mittelalter hiermit eine Menge Machtpolitik getrieben. Der Name *Augustinus* war nicht gefallen. Dieser aber war der Höhepunkt einer Moraltheologie, die letztlich ein Schisma zwischen der leiblichen Liebe auf der einen Seite und der christlichen oder himmlischen Liebe auf der anderen Seite herbeiführte. Dies sollte für die folgenden Jahrhunderte verhängnisvoll sein. Es ist nicht richtig, wenn man sagt, wie das eben angeklungen ist, daß durch vermehrten Kirchenaustritt und durch eine vermehrte Aufklärung der Jugendlichen nun diese Einflüsse verschwinden würden. Unterdessen sind nämlich die tradierten, moraltheologischen Normen säkularisiert worden. Sie sind längst in bürgerlichen Verhaltensweisen inkrustiert und nicht mehr als ekklesiogen erkennbar, dennoch aber wirksam bis in unsere Tage. Wir erleben heute noch, daß Eltern oder Väter von jungen Mädchen diese wegen vorehelichen Geschlechtsverkehrs als Hure oder ähnliches beschimpfen. Das sind tradierte Normen, die aus dem alten Testament stammen. Man kann heute noch täglich aufspüren, daß die Genesisgeschichte im Sündenfall von Adam und Eva und auch die Steinigung einer nicht jungfräulich in die Ehe gehenden Frau im alten Judentum als Mentalität bis in unsere Tage hinein wirken. Auf der anderen Seite ist im Neuen Testament keine einzige deformierende Aussage über Sexualität von *Jesus* zu finden. Herr *Eicher* hat in seinem Vortrag eine Stelle der Bergpredigt zitiert, in der »Jesus schon den begehrlichen Blick nach einer Frau als Ehebruch und verwerflich« bezeichnet. Wenn Jesus denjenigen, der ein Weib ansieht, um ihrer zu begehren, schon einen Sünder nennt, so muß man das – wie alles in der Theologie – im Kontext sehen. Es geht nämlich hier darum, daß er den rabulistischen Pharisäern klarmachen will: Ihr seid in Eurem Gesetz des Denkens auf dem Holzweg, wenn ihr glaubt, erst dann Sünder zu sein, wenn der Ehebruch vollzogen ist. Im Grunde ist für Eure Sünde die

Intensionalität entscheidend. Am Beispiel *Maria Magdalena*'s sehen wir, daß die Stellungnahme von *Jesus* im Neuen Testament zur Frage der Sexualität absolut keinen Zweifel darüber läßt, daß hier vom Ansatz her Sexualität nicht mehr deformiert wird. Die Leibfeindlichkeit, die gesamte Verurteilung der Sexualität bei *Augustin* und *Thomas von Aquin* sind synkretistische Elemente, die z. T. von Schülern des *Paulus*, die gleichzeitig Mitglieder der gnostischen Sekte waren, eingeschleift worden sind, und damit nicht ursprüngliches christliches Gedankengut. Viele dieser Irrtümer sind auch durch Übersetzungsfehler entstanden.

Eicher, München: Es kommt natürlich immer darauf an, wie man etwas interpretiert. Für mich ist es weniger wichtig bei der Behandlung von Sexualstörungen, was man aus der Bibel interpretieren kann, sondern was die Folgen sexualfeindlicher Einstellung über Jahrhunderte waren und sind. Die Bergpredigt steht im Zentrum des Neuen Testaments und wird als solches verstanden. Man kann das Zitat übersetzen und anders auslegen, was aber gar nichts daran ändert, daß über Jahrhunderte diese Einstellung bestanden hat, daß nämlich eben der begehrliche Blick nach einer anderen Frau doch Ehebruch sei. Ich halte aber den begehrlichen Blick nach einer schönen Frau nicht für einen Ehebruch, sondern für eine normale Reaktion, über die man sich freuen sollte. Diese Genußfähigkeit ist aber sehr vielen Menschen aberzogen worden. Jedenfalls habe ich das bei vielen meiner Patientinnen beobachtet, und darüber habe ich berichtet.

Molinski, Wuppertal: Ich möchte bezweifeln, daß eine Hermeneutik der Macht ausreicht, um die Hinwendung der Kirche zu einer strengen Sexualethik zu erklären. Vorehelicher Geschlechtsverkehr war im Alten Testament keineswegs verboten: nicht bei vorehelichem Geschlechtsverkehr, sondern bei Ehebruch wurde gesteinigt. Die Frau konnte ihre eigene Ehe brechen, der Mann nur eine fremde, was aber für unsere Hauptthematik nicht relevant ist. Die Geschichte nach *Augustinus* ist eine schrittweise Aktion des Abbaues des augustinischen Rigorismus. Die Gründe, warum jemand rigoros wird, sind sehr vielfältig, so z. B. daß man die Kinder schützen will oder die Frauen vor Ausbeutung. Eine monokausale Erklärungsweise ist jedoch hier nicht gestattet.

P. Kluge, Siegen: Ich wollte in meinem Vortrag nicht sagen, daß es keine ekklesiogenen Neurosen gibt. Ich wollte den Unterschied der Begriffe ekklesiogen und ekklesioplastisch richtigstellen. Unter ekklesioplastisch verstehe ich, daß die Kirche gewissermaßen das Material liefert, um Neurosen, die als Familienneurosen, als analytisch begründbare Konflikte auftreten, entstehen zu lassen. Vom Mittelalter angefangen hat es sehr sexualfreundliche, aber auch sexualfeindliche Zeiten innerhalb unserer Kultur gegeben, die auch jeweils von der Kirche mitgemacht wurden. Ich erinnere an *Alexander VI.*, von dem man bestimmt nicht sagen kann, daß er sexualfeindlich eingestellt gewesen war. Es gibt auch sehr schöne Bilder mittelalterlicher Badestuben, in denen Männlein und Weiblein im Waschzuber vereinigt sind. Dies wurde später eingeschränkt, weil mit der Entdeckung Amerikas die Häufigkeit der Geschlechtskrankheiten zunahm und nun die gegenteilige Welle einsetzte. Dann haben wir wieder sehr prüde Zeiten erlebt, wie das viktorianische Zeitalter oder die Zeiten der Auswanderung der Puritaner aus England nach Nordamerika, die auch von einer sehr sexualfeindlichen Einstellung gekennzeichnet waren. So lassen sich immer wieder Verbindungen zwischen Macht und Gesellschaft herstellen. Ich möchte noch daran erinnern, daß es Gegenden gibt, in denen die Kirchen zumindest heute nicht mehr existenzfähig sind, in denen aber dennoch ein sehr starkes sexualfeindliches Tabu besteht.

Rechenberger, Düsseldorf: Bei dieser Flucht in die Vergangenheit möchte ich doch meine Bedenken anmelden. Wir leben heute und jetzt, und so viele Personen gibt es gar nicht, wie Herr *Poettgen* braucht, um die Kirche aus ihrer Verantwortung zu entlassen. Sowohl Herr *Winkler* als auch Herr *Molinski* haben durchaus gesehen, daß sich doch für uns heute und hier die Frage ergibt, wie wir als interessierte Sexualtherapeuten mit den Fragen, die den Glauben beider Konfessionen betreffen, fertig werden. Wir selbst können nicht, indem wir einfach bei der Polarisierung sauber – schmutzig andere Begriffe dafür einsetzen, uns selbst aus der Verantwortung entlassen. Hierzu hätte ich eine Frage an die Theologen: Wie bewältigt man die Tatsache, engagierter Christ zu sein und gleichzeitig ein fähiger Psychotherapeut, der sich für Sexualfragen interessiert?

Winkler, Hannover: Die Frage lautet: »Wie macht Ihr das bloß, einigermaßen aufgeklärter Analytiker zu sein, beraten zu müssen, Normen zu setzen und gleichzeitig den Theologen im Hinterkopf zu behalten?« Als Protestant gibt es für mich zunächst ein Christentum oder die Kirche in diesem Sinn gar nicht. Ich bin eine Meinung unter vielen. Das gibt so eine Bündelung von Partialtrieben zu einer gemeinsamen wirklichen Aktion. Wenn nicht gerade der Status confessionis aufbricht, vor dem wir gerade gemeinsam sehr geängstigt sind, dann kann auch hierbei eine ganze Menge Freiheit pulsieren. Inhaltlich geht es darum, daß es mir innerlich gelingt, meine anthropologischen Grundlagen zu reflektieren: gehört nun das, was ich als theologische Meinung ausgebe, zur Grundlage oder ist sie eigentlich etwas Aufgesetztes, was mir und meiner Erwartung an das Christentum entspricht? Es geht also um Christentum und Erwartung an das Christentum. Als zweites versuche ich meine eigene Überzeugung, welche ich vorher als persönlichkeitsspezifisches Credo genannt habe, dem Schema Übertragung und Gegenübertragung in der Interaktion mit Klienten auszusetzen. Von daher kann ich auch Psychotherapie durchaus bejahen, wenn ich Psyche in dem Sinne als Verhalten betrachte. Als drittes verhalte ich mich grundsätzlich therapeutisch und nicht missionarisch.

Fieber, Füssen: Die drei großen Gestalten der semitischen Religionen, *Moses* oder wer immer hinter dieser legendären Figur steht, *Jesus* und *Mohammed* haben in einem Kulturkreis und einer Zeit gelebt, in denen Sklaverei als rechtliche Einrichtung in der Gesellschaft anerkannt war. Mir ist keine Stelle bekannt, die besagt, daß einer dieser drei Großen ein Wort gegen die Sklaverei gesprochen hätte. Angeblich hat *Paulus* einmal gesagt: Herren, seid Euren Sklaven gute Herren, und ihr Sklaven, seid Euren Herren gute, treue Sklaven. Es ist doch so, daß die Sklavin oder der Sklave nicht als Mensch, sondern als Ware betrachtet wurde, und ob der Besitzer einer schönen jungen Sklavin diese Ware zu seinem Lustobjekt benutzt hat, hat die Öffentlichkeit nicht interessiert. Ob eine Sklavin Jungfrau war oder in allen Liebespraktiken geschult, hat wahrscheinlich ihren Marktwert je nach Angebot oder Nachfrage bestimmt. Eine zweite Bemerkung: Eine junge Dame erzählte mir, sie hätte ein Gespräch mit einem jungen katholischen Geistlichen geführt und hätte ihm gesagt, sie könne eigentlich einen Geschlechtsverkehr nicht bereuen, weil er doch etwas Wunderschönes sei. Darauf hat der junge Geistliche ihr folgende Aufklärung gegeben: Wenn ein Kind Zucker stiehlt, um zu naschen, so begeht es durch die Übertretung eines Gebotes eigentlich eine sündhafte Handlung. Es muß daher bereuen. Es muß bereuen, daß es den Zucker gestohlen hat, aber es braucht nicht zu bereuen, daß er süß geschmeckt hat.

Körner, Mainz: In meiner Praxis als Internistin und Nervenärztin habe ich ein großes Patientengut beider Konfessionen, vor allem aber auch sehr viele Angehörige geistlicher Berufe beider Konfessionen. Ich bin der Meinung, daß Sexualstörungen, die aus der Denkweise der Kirche des Mittelalters stammen, am Aussterben sind. Wir finden sie gerade noch in Form von Potenzstörungen und Ehekonflikten älterer Ehepaare. Die junge Generation ist nach meiner Erfahrung überhaupt nicht mehr tangiert. Es kommt hier zu anderen ekklesiogenen Störungen und Schwierigkeiten, denen wir z. T. recht hilflos gegenüber stehen. Leute der mittleren und jungen Generation, die Ernst machen wollen mit den Ansprüchen der Kirche, leiden nicht mehr unter Leibfeindlichkeit oder Ablehnung der Sexualität. Ihr Problem ist es, wie sie die Bejahung der Sexualität in eins bringen mit dem Engagement, das von ihnen von der kirchlichen Behörde oder von ihrem geistlichen Beruf her gefordert wird. Hier sehen wir Neurotisierungen. Es handelt sich um die homosexuellen Praktiken oder die bindungslose Vielweiberei in den geistlichen Berufen. Einerseits wollen sie das Vollkommenheitsideal der christlichen Jungfräulichkeit und alles, was damit zusammenhängt, vom Gesamtumfang der Forderungen her erfüllen, gleichzeitig aber auch die mittlerweile in der Kirche bejahte Sexualität praktizieren und verfallen dann in eine Menge abartigen Sexualverhaltens, bei dem sowohl sie neurotisiert werden als auch die von ihnen betroffenen Opfer. Es wäre interessant, diesen Patientenkreis etwas mehr in den Blickpunkt zu stellen und zu fragen, welche Hilfe man diesen Leuten anbieten kann.

Conrad: Dies ist ein sehr wesentlicher Beitrag, der in den Referaten nicht angesprochen wurde, wohl deshalb, weil hierzu noch wenige Erfahrungen vorliegen. Herr *Schaetzing* hat heute den Begriff der Gesellschaftsneurosen unserer Zeit geprägt, nachdem er uns schon den Terminus Ekklesiogene Neurosen gegeben hatte. Vielleicht kann man ekklesiogene Neurosen grundsätzlich als Gesellschaftsneurosen auffassen, und ich würde ihn bitten, noch etwas zur Definition zu sagen.

Schaetzing, Starnberg: Wenn wir uns ansehen, wie nun in unserer Gesellschaft eine neue Situation geworden ist, so besteht doch auch eine Gefahr, denn die körperliche Liebe wird jetzt enttabuiert, zerebralisiert, rationalisiert, mit einer Art Jägersprache versehen und sogar sozialisiert. In seinem Referat über das Sexualverhalten nach gynäkologischen Operationen anläßlich der letztjährigen *Fortbildungstage für praktische Sexualmedizin* zitierte Herr *Eicher* den Kollegen *Melody* mit einer sozusagen ultrasozialen Melodie. Der Uterus soll ein *soziales Kontaktorgan* sein, was mir gar nicht gefällt. Wenn die Gebärmutter das ist, müßte der Gebärförderer, der Penis, das auch sein, und die Vagina wäre die Via socialis. Ich weiß nicht, ob das schöne Wort sozial dorthin gehört. Das halte ich für einen Mißgriff. Wenn man lange darüber nachdenkt, daß ein Patient unter der *Angst vor dem Risiko eigener Identität* leidet, so heißt das auf gut deutsch, daß er kein Selbstvertrauen hat. Dann litt eine Patientin unter *analen Frustrationen*. Sie war verstopft, und mit einem bißchen Autogenen Training ging das dann auch weg. Das Etikett der analen Frustration aber trug sie wie ein Ordenskissen vor sich her, und wir sind nach meiner Meinung auf einem gefährlichen Weg mit dieser Sprache. Es ist völlig legitim, wenn ein Mensch uns um Rat fragt wegen Impotenz, Vaginismus, Frigidität und dergleichen und wir ihm dann nach bestem Wissen Rat geben. Über die Illustrierten und Gazetten wird das aber in übertriebener Form hinausgetragen und Menschen werden influiert, die gar nicht unsere Patienten sind. Bei intellektuellen Lesern solcher Zeitungen heißt es dann: Du mußt ein soziales Kontaktorgan, die Klitoris, manuell oder lingual stimulieren. Oder: Du mußt a tergo oder von der Seite oder sonstwie eine andere Sexualposition einnehmen usw. So ist dann sehr bald bei dem Normalverbraucher das vornehm steife soziale Kontaktorgan so ungefähr bei 1/2 7. Das bekommt man auch mit keinem Placebo wieder weg. Hier liegt eine Gefahr, und ich meine abschließend, wenn wir nicht darauf achten, daß wir uns der Übertreibung selber enthalten, dann setzen wir iatrogene Neurosen, die genauso blödsinnig wie früher die ekklesiogenen Neurosen sind.

Pfeiffer, Mannheim: Ich habe sehr viel mit jungen Leuten zu tun, und es ist mir aufgefallen, daß sich die Jugend in einer psychischen Not befindet. Wenn man an die Terroristen denkt, so ist es ja meistens kein politisches, sondern vielmehr ein psychisches Problem. Aufgabe der Kirche des 20. Jahrhunderts ist es, einen neuen Moralbegriff herauszuarbeiten, der von der Jugend wirklich akzeptiert wird. Die Jugend sucht danach. Die freie Sexualität wird z. T. heute schon wieder von der Jugend abgelehnt.

Conrad: Das Dilemma besteht darin, ob man nun die Moral nach dem Bedarf richten soll oder den Bedarf nach der Moral.

Wollersheim, Köln: Ich glaube, daß sich der mahnende Zeigefinger der Kirche zurückgezogen hat. Dies ist insofern unbefriedigend, als gerade jetzt die Kirche eine große Chance hätte. Was die Sexualstörungen anbelangt, so sollte man den Partner mehr in den Vordergrund bringen.

Die Kirche sollte hervorkehren, daß das Zufriedenstellen des Partners und damit das Prinzip der Liebe im Mittelpunkt steht. Der Grundbegriff der Liebe im Christentum wird heute zu wenig beachtet. Aus diesem Grundbegriff heraus ergibt sich aber die richtige Partnereinstellung, nämlich, daß der Partner befriedigt werden muß, nicht das eigene Ich.

Molinski, Wuppertal: Aus einer Anzahl komplexer Bemerkungen in der Diskussion geht hervor, daß wir eine Krise der Moral haben. Die Sexualmoral hat sich immer gewandelt. Faktoren, die den Wandel bedingt haben, waren humane Einsichten, personale Erfahrungen und schlechte Auswirkungen. Die Sexualität ist etwas spezifisch Menschliches, das der Verantwortung der Menschen übergeben ist. Die Kirche muß aus ihrem zentralen Selbstverständnis heraus antworten, nicht bibelpositivistisch aus einzelnen Stellen, sondern aus unserem Bild vom Menschen heraus. Dies fordert eine gleichwertige Partnerschaft zwischen Mann und Frau und eine Partnerschaft in Liebe. Regeln sollen helfen und unterstützen, sich liebevoll in bestimmten Situationen zu verhalten. Eine menschenfreundlichere Sexualmoral ist nicht das vordergründige Nachgeben bei jeglichem Impuls, und eine Pseudoaufgeschlossenheit oder einfach nicht zu moralisieren, kann genauso unzuträglich sein wie ein verkrampftes Festhalten an mittelalterlichen Vorstellungen. Auf einzelne Probleme wie Masturbation, Masturbationsformen, Masturbationsanlässe werden wir in kirchlichen Kreisen unterschiedlich antworten. Es gibt so viele Formen von vor- oder außerehelicher Sexualität und unterschiedliche Motivationen hierfür, daß wir keine Patentlösungen geben können und wollen. Wir können nur Impulse geben für bestimmte Werthaltungen.

Eicher: Wenn ich Sie richtig verstanden habe, sagten Sie, daß Sexualität etwas spezifisch Menschliches ist. Ich meine, daß Sexualität primär einmal etwas Biologisches ist.

Molinski: Das sehe ich etwas anders. Dann gäbe es keine ekklesiogenen Neurosen.

Eicher: Die Sexualität des Menschen läßt sich zurückführen auf die Sexualität der Primaten und diese wiederum auf die Sexualität anderer Säugetiere, und schließlich läßt sich die Sexualität zurückverfolgen bis auf die Einzeller. Sie ist also etwas Ubiquitäres, und ihre Existenz ist, wenn ich so sagen darf, auch ohne Glauben an Gott denkbar, dies auch beim Menschen und ganz speziell auch ohne Christentum möglich. Sexualität ist naturwissenschaftlich erfaßbar und meßbar, also objektivierbar, wärend das Gott nicht ist. Die Sexualität des Menschen besteht natürlich nicht mehr rein instinktiv und wird nicht mehr durch Hormone allein gesteuert, sondern sie wird zunehmend kulturell überformt, d. h. es haben sich Verhaltensweisen ausgebildet, die durch Lernprozesse geprägt werden. Deshalb wurde menschliche Sexualität einem ethischen Prinzip unterstellt. Dieses ethische Prinzip kann und wird immer existieren, ob der Mensch nun an Gott glaubt oder nicht. Es ist gesellschaftsabhängig und wird je nach dem Kulturkörper, in dem der

Mensch aufwächst, geformt. Das gibt es auch ohne Christentum. Andererseits können durch christlichen Einfluß ekklesiogene Neurosen erklärt werden. Ich bin aber der Meinung, daß es durchaus für den Menschen eine biologisch fundierte Sexualität gibt, die auch ohne kirchliche Überformung möglich ist. Wir brauchen nicht nach einer neuen kirchlichen Moral zu schreien, nachdem diese durch viele Jahrhunderte so viel Schlechtes angerichtet hat.

Molinski: Wir sind uns einig, daß menschliche Sexualität biologisch begründet ist, daß sie auch kulturell geprägt wird. Wir sind uns auch einig, daß Sexualität ohne Christentum glückhaft gestaltet werden kann, auch ohne christliche Sexualmoral. Wir können aus einer bestimmten Wertvorstellung heraus bestimmte Impulse in diesen kulturellen Gestaltungsprozeß bringen. Die plastische, offene Sexualität muß personal gesteuert werden. Hierbei muß der Mensch auch rational typisch menschliche Steuerungsmechanismen finden, die kulturabhängig sind. In diesem kulturellen Geschehen kann christliches Denken besondere, und wie ich meine, richtungweisende Impulse einbringen, so wie es im Laufe der Geschichte nicht nur sexuelle Versklavung sondern auch sexuelle Befreiung gebracht hat. Vielleicht ist uns noch nicht klar, was Sie unter ethischem Prinzip verstehen.

Eicher: Was ich unter ethischem Prinzip der menschlichen Sexualität verstehe, habe ich zu Beginn meines Vortrages erwähnt. Das ist in der Ausbildung des Überichs, des Gewissens im Sinne des *Freud*schen Konzepts, beinhaltet.

Bratsch, Heidelberg: Sie sollten nicht vom Prinzip der Sexualität sprechen und das bewußt auf die Ebene der Einzeller degradieren. Ich habe immer geglaubt, daß Sexualität unter anderem eine Möglichkeit der Beziehung zu anderen, eine echte Kommunikationsmöglichkeit ist. Es entsteht der Eindruck, daß Sie das offensichtlich bewußt ablehnen.

Eicher: Ich habe immer ganz besonderen Wert auf die Bedeutung der Kommunikation beider Partner in der Sexualität gelegt und immer wieder betont, wie häufig Sexualstörungen Folge einer gestörten Kommunikation und Interaktion sind. Die Beachtung spezifisch menschlicher Aspekte der Sexualität ist selbstverständlich Bestandteil einer biologischen Betrachtungsweise.

Bratsch: Wenn man aber versucht, die Probleme des Menschen auf die Ebene der Moralethik zu bringen, so sehe ich keinen zwingenden Grund, biologische Tatsachen in dieser Art der Formulierung hereinzubringen.

Martinez, Köln: Als meine Mutter entdeckte, daß ich als Achtjährige über längere Zeit von einem Exhibitionisten mißbraucht worden war, mußte ich zur Strafe wochenlang täglich die Litanei zum Heiligen Aloisius beten. Muß ich ekklesiogen sexualgeschädigt sein, und ist Exhibitionismus nicht vielleicht auch eine Art von Vergewaltigung?

C. Kluge, Siegen: Ich möchte meinen, daß uns dieses Beispiel auch heute noch bei Kindern begegnet, und ich denke, daß wir dann die Mütter oder die Eltern im Sinne ekklesiogener Neurosen behandeln sollten.

Conrad: Wir haben neue Gesichtspunkte zu den ekklesiogenen Störungen erfahren. In dem Zusammenhang ist von *Schaetzing* ein neuer Begriff geprägt worden: Die Gesellschaftsneurosen unserer Zeit. Wir können vielleicht die Hoffnung haben, daß wir nicht mehr *gegen* die Kirchen leben müssen, sondern *mit* den Kirchen, und wer es will, sogar *in* den Kirchen leben kann.

Schlußwort:
2. Fortbildungstage für praktische Sexualmedizin

Prof. *Kubli,* Heidelberg, erklärt, daß Sexualmedizin schwierig ist, weil die Erfolge im Gegensatz zu vielen anderen Gebieten der Medizin viel schwerer meßbar sind. Hier vereinigen sich verschiedene Disziplinen der Medizin mit verschiedenen anderen Bereichen der Geisteswissenschaft, welche nicht selten eine andere Sprache reden. So entstehen Schwierigkeiten bei den Definitionen, also in der Terminologie. Ein zweiter Grund besteht darin, daß die Sexualität für den Menschen etwas Existentielles darstellt, so daß sie immer ideologiebesetzt sein muß. Hieraus folgt, daß Gespräche und Meinungsaustausch bis zu einem gewissen Grad emotionell beladen sind. Dennoch scheint es gelungen zu sein, durch Respekt vor der Meinung des Anderen hier zu einem fruchtbaren Austausch von Erfahrungen zu kommen. Die Aufgabe der Sexualmedizin wird es sein, die Zahl und das Gewicht der Probleme und Leiden zu mildern, die durch gestörte Sexualität in unserer Gesellschaft vorhanden sind, sowohl prophylaktisch wie therapeutisch. Die Aufgabe dieser und weiterer Tagungen ist es, dem praktischen Arzt eine entsprechende Weiterbildung zu vermitteln.

Nachwort

S. Borelli, München

Die 2. Fortbildungstage für praktische Sexualmedizin in Heidelberg wurden eröffnet durch den Vortrag »*Der Stellenwert der Sexualität in unserer Gesellschaft*«. Dieses Thema kennzeichnet bereits, daß abgesehen von der alten Erkenntnis, die Urtriebkräfte beständen in Hunger und Liebe, der Stellenwert der Sexualität in unserer heutigen Gesellschaft ein besonderer, aktualisierter oder jedenfalls veränderter Wert sein muß. – Als erster Themenkomplex wurde die *Transsexualität* abgehandelt. Die drei Themen, Geschlechtsidentität, psychologische, soziale und juristische Probleme und endokrinologisch-chirurgische Angleichung lassen die Richtung erahnen. Früher hätte man sich über Transsexualismus eigentlich nur als Abnormität verwundert. Heute bleibt es zwar bei einem nicht unerheblichen Befremden über die von der Norm abweichende Verhaltensweise. In den Vordergrund tritt jedoch die Bemühung um das Verstehen und die Hilfeleistung.

Orgasmusstörungen bei Frau und Mann sind unverändert ein Zentralthema der Vita sexualis. Hierzu lassen sich immer neue Beiträge finden, und es ist eine umfassende Kenntnis für den Therapeuten notwendig. Die Psychogenese im weitesten Sinne wird immer weiter ausgeleuchtet. Wichtig ist, nicht nur von der Anorgasmie bei der Frau zu sprechen, sondern zu wissen, daß es auch eine Parallele beim Mann gibt –, wenn auch wahrscheinlich viel seltener.

Im männlichen Bereich gilt das Augenmerk diagnostisch und therapeutisch jedoch insbesondere den *Erektionsstörungen*. Im wieder psychogenen Bereich, dürfen auch heute *ekklesiogene Sexualstörungen bei beiden Geschlechtern* nicht unterschätzt werden. Ekklesiogen ist im Prinzip das Verhalten des christlichen Abendlandes zur Sexualfrage. Es geht hier gar nicht um neue Stellungnahmen der christlichen Konfessionen.

Der *Vergewaltigung* als einem aus anderem Blickwinkel psychologisch zu begreifenden Geschehen gilt neuerdings ein aktualisiertes Interesse. Dabei hat man sich letzthin sehr der Persönlichkeit des Opfers zugewandt, der Frage, ob es ein Zufall ist, Opfer einer Vergewaltigung zu werden oder nicht, und schließlich Gedanken darüber, wie sich ein potentielles oder tatsächliches Opfer psychologisch am angepaßtesten verhalten sollte, um keinen Schaden – insbesondere hinsichtlich seines Lebens – zu nehmen. Etwas erinnert die Fragestellung hinsichtlich der Persönlichkeit des Opfers an eine andere immer wieder auftauchende Thematik über die »Psychologie des Unfällers«.

Von großer Bedeutung angesichts der Verbreitung des Diabetes mellitus und auch des jugendlichen Diabetes ist die Kenntnis von Zusammenhängen zwischen *Zucker und Sexualstörungen*. Gerade hier achtet mancher Diagnostiker auch jetzt sehr oft noch nicht auf die Zusammenhänge und steht der Therapeut vor einer unbefriedigenden Aufgabe.

Besonders wesentlich für die Fortbildung in praktischer Sexualmedizin ist natürlich der *Austausch von Erfahrungen*. Damit sind insbesondere die Balint-Gruppen zu nennen. Der Austausch von Erfahrungen in der Sexualdiagnostik und -therapie wird von Mal zu Mal, d. h. Fortbildungstagen zu Fortbildungstagen, immer intensiver betrieben werden müssen. Der Umgang mit Kranken, gleich welchen Geschlechts und welcher Tendenz, die den Arzt quoad sexualitatem aufsuchen, erfordert ein besonderes Wissen, immer mehr Kenntnisse und eine zunehmende Selbstkontrolle. Ähnlich wie in der Psychotherapie liegt eine große Gefährdung der Sexualtherapie in dem Anlegen von persönlichen Maßstäben und allein individuell gewachsener, umweltbedingt-familiärer Auffassung. Bekanntlich hat eine gute Psychotherapie jede Wertung auszuschließen. Sie hat die Einzelperson des Kranken allein vor sich zu sehen und nicht nach Normvorstellungen zu handeln. Der Wissensaustausch in Erfahrungsgruppen und in der Analytik mittels Kontrollanalysen soll den Therapeuten dahin bringen, seine – zumeist gar nicht bewußten – eigenen Wertungen auszuschalten. Um so bedeutsamer ist es heute analog in der Sexualmedizin, sich ebenfalls laufend zu vergewissern, daß man wirklich normierungs- und wertungsfrei seinem Sexualpatienten gegenübersitzt, und daß man durch Erfahrungsgruppen über die möglichen Spielarten des Ätiopathogenetischen ebenso auf dem laufenden gehalten wird wie über die Variabilität der – in vielen Punkten doch immer noch eingeschränkten – therapeutischen Möglichkeiten und Aussichten.

Autorenverzeichnis

Angermann, Ingrid, Dr. med.
FA für Neurologie und Psychiatrie, Univ.-Nervenklinik
Niemandsweg 147, 2300 Kiel

Borelli, S., Prof. Dr. med. Dr. phil.
Direktor der Dermatologischen Kinderklinik und Poliklinik
der Technischen Universität München
Biedersteiner Str. 29, 8000 München 40

Conrad, F., Dr. med.
Berufsverband der Frauenärzte
Marienplatz 2/IV, 8000 München 2

Eicher, W., PD Dr. med.
Oberarzt an der II. Frauenklinik der Universität München
Lindwurmstr. 2, 8000 München 2

Elhardt, S., Prof. Dr. med.
Univ.-Nervenklinik, Vorsteher der Abteilung für
Psychotherapie und Psychosomatik
Goethestr. 68, 8000 München 2

Frick, Viola, Dr. phil.
Dipl.-Psychologin, Univ.-Frauenklinik
7400 Tübingen

Hartmann, G., Dr. med.
Oberarzt des Frauenkrankenhauses der Städt. Kliniken
Grafenstr. 9, 6100 Darmstadt

Herms, V., Dr. med.
Oberarzt an der Univ.-Frauenklinik
Voßstr. 9, 6900 Heidelberg

Kluge, P., Dr. med.
Arzt für Allgemeinmedizin, Psychotherapie
Zeil 3 (Niederschelden), 5900 Siegen 32

Kluge, C., Dr. med.
Ärztin für Allgemeinmedizin, Psychotherapie
Zeil 3 (Niederschelden), 5900 Siegen 32

Kockott, G., Dr. med.
FA f. Neurologie und Psychiatrie
Max-Planck-Institut für Psychiatrie
Kraepelinstr. 10, 8000 München 40

Kubli, F., Prof. Dr. med.
Direktor der Univ.-Frauenklinik
Voßstr. 9, 6900 Heidelberg

Molinski, H., Prof. Dr. med.
Leiter der Psychosomatischen Abteilung der Univ.-Frauenklinik
Moorenstr. 5, 4000 Düsseldorf

Molinski, W., Prof. Dr. theol.
Ohligser Str. 36, 5600 Wuppertal

Müller-Küppers, M., Prof. Dr. med.
Direktor der Abteilung für Kinder und Jugendliche
der Psychiatrischen Klinik der Universität
Blumenstr. 8, 6900 Heidelberg

Neubauer, M., PD Dr. med.
Oberarzt am Zentrum der Inneren Medizin der Universität
Theodor-Stern-Kai 7, 6000 Frankfurt a. M.

Rechenberger, H. G., Dr. med.
Chefarzt der Klinik für Psychotherapie
Nettelbeckstr. 3, 4000 Düsseldorf 30

Richter, K., Prof. Dr. med.
Direktor der II. Frauenklinik der Universität
Lindwurmstr. 2a, 8000 München 2

Schaefer, H., Prof. Dr. med.
Waldgrenzweg 11 b, 6900 Heidelberg-Ziegelhausen

Schaetzing, E., Dr. med.
Frauenarzt, Psychotherapie
Am Hochwald 17, 8130 Starnberg

Schmidt, G., Prof. Dr. med.
Direktor des Instituts für gerichtliche Medizin der Universität
Voßstr. 2, 6900 Heidelberg

Springer-Kremser, Marianne, Dr. med.
Oberärztin am Institut für Tiefenpsychologie und Psychotherapie
der Universität
Lazarettgasse 14, A–1090 Wien

Vogel, P., Dr. med.
FA f. Dermatologie, Univ.-Nervenklinik
Abteilung für Psychotherapie und Psychosomatik
Goethestr. 68, 8000 München 2

Vogt, Barbara, Dr. med.
Psychoanalytikerin
Gabelsberger Str. 1a, 6900 Heidelberg

Vogt, H.-J., Dr. med.
Oberarzt an der Dermatologischen Klinik und Poliklinik
der Technischen Universität
Biedersteiner Str. 29, 8000 München 40

Walther, H., Dr. med.
Fortbildungsreferent des Berufsverbandes der
Deutschen Dermatologen e. V.
Westliche 32, 7530 Pforzheim

Winkler, K., Dr. theol.
Wangerheimstr. 15, 3000 Hannover

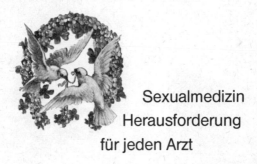

Sexualmedizin
Herausforderung
für jeden Arzt

Sexualmedizin

eine der vier führenden internationalen
Zeitschriften dieses Fachs
mit internationalen Forschungsergebnissen,
internationalen Autoren,
breitem praxisrelevantem Themenspektrum.
Sexualmedizin zur systematischen Information
und Fortbildung braucht man regelmäßig.
Jährlich 12 Ausgaben im Abonnement DM 52,–.

Verlag Medical Tribune GmbH.
Postfach 4240, 6200 Wiesbaden, Telefon: 0 61 21-3 96 55

Beratungsbücher

aus einem internationalen medizinischen
Fachverlag mit Kompetenz und
Erfahrung in der medizinischen Publizistik

Herz · Alter · Sexualität
Medizinische Aspekte der
zweiten Lebenshälfte

Dieses Buch weist der großen Gruppe
von Männern und Frauen in mittleren und
späteren Lebensjahren einen gangbaren
Weg in ein befriedigendes Sexualleben.
Insbesondere bei Herzkranken und deren
Partnern werden irreale Ängste abgebaut
durch Information über die sexuellen
Reaktionen von Mann und Frau, über
Funktionen des gesunden Herzens,
Ursachen und Behandlungsmöglichkeiten
der verschiedenen Herzkrankheiten.

DM 19,60 · ISBN 3-9800071-3-8

Mit der Agenda von den 1. Fortbildungstagen für Praktische Sexualmedizin in
Heidelberg legen W. Eicher und H.-J.- Vogt
Basisinformation und Grundlagenwissen
vor zu den in Referaten und Diskussionen
umfassend behandelten Themenkreisen:
Die Physiologie der sexuellen Reaktion –
Organische Ursachen sexueller Dysfunk-
tionen – Therapeutische Möglichkeiten
bei Sexualstörungen, sexualwissenschaftliche Fragen, sexualwissenschaftliche
Weiterbildung, Sexualverhalten im Alter
und Sexualverhalten nach Herzinfarkt.

302 Seiten mit Tabellen und
Abbildungen
DM 38,– · ISBN 3-9800071-4-6

im Buchhandel oder direkt vom
Verlag Medical Tribune GmbH · Postfach 4240 · D-6200 Wiesbaden